Ich will, also bin ich

Ruth Metten

Ich will, also bin ich

Wie der freie Wille uns zu dem macht, was wir sind

Mit einem Geleitwort von Burkhard Peter

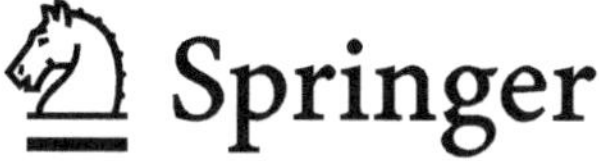 Springer

Ruth Metten
Gemeinschaftspraxis
Kempen, Deutschland

ISBN 978-3-662-59826-9   ISBN 978-3-662-59827-6 (eBook)
https://doi.org/10.1007/978-3-662-59827-6

Die Deutsche Nationalbibliothek verzeichnet diese Publikation in der Deutschen Nationalbibliografie; detaillierte bibliografische Daten sind im Internet über http://dnb.d-nb.de abrufbar.

Geleitwort

Ich muss gestehen, am Anfang war ich recht unwillig, mich mit diesem Buch zu beschäftigen; es passte nicht zu den Projekten, die mich gerade interessieren. Ich konnte mir auch nicht vorstellen, was man über Achtsamkeit und Selbsthypnose noch besonders Neues schreiben könne. Als ich aber angefangen hatte zu lesen, wurde ich zunehmend neugieriger, konnte schließlich nicht mehr aufhören und am Ende war ich völlig begeistert. Zugegeben, man muss seinen Spaß daran haben, eine Autorin oder einen Autor dabei zu beobachten, wie sie bzw. er die Literatur durchforstet nach Indizien und Beweisen für ein Statement, das von Herzen kommt. Denn Ruth Metten tut nicht einfach nur eine Meinung kund oder stellt Behauptungen auf, sie begründet vielmehr umfänglich mit relevanter Literatur und wissenschaftlichen Belegen. Das ist heute sehr ungewöhnlich, weil viele Autoren in psychotherapeutischen Fächern den Anschein erwecken, das Rad gerade wieder neu erfunden zu haben. Ganz im Gegenteil wird in diesem Buch eine Fülle von Erkenntnissen aus ganz unterschiedlichen Wissens- und Erfahrungsbereichen stringent zu einer Kernaussage zusammengefügt, die ich als zutiefst humanistisch empfinde, gerade weil die Autorin mit quantenbiologischen und hirnphysiologischen Untersuchungen argumentiert, die in den letzten Jahren von einigen im Sinne einer nihilistischen postmodernen Beliebigkeit interpretiert worden sind. Der Schritt zu den aktuellen „Fake News" ist da nur folgerichtig. Dem widerspricht Ruth Metten energisch und setzt ihre eigene Interpretation dagegen: Weil der Wille den Menschen erst zu dem macht, was er ist, will der Wille geübt sein. Achtsamkeit und Selbsthypnose sind die passenden Lektionen hierzu. Diese sind aber nicht als eine Art Seelen-Wellness zu verstehen, sondern als ernsthafte Übungen, vergleichbar den „alten" Exerzitien. Auch das muss man wollen. So was hätte man auch einfacher sagen können. Dann aber wäre das Manuskript nur ein weiteres Selbsthilfebuch unter den vielen anderen geworden, die immer wieder bloß alten Wein in neuen Schläuchen verkaufen. So aber ist es ein spannender Wissenschafts-Krimi geworden, in welchem – gewissermaßen als beiläufiger Nebeneffekt – dem Leser hochkomplexe wissenschaftliche Untersuchungsergebnisse verständlich gemacht und in Zusammenhang mit uraltem überliefertem Wissen gebracht werden.

Kant sagte einst, man müsse den Mut haben, sich seines *eigenen* Verstandes zu bedienen; die Betonung lag dabei auf „eigen". Ruth Metten tut das, fügt dem aber hinzu, man müsse es auch wollen. Denn nur wollend werden wir zu dem, was wir sind.

Hesselbach, 10. Juni 2019   Burkhard Peter

Vorwort

Namhafte Wissenschaftler[2] raten heute, wir sollten aufhören, von Freiheit zu reden. Unsere Wahrnehmung, einen freien Willen zu haben, sei schlicht eine Illusion.

Eine Illusion? Erleben wir nicht tagtäglich, dass wir aus verschiedenen Möglichkeiten, die uns offenstehen, wählen können – sozusagen die Qual der Wahl haben? Können wir in der Beurteilung unserer alltäglichen Erfahrung denn so falsch liegen? Schwer vorstellbar. Deshalb wird es wohl den meisten widerstreben anzunehmen, dass sie mit der Auffassung, einen freien Willen zu haben, einer Illusion erliegen. Dabei sind sie sogar in guter Gesellschaft. Zu ihnen gehören Wissenschaftler wie der Schweizer Physiker Nicolas Gisin, Gewinner des ersten John Stewart Bell Preises, der vor wenigen Jahren erklärte, dass er sich am freien Willen mehr als an jeder Erkenntnis der Physik erfreue. Niemals werde ihn die Physik davon überzeugen können, den freien Willen für eine Illusion zu halten. Denn jedes Argument gegen den freien Willen werde durch die Stärke entkräftet, mit der er diesen erfahre.[3]

Zugegeben, wie eine wissenschaftlich schlüssige Beweisführung klingt das gerade nicht. Und doch – wer würde dem widersprechen? Wir haben einen freien Willen, weil wir es tagtäglich so erleben. Der britische Philosoph Thomas Pink nennt diese Haltung unsere „natürliche Theorie der Freiheit".[4] Aber stimmt sie tatsächlich? Namhafte Neurowissenschaftler bestreiten dies inzwischen aus gutem Grund, wie sie sagen.

Dabei steht außer Frage, dass uns die Überzeugung, einen freien Willen zu haben, durchaus von Nutzen ist. Haben wir sie eingebüßt, beeinträchtigt das

---

[1] „Of course we have free will because we have no choice but to have it." (Zitat aus der Debatte zwischen dem Journalisten, Literaturkritiker und Atheisten Christopher Hitchens und Rabbi David Wolpe am 22.11.2010 im New Center for Arts and Culture in Boston, Massachusetts).

[2] Zur einfacheren Lesbarkeit wird im Text durchgehend nur die männliche Form genannt, die hier die weibliche Form ausdrücklich miteinschließt.

[3] Vgl. Gisin 2013, S. 31.

[4] Vgl. Pink 2004, S. 14.

nachweislich unser Sozialverhalten. Wir sind eher bereit zu lügen, zu betrügen und zu stehlen, verhalten uns weniger hilfsbereit, aggressiver und impulsiver.[5]

Soviel steht fest: Das Schwächen der Überzeugung, einen freien Willen zu besitzen, hat schwerwiegende Folgen. Wissenschaftler sollten ihre experimentellen Befunde daher besonders sorgsam interpretieren und sich ihrer ethischen Verantwortung bewusst bleiben. Ließen ihre Experimente allerdings in der Tat nur den einen Schluss zu, dass wir einer Illusion aufsitzen, wenn wir uns als willensfrei erleben, drohte dies unsere Gesellschaft bis in ihre Grundfesten zu erschüttern.

Ist es schon soweit? Können wir aufgrund der wissenschaftlichen Befunde den freien Willen bereits als falsifiziert betrachten?

In den nachfolgenden Kapiteln wird dieser Annahme widersprochen. Doch wer sich jetzt schon freut, weil er seine alltäglichen Erfahrungen allen Unkenrufen namhafter Wissenschaftler zum Trotz als bestätigt vermutet, sollte dies nicht zu früh tun. Denn dieses Buch hält auch für ihn einige Überraschungen bereit.

Wir haben, wie die nächsten Kapitel zeigen werden, offenbar tatsächlich einen freien Willen. Er ist sogar von allerhöchster Bedeutung. Denn unser „Ich" scheint erst durch Willensakte zustande zu kommen. Verhält es sich aber so, dann täten wir gut daran, unseren Willen zu bilden, wie es die alten Meditationsschulen empfehlen. Und wodurch gelingt das? Indem wir uns in Achtsamkeit und Selbsthypnose üben. Sie sind ein wahres „dream team" für dieses „Skill your will".

Das vorliegende Buch lädt dazu ein, unseren kostbarsten Besitz wiederzuentdecken – den freien Willen. Machen wir uns auf den Weg …

Zuvor ist es mir allerdings ein Herzensanliegen, den Menschen zu danken, die mich beim Schreiben dieses Buches unterstützt haben. An erster Stelle meinem Mann, der das Projekt mit seiner unendlichen Güte und Geduld von A bis Z begleitet hat. Vieles in unserem gemeinsamen Leben musste zugunsten des Buches zurückgestellt werden. Danken möchte ich zudem unserem Sohn, der mir in zahlreichen Diskussionen wertvolle Anstöße gab. Auch jene Patienten, die mir erlaubten, pseudonymisiert ihre Fälle zu berichten, verdienen meinen ausdrücklichen Dank. Ria Schneider und Harald Behmenburg haben das Manuskript vorab auf seine Lesbarkeit hin geprüft und hilfreiche Rückmeldungen gegeben, wofür ihnen mein ganz besonderer Dank gilt. Herzlich danken möchte ich ebenso Dr. Burkhard Peter, der mit seinem beflügelnden Geleitwort das Buch deutlich bereichert hat. Nicht zuletzt bin ich den Mitarbeitern des Springer Verlages – allen voran Monika Radecki und Barbara Knüchel – zutiefst dankbar, die sich für das Manuskript begeistern konnten und mir bis zu dessen Druckreife mit Rat und Tat zur Seite standen.

Noch ein Wort zum Inhalt: Das Buch versteht sich als Plädoyer für den freien Willen, das auf Argumente aus verschiedensten Wissensgebieten – wie Neurowissenschaften, Thermodynamik, Quantenphysik, Quantenbiologie, Philosophie, Psychologie u. a. – zurückgreift. Wer sich für die theoretischen Herleitungen interessiert, mag beim ersten Kapitel starten. Für Leser, deren wichtigstes Ziel es ist, Experte im Gebrauch ihres freien Willens zu werden und die deshalb Übungen in Achtsamkeit und Selbsthypnose durchführen wollen, ist es möglich, direkt mit

---

[5] Vgl. Vohs und Schooler 2008; vgl. Baumeister et al. 2009; vgl. Rigoni et al. 2012.

Kap. 8 zu beginnen. Es enthält Anleitungen und Erklärungen, die zum Teil wortwörtlich aus meinem inzwischen nicht mehr verlegten Buch *Bewusst Sein gestalten* stammen. Jetzt wünsche ich allen, die sich entschieden haben, dieses Buch zu lesen, viel Freude dabei. Mögen sie interessante Einblicke und Anregungen gewinnen, das eigene Leben selbst in die Hand zu nehmen.

Kempen, im Januar 2020   Ruth Metten

Literatur

Baumeister, R., Masicampo, E., & DeWall, C. (2009). Prosocial benefits of feeling free: Disbelief in free will increases aggression and reduces helpfulness. *Personality and Social Psychology Bulletin, 35*, 260–268.

Gisin, N. (2013). Are there quantum effects coming from outside space-time? Nonlocality, free will and „no many-worlds". In A. Suarez & P. Adams (Hrsg.), *Is science compatible with free will?* (S. 23–39). New York/Heidelberg/Dordrecht/London: Springer.

Pink, T. (2004). *Free will – A very short introduction.* New York: Oxford University Press.

Rigoni, D., Kühn, S., Gaudino, G., Sartori, G., & Brass, M. (2012). Reducing self-control by weakening belief in free will. *Consciousness and Cognition, 21, 3*, 1482–1490.

Vohs, K., & Schooler, J. (2008). The value of believing in free will. Encouraging a belief in determinism increases cheating. *Psychological Science, 19*, 49–54.

Inhaltsverzeichnis

1 Der freie Wille – eine Illusion? 1
   1.1 Was ist unter dem freien Willen zu verstehen? 2
   1.2 Bewusstsein kommt immer zu spät 4
   1.3 Die Wellen schlagen hoch 6
   1.4 Heute würde Dürrenmatt „Die Neurowissenschaftler" schreiben 8
   1.5 Fakten oder Fiktion? 10
   Literatur 17

2 Leben gedeiht in Freiheit 21
   2.1 Auf einem Gleis ohne Weichen? 23
   2.2 Was Leben so rätselhaft macht 26
   2.3 Leben als „choosing autonomy" 27
   2.4 Doch nicht eingleisig unterwegs? 29
   2.5 Nutzt Leben die Möglichkeiten? 31
      2.5.1 Natürliche Tricks 32
      2.5.2 … durch das richtige Rauschen 34
   2.6 Chance und Choice 37
   Literatur 39

3 Laying down a path in walking 41
   3.1 Evolution von Information und Freiheit 43
   3.2 Leben ist „In-Forming" 47
   Literatur 49

4 Ich will, also bin ich 51
   4.1 Das Ich in seiner Welt 55
   4.2 Bewusstsein misst nichts 59
   4.3 Selbst-Messung 61
   Literatur 64

5 Wenn mal was schief geht … 67
   5.1 … schreiben wir uns Dinge zu, die wir nicht getan haben 68
   5.2 … tun wir Dinge, die wir uns nicht zuschreiben 72
   5.3 Was bringt uns auf die schiefe Bahn? 75
   Literatur 81

6   Die Alten hatten doch Recht … 83
      Literatur 86

7   Skill your Will 87
      7.1   Das, was damals und dort geschah 89
      7.2   Der Steuerung per Autopilot auf Gedeih und Verderb ausgeliefert? . . . 91
      7.3   Bewusst Entscheidungen treffen 92
      7.4   Das Erwachen eines faszinierenden Potenzials 97
      Literatur 102

8   Machen wir uns auf den Weg … 107
      8.1   Einsicht allein reicht nicht 110
      8.2   Atembeobachten 111
             8.2.1   Atembeobachten reduziert Stress 113
             8.2.2   Was tut sich beim Atembeobachten in meinem Gehirn? 115
      8.3   Achtsamkeit 116
             8.3.1   Achtsamkeit fördert die Gesundheit 117
             8.3.2   Wie verändert Achtsamkeit mein Gehirn? 119
             8.3.3   Deautomatisierung durch Achtsamkeit 121
      8.4   Selbsthypnose 125
             8.4.1   Macht Hypnose nicht willenlos? 125
             8.4.2   Hypnose bedeutet doch zu schlafen, oder? 127
             8.4.3   Hypnose in Aktion 127
             8.4.4   Geht Hypnose überhaupt ohne Hypnotiseur? 128
             8.4.5   Kann denn jeder in Hypnose gehen? 129
             8.4.6   Die Uhr zurückdrehen 130
             8.4.7   Vorsicht: Retraumatisierung! 132
             8.4.8   Drehbuch und Film 132
             8.4.9   Wie bringen wir uns in Hypnose? 134
             8.4.10   Ressourcenaktivierung 138
             8.4.11   Was geschieht durch Hypnose in meinem Gehirn? 140
             8.4.12   Am Ziel 141
             8.4.13   Hypnose als Blaupause 143
             8.4.14   Die gestählten „Hirnmuskeln" immer spielen lassen!? 144
             8.4.15   Dem Mindwandering gezielt freien Lauf geben 146
      8.5   Erkundungstouren zur Entscheidungsfindung 149
             8.5.1   Beruht unser Bewusstsein auf quantenphysikalischen
                      Prozessen? 152
      8.6   Selbstvergessene Versunkenheit 153
             8.6.1   Macht sich selbstvergessene Versunkenheit im Gehirn
                      bemerkbar? 158
             8.6.2   Wo alles eins ist, ist alles möglich 159
      8.7   Selbstmessung oder nicht – das ist hier die Frage 160
      Literatur 163

9   Nachwort 171

Der freie Wille – eine Illusion?

1

> In diesem Kapitel kommen Untersuchungen zur Sprache, die belegen sollen, dass Willensfreiheit schlicht eine Illusion ist. Trifft dies zu, wovon namhafte Wissenschaftler durchaus überzeugt sind, würde das unser Leben dramatisch verändern. Doch kann der freie Wille tatsächlich bereits als widerlegt gelten? Wissenschaftliche Erkenntnisse widersprechen dieser Annahme. Bewusste Prozesse der Entscheidungsfindung sind also keineswegs vom Tisch …

Nach der Physik der Raumzeit ist die Offenheit der Zukunft eine Illusion, und deshalb können auch Verursachung und freier Wille nichts als Illusion sein.
(David Deutsch).[1]

Stellen Sie sich vor, Sie werden in einem Lokal von der Bedienung nach Ihrem Getränkewunsch gefragt. Sie zögern noch. Denn die Auswahl ist groß. Wenn es nach einigen Neurowissenschaftlern ginge, müssten Sie jetzt streng genommen antworten: „Einen Moment bitte, mein Gehirn hat sich noch nicht entschieden …"[2]

Unser Gehirn trifft angeblich die Entscheidung schon, bevor sie uns bewusst wird. Sollten Sie, wie so viele Menschen, der Meinung sein, sich bewusst entscheiden zu können – Fehlanzeige: Nach diesen Neurowissenschaftlern sind Sie einer Illusion erlegen.

Das trifft Sie wie ein Schlag? Es macht Sie fassungslos? Seien Sie versichert, Sie sind nicht allein. Denn auch anderen wird der russisch-britische Philosoph Isaiah Berlin, der in Oxford lehrte, aus der Seele gesprochen haben, als er bei seiner dortigen Antrittsvorlesung erklärte, sich zu wünschen, ein wollendes Wesen zu sein, das Verantwortung trage für seine Entscheidungen.[3]

---

[1] 2000, S. 256.

[2] Zu dieser Idee regte der Philosoph John Searle an (2010, S. 125).

[3] Auszug aus der Antrittsvorlesung des russisch-britischen Philosophen Isaih Berlin vom 31.10.1958 an der University of Oxford, später veröffentlicht in Berlin 1969, S. 131.

© Springer-Verlag GmbH Deutschland, ein Teil von Springer Nature 2020
R. Metten, *Ich will, also bin ich*, https://doi.org/10.1007/978-3-662-59827-6_1

Befragten wir namhafte Neurowissenschaftler dazu, dann handelt es sich hierbei allerdings um reines Wunschdenken, das jeglicher realen Grundlage entbehre. Zwar sei es durchaus verständlich, ja nur allzu menschlich, entspreche aber nicht den tatsächlichen Gegebenheiten. Wir bestimmten keineswegs selbst, sondern unser Gehirn. Es habe bereits entschieden, noch bevor uns die Entscheidung bewusst werde.

Doch stimmt das wirklich? Hat unser Gehirn immer schon entschieden, bevor uns die Entscheidung bewusst wird? Ist der freie Wille nichts weiter als eine Illusion? Diesen Fragen wollen wir im Folgenden nachgehen. Dazu bedarf es zunächst einmal einer sauberen Begriffsbestimmung. Freier Wille – was ist das überhaupt?

1.1 Was ist unter dem freien Willen zu verstehen?

Würden Sie gefragt, was unter dem „freiem Willen" zu verstehen ist, dann wäre Ihre Antwort wahrscheinlich, dass er damit zu tun haben müsse, wählen, sich zwischen verschiedenen Möglichkeiten entscheiden zu können. So definiert ihn auch der Sozialpsychologe Roy Baumeister von der Florida State University in Tallahassee.[4] Mit diesem *Prinzip des Anderskönnens* benennt er das letzte von drei Kriterien,[5] die Philosophen aufgestellt haben, um eine Willensentscheidung als frei zu bezeichnen. Wie lauten die anderen beiden? Das erste Kriterium ist das *Prinzip der Urheberschaft*. Es verlangt, dass die Wahl mit den Motiven oder Überzeugungen der sie treffenden Person in Einklang stehen muss. Das *Prinzip der Autonomie* gilt als zweites Kriterium. Darunter ist zu verstehen, dass, sofern gewählt wird, dies selbstständig, ohne äußeren Zwang zu erfolgen hat.

Kompatibilisten[6] reichen diese beiden Kriterien schon aus, um eine Willensentscheidung frei zu nennen. Wenn ich Durst verspüre, zum Kühlschrank gehe, mir eine Flasche Wasser nehme und daraus dann trinke, beruht dieses Verhalten aus Sicht der Kompatibilisten auf freien Willensentscheidungen. Denn entsprechend dem Prinzip der Urheberschaft war es mein Bedürfnis – mein Durst – der mich zu den Handlungen veranlasste, und gemäß dem Prinzip der Autonomie wurden mir

---

[4]Vgl. Baumeister 2010, S. 25.

[5]Im Rückgriff auf die drei relevanten Merkmale der Willensfreiheit von Gottfried Seebaß (Freiheit, Willentlichkeit und Urheberschaft; Seebaß 1993, S. 25) benennt der Philosoph und Psychiater Henrik Walter das Anderskönnen, verständliche Gründe und die Urheberschaft als die drei Komponenten der Willensfreiheit (Walter 1998, S. 23 f.), schließt sich später allerdings der Auffassung des Philosophen Michael Pauen (2001) an, neben der Urheberschaft das Autonomieprinzip als Kriterium von Willensfreiheit anzuerkennen (2004, S. 170). Im Gegensatz zu Pauen, der in seiner Minimalkonzeption der Willensfreiheit auf das Kriterium des Anderskönnens verzichtet, behält Walter es jedoch bei. Inzwischen gilt in der Philosophie als weitgehend unumstritten, dass eine Entscheidung die Bedingungen des Anderskönnens, der Autonomie und der Urheberschaft zu erfüllen hat, um als frei zu gelten (vgl. Beckermann 2005).

[6]Kompatibilisten stehen auf dem Standpunkt, dass der freie Wille mit dem Determinismus vereinbar ist. Ihrer Auffassung nach handelt der Mensch frei, wenn er seine Handlung will und auch anders handeln könnte, wenn er anders handeln wollte. Frühe, neuzeitliche Vertreter dieser Denkrichtung waren die Philosophen Thomas Hobbes und David Hume.

mein Gang zum Kühlschrank, die Entnahme der Flasche und das Trinken des Wassers, auch nicht von außen aufgezwungen.

Wie zahlreiche Wissenschaftler der Gegenwart gehen Kompatibilisten in der Regel[7] von einem deterministischen Weltbild aus, in dem jedes Ereignis bereits feststeht, bevor es eintritt. Trotzdem lasse sich unser Tun als frei gewählt verstehen, sofern es nur aufgrund eigener Motive bzw. Überzeugungen und ohne äußeren Zwang zustande komme.

Beruht ein solches Tun tatsächlich auf freien Willensentscheidungen? Das fragte sich schon der deutsche Philosoph Immanuel Kant. In seiner *Kritik der praktischen Vernunft*, die im Jahr 1788 erschien, bezweifelte er grundsätzlich, dass jemand ganz frei heißen könnte, wenn er unter einer „unvermeidlichen Naturnotwendigkeit" stünde.[8] Der Einwand scheint berechtigt. Einer „unvermeidlichen Naturnotwendigkeit" – wie sie der Determinismus vorgibt – Folge zu leisten, vermag doch nicht deshalb schon ein frei gewählter Akt zu sein, weil er eigenen Motiven bzw. Überzeugungen entspricht und nicht von außen aufgezwungen ist. Wer würde dem seine Zustimmung verweigern? So findet auch Kant für den Versuch der Kompatibilisten, Willensfreiheit mit einem deterministischen Weltbild zu vereinbaren, harsche Worte der Kritik. An der oben zitierten Stelle fährt er fort, dass dies ein „elender Behelf" sei, womit sich noch immer einige hinhalten ließen und so jenes schwere Problem mit einer kleinen Wortklauberei aufgelöst zu haben meinten, an dessen Auflösung Jahrtausende vergeblich gearbeitet hätten und die daher wohl schwerlich so ganz auf der Oberfläche gefunden werden dürfte.[9]

Was Kompatibilisten unter Willensfreiheit verstehen, reicht offenbar nicht aus. Sie verzichten dabei nämlich auf etwas, das den meisten Menschen wohl wesentlich dafür erscheint: und zwar auf das Prinzip des Anderskönnens.[10] Eingangs wurde es bereits als drittes Kriterium erwähnt. Danach erfordert Willensfreiheit, dass eine Person in einer Situation zwei oder mehr Entscheidungsalternativen hat, aus denen sie wählen kann und zwischen denen sie sich rückblickend – unter völlig übereinstimmenden Bedingungen – auch hätte anders entscheiden können.

---

[7] Streng genommen gehen Kompatibilisten nur davon aus, dass eine deterministische Welt mit Willensfreiheit zu vereinbaren ist. Ob wir tatsächlich in einer solchen leben, ist für ihre philosophische Position nicht zwingend erforderlich, auch wenn sie dies überwiegend annehmen.

[8] Kant, Kritik der praktischen Vernunft, Erster Teil, 1. Buch, 3. Hauptstück, S. 171 der Erstauflage aus 1788.

[9] Kant, Kritik der praktischen Vernunft, Erster Teil, 1. Buch, 3. Hauptstück, S. 171–172 der Erstauflage aus 1788. Dazu, dass Kant kein Kompatibilist war, auch wenn er heute von einigen Philosophen gern so betrachtet wird, s. Falkenburg 2012, S. 26 f.

[10] Allerdings bestreiten einige Kompatibilisten, dass der Determinismus alternative Möglichkeiten und damit ein „Anderskönnen" ausschließt. Ihrer Meinung nach erlaube er Entscheidungs- und Handlungsspielräume durchaus (Vgl. Walter 2018, S. 14). Zu diesen „Spielraumkompatibilisten" gehören beispielsweise die Philosophen Alfred Ayer, Kadri Vihvelin, Helen Beebee und Alfred Mele. Ihre Beiträge zeigten aber auch, so der deutsche Philosoph Sven Walter, dass man sich bei dem Versuch das „Anderskönnen" mit dem Determinismus zu vereinbaren, schnell in recht abstrakte metaphysische Fragen etwa zur Natur von Fähigkeiten oder Gesetzen verstricke (2018, S. 19).

Doch gibt es diese Entscheidungsalternativen tatsächlich? Die schlechte Nachricht zuerst: Bedauerlicherweise entzieht sich das Prinzip des Anderskönnens jeder direkten, experimentellen Untersuchung. Denn, wie wir schon seit der Antike wissen, ist es, so der griechische Philosoph Heraklit, unmöglich, zweimal in denselben Fluss hineinzusteigen.[11] Situationen lassen sich einfach nicht exakt replizieren. Das wäre aber eine notwendige Voraussetzung dafür, experimentell zu überprüfen, ob wir uns, gemäß dem oben genannten dritten Kriterium, in ein und derselben Situation tatsächlich hätten anders entscheiden können.

Richtig ausprobieren lässt es sich also nicht. Doch wir können – und das ist die gute Nachricht – in wissenschaftlichen Untersuchungen unter weitestgehend kontrollierten Bedingungen genau beobachten, was geschieht, wenn Willensentscheidungen getroffen werden, um so dem Rätsel ein wenig auf die Spur zu kommen.

Genau das tat der amerikanische Physiologe Benjamin Libet an der University of California in San Francisco. Er war ein ausgezeichneter Experimentator. Einige seiner Versuche führte Libet sogar während neurochirurgischer Operationen durch. Das erlaubte ihm die Kontaktelektroden für seine Versuche direkt auf der Hirnoberfläche anzubringen. Selbstverständlich hatten die Patienten vorab dazu ihr Einverständnis gegeben. Da das Gehirn nicht schmerzempfindlich ist, konnten sie während der Versuche sogar bei Bewusstsein bleiben und entsprechend Auskunft darüber geben, was sie wahrnahmen, als Libet die Länge, Stärke und Frequenz der Reize variierte, die er über die Kontaktelektroden setzte. Dabei machte er eine spannende Entdeckung …

1.2   Bewusstsein kommt immer zu spät …

Um genau zu sein, verzögert es sich um eine halbe Sekunde. Zu diesem Ergebnis kamen Libet und Mitarbeiter bei ihren Untersuchungen, die sie in den 1960er-Jahren durchführen: Eine Abfolge elektrischer Impulse, die über Kontaktelektroden auf der Hirnoberfläche gesetzt wurden, musste mindestens 500 Millisekunden andauern, bevor die Versuchsperson den entsprechenden Reiz bewusst wahrnahm.[12] Allerdings merken wir diese Verzögerung nicht. Denn unser Gehirn ist pfiffig. Es datiert die bewusste Wahrnehmung um eine halbe Sekunde auf Reizbeginn zurück. Abgesehen davon, dass wir also immer ein wenig die Ewiggestrigen[13] sind, scheint das Ganze also für uns nicht weiter tragisch. Doch Libet sah darin ein großes Problem. Wenn Bewusstsein erst 500 ms nach Reizbeginn eintritt, ist es dann vielleicht auch zu spät, um willentliche Entscheidungen beeinflussen zu können? Wieder entwickelte er ein ausgeklügeltes Experiment. Auf die Idee dazu brachten ihn Untersuchungsergebnisse der beiden deutschen Neurologen Hans Kornhuber und Lüder

---

[11] Plutarch, De E 392 B (DK 22 B 91).

[12] Libet et al. 1964.

[13] In Anlehnung an das „ewig Gestrige" aus Friedrich von Schillers Tragödie „Wallensteins Tod" (Erster Aufzug, vierter Auftritt).

Deeke, die sie 1965 gemeinsam veröffentlichten. Weit vor einer willkürlichen Bewegung hatten sie elektroenzephalographisch regelhaft ein langsam ansteigendes, oberflächennegatives Hirnpotenzial ableiten können, das sie Bereitschaftspotenzial nannten. Die Methode der Enzephalografie – kurz: EEG – war bereits 1924 an der Universität Jena von dem deutschen Neurologen und Psychiater Hans Berger entwickelt worden. Dabei wird die summierte elektrische Aktivität der Nervenzellen der Hirnrinde in Form von Spannungsschwankungen an der Kopfoberfläche aufgezeichnet. Zwar gibt es heute räumlich deutlich besser auflösende Messmethoden. Die Präzision der zeitlichen Auflösung des EEG gilt aber nach wie vor als ausgesprochen hoch. Und nur darauf kam es Libet besonders an. Wollte er doch die Frage klären, ob Bewusstsein noch rechtzeitig auftritt, um willentliche Entscheidungen beeinflussen zu können. Dazu entwickelte er, angeregt durch die Erkenntnisse von Kornhuber und Deeke, jene raffinierte wissenschaftliche Untersuchung,[14] die später unter dem Namen „Libet-Experiment" berühmt werden sollte.

Und so lief sie ab: Libet bat seine Versuchspersonen, ihr rechtes Handgelenk zu beugen, sobald sie den Drang dazu verspürten. Tatsächlich wies er sie mit dem englischen Wort *urge* an, das so viel wie Drang bedeutet. Der Zeitpunkt, an dem die Handbewegung auftrat, wurde elektromyographisch[15] exakt bestimmt. Immer dann, wenn es zu einer Bewegung gekommen war, hielt Libet die vorausgegangene EEG-Ableitung fest. Aus allen Ableitungen vor 40 registrierten Muskelbewegungen errechnete er den durchschnittlichen Beginn und Kurvenverlauf jenes langsam ansteigenden, oberflächennegativen Bereitschaftspotenzials, das schon Kornhuber und Deeke regelhaft vor willkürlichen Bewegungen hatten feststellen können.

Jetzt wusste Libet zwar, dass das Bereitschaftspotenzial im Durchschnitt schon lange vor der Handbewegung seiner Probanden einsetzte. Wie aber ließ sich der genaue Zeitpunkt ermitteln, an dem sie den Drang zu ihrer Handbewegung erstmals verspürt hatten? Hier ging es um Millisekunden. Wie sollten seine Probanden dazu hinreichend genaue Angaben machen können?

Wieder hatte Libet einen genialen Einfall. Er konstruierte ein Oszilloskop mit einem schnell rotierenden Lichtfleck, der auf einem Ziffernblatt innerhalb von 2,56 Sekunden einmal die Runde machte. Die Versuchspersonen mussten sich einfach merken, wo sich der Lichtfleck genau befand, wenn sie den Drang verspürten, die Bewegung auszuführen. Einfach ist gut. Immerhin umrundete der Lichtfleck das Ziffernblatt doch sehr schnell – in weniger als 3 Sekunden. War das nicht zu schnell, um noch eine hinreichend genaue Bestimmbarkeit zu erlauben?

Libet überließ nichts dem Zufall. Auch das testete er in Voruntersuchungen. Dabei mussten die Probanden anhand seines konstruierten Oszilloskops angeben, wann eine von ihnen durchgeführte Bewegung begonnen hatte bzw. wann sie eine Berührung wahrnahmen. Beide Zeitpunkte konnten sie mithilfe des Oszilloskops

---

[14] Libet et al. 1982, 1983.
[15] Bei dieser Methode wird die elektrische Muskelaktivität gemessen.

verblüffend genau bestimmen. Die mittlere Abweichung lag bei nur −50 ms.[16] Daher ging Libet davon aus, dass seine Versuchspersonen auch in der Lage waren, mit dem Oszilloskop jenen Zeitpunkt hinreichend sicher anzugeben, wenn sie erstmals den Drang verspürten, ihre Handbewegung auszuführen.

Aus den Ergebnissen seines Experiments konnte Libet jetzt jeweils den durchschnittlichen Zeitpunkt bestimmen, an dem die Bewegung begonnen, das Bereitschaftspotenzial eingesetzt hatte und von den Versuchspersonen der Drang verspürt worden war, die Bewegung auszuführen.

Als Libet die Ergebnisse anschaute, war er erschüttert. Was der Experimentator da vor sich sah, widersprach vollkommen seinen Erwartungen. Als Dualist[17] hatte er vermutet, dass der bewusste Drang, eine Bewegung auszuführen, noch vor Beginn des Bereitschaftspotenzials auftreten würde. Aber so war es gerade nicht. Denn das Bereitschaftspotenzial begann schon mehr als 300 ms vor dem Zeitpunkt, für den die Versuchspersonen angegeben hatten, erstmals den Drang zur Bewegung verspürt zu haben, selbst wenn dieser korrigierend um die vorab gemessene mittlere Abweichung von −50 ms vorverlegt wurde. Wie sollte sich Libet dieses Ergebnis erklären? Schweren Herzens zog er daraus den Schluss, dass das Gehirn tatsächlich schon entscheidet, bevor es Bewusstsein gibt, dass eine solche Entscheidung stattgefunden hat.[18]

Bewusstsein kommt immer zu spät – offenbar auch um unsere Willensentscheidungen noch beeinflussen zu können. Anscheinend spielt es mit dem Gehirn beständig eine Erzählung der Gebrüder Grimm nach, die sie unter der Überschrift „Hase und Igel" für spätere Leser festgehalten haben. Wenn das Bewusstsein endlich eintrifft, schallt es ihm stets bereits vom Gehirn entgegen: „Ich bin schon da!"

1.3 Die Wellen schlagen hoch

Libets berühmtes Experiment wurde inzwischen vielfach wiederholt. Auch andere Wissenschaftler kamen zu übereinstimmenden Ergebnissen. Sie traten sogar ein, wenn die Versuchspersonen vor unterschiedliche Entscheidungen gestellt wurden. Während sie ursprünglich bei Libet nur zu bestimmen hatten, *wann* eine vorgegebene Bewegung von ihnen ausführt wurde, durften sie bei späteren Experimentatoren

---

[16] Allerdings verglichen die amerikanischen Psychologen William P. Banks und Eve A. Isham bei ansonsten übereinstimmender Versuchsanordnung digitale Uhren mit der „Libet-Uhr" und stellten je nach Uhrentyp z. T. erhebliche Abweichungen fest. Während die Messung mit der Libet-Uhr einen den Libet-Experimenten entsprechenden Zeitpunkt für das Verspüren des Drangs zur Bewegung von −138 ms angab, lag dieser, sofern eine digitale Uhr mit numerischer Folge verwendet wurde, bei nur −30 s. Wurde hingegen der Zeitpunkt von einer radomisierten, digitalen Uhr abgelesen, betrug er −385 ms. (Vgl. Banks und Isham 2011, S. 56).

[17] Der Begriff Dualismus taucht erstmals bei Christian Wolff in seiner Schrift *Psychologia rationalis* (1734) auf, um solche Philosophien zu benennen, die zur Erklärung der Welt, basierend auf Materiellem und Immatriellem, zwei fundamental unterschiedliche Grundelemente heranziehen.

[18] Vgl. Libet 1985, S. 536.

auch wählen, *mit welcher* Hand sie sie vollzogen.[19] Immer war das Ergebnis dasselbe: der Beginn des Bereitschaftspotenzials ging dem Bewusstwerden der getroffenen Entscheidung deutlich voraus. Heute lässt sich aus Aktivitäten bestimmter Hirnregionen sogar prognostizieren, welche Entscheidungen von Studienteilnehmern später getroffen werden. Um die Zukunft vorauszusagen, reicht hier offenbar ein Blick aufs Gehirn statt in die berüchtigte Glaskugel. Einer der Wissenschaftler, die sich mit solchen Voraussagen beschäftigen, ist der deutsch-britische Hirnforscher John-Dylan Haynes vom Bernstein Center für Computational Neuroscience in Berlin. Ihm und seinen Mitarbeitern gelang in Experimenten, deren Ergebnisse sie zwischen 2007 und 2011 veröffentlichten, aus Aktivitäten in Regionen des präfrontalen und parietalen Kortex[20] mit einer Treffsicherheit zwischen 57–71,8 % zu entschlüsseln, für welche von zwei Alternativen sich ihre Versuchspersonen später entschieden.[21] Unter Berücksichtigung der grundsätzlichen Verzögerung der BOLD[22]-Antworten im fMRT „sagten" Hirnregionen die Entscheidung sogar schon 10 Sekunden, bevor sie den Teilnehmern bewusst wurden, voraus.[23] Bei diesen Experimenten standen den Versuchspersonen nicht nur weitgehend automatisierte Handlungen, wie das Drücken eines rechten oder linken Knopfes, zur Auswahl, sondern auch solche, die mehr Überlegung erforderten, wie das Addieren oder Subtrahieren von Zahlen.[24] Die bislang höchste Trefferquote veröffentlichte eine Arbeitsgruppe um den israelisch-amerikanischen Neurowissenschaftler und Neurochirurgen Itzhak Fried von der University of California. Ihr gelang es durch tief ins Gehirn implantierte Elektroden, Entscheidungen, die den Versuchspersonen erst durchschnittlich 700 ms später bewusst wurden, mit einer Genauigkeit von über 80 % vorherzusagen.[25] Vergleichbare Ergebnisse konnte ein Jahr später mit einem ähnlichen Verfahren auch die Arbeitsgruppe um den amerikanischen Neurowissenschaftler Christof Koch vom California Institute of Technology erzielen.[26]

Über 80 % sind deutlich besser als Zufall. Sollte eine solche Trefferquote wirklich nicht hoch genug sein, annehmen zu können, dass das Gehirn entscheidet, noch bevor die Entscheidung bewusst wird? Diese Ergebnisse deuteten zwar auf vorausgehende,

---

[19] Vgl. Haggard und Eimer 1999.

[20] Als präfrontaler Cortex wird der vordere Stirnlappen und als parietaler Cortex der gesamte Scheitellappen der Großhirnrinde bezeichnet.

[21] Vgl. Haynes et al. 2007, S. 324; vgl. Soon et al. 2008, S. 544; vgl. Soon 2013, S. 2f.; vgl. Bode et al. 2011, e21612.

[22] Sind Nervenzellen aktiv, steigt ihr Sauerstoffbedarf. Die sie versorgenden Blutgefäße werden weitgestellt, die Blutzufuhr in ihre Umgebung steigt und damit auch der Sauerstoffgehalt des Blutes in dieser Region. Dadurch verändern sich dessen magnetische Eigenschaften, was wiederum in der Magnetresonanztomographie – kurz: MRT – sichtbar gemacht werden kann. Ein solches Bildsignal wird BOLD-Kontrast genannt. BOLD steht als Abkürzung für den englischsprachigen Ausdruck „blood oxygenation level dependent", was übersetzt so viel wie „abhängig vom Grad der Sauerstoffsättigung" bedeutet.

[23] Vgl. Soon et al. 2008, S. 544.

[24] Soon et al. 2013.

[25] Fried et al. 2011, S. 548.

[26] Maoz et al. 2012, S. 872.

vermutlich unbewusst ablaufende Hirnaktivitäten hin, die das Treffen von Entscheidungen durchaus beeinflussen könnten, so Adina L. Roskies, Neurowissenschaftlerin und Philosophin am Dartmouth College in Hanover, New Hampshire. Die Idee der Willensfreiheit würde dadurch jedoch nicht untergraben.[27] Der deutsche Biologe und Philosoph Gerhard Roth vom Institut für Hirnforschung der Universität Bremen ist da ganz anderer Meinung. Basierend auf den Erkenntnissen der modernen Neurowissenschaft kommt er zu dem Schluss, dass der Willensakt in der Tat auftrete, nachdem das Gehirn bereits entschieden habe, welche Bewegung es ausführen wolle.[28] Bewusste Prozesse spielten eine wichtige Rolle beim Abwägen von Alternativen und deren Konsequenzen, aber sie träfen keine Entscheidungen.[29] Manchen Entscheidungen gingen lange (und oft qualvolle) bewusste Erwägungsprozesse voraus. Dennoch seien diese ebenso wenig frei wie schnelle Entscheidungen.[30] Roth steht mit seiner Meinung nicht allein. Am 13.04.2008 wird der Neurowissenschaftler John-Dylan Haynes in einem Artikel des NewScientific mit den Worten zitiert, dass unsere Entscheidungen unbewusst vorausbestimmt seien, lange bevor sie uns bewusst würden.[31] Auch der deutsche Neurophysiologe und Hirnforscher Wolf Singer, ehemaliger Leiter der Abteilung für Neurophysiologie am Max-Plack-Institut für Hirnforschung in Frankfurt am Main, scheint diese Auffassung zu vertreten, wenn er in einem Artikel der Frankfurter Allgemeinen Zeitung vom 08.01.2004 verlauten lässt, dass Willensfreiheit nicht existiere, dass der freie Wille eine Illusion sei und dass wir aufhören sollten von Freiheit zu reden.[32] Roth fordert gar, dass im Strafrecht, sofern sich die Erkenntnisse der Hirnforschung und der Persönlichkeitspsychologie weiter erhärteten, das Prinzip der moralischen Schuld aufgegeben werden müsse.[33]

Da käme auf uns ja noch so einiges zu …

1.4 Heute würde Dürrenmatt „Die Neurowissenschaftler" schreiben …

Nun sind Menschen durch die Meinung von Wissenschaftlern stark darin zu beeinflussen, was sie denken und wie sie sich verhalten.[34] Werden sie von ihnen überzeugt, keinen freien Willen zu haben,[35] können schwerwiegende Konsequenzen die Folge sein. Das wurde inzwischen sogar wissenschaftlich untersucht.

---

[27] Vgl. Roskies 2015.

[28] Vgl. Roth 2001, S. 442.

[29] Vgl. Roth 2004, S. 90.

[30] Vgl. ebd., S. 91.

[31] Vgl. Callaway 2008.

[32] Artikel *Keiner kann anders, als er ist* der Frankfurter Allgemeinen Zeitung vom 08.01.2004, S. 33.

[33] Vgl. Roth 2004, S. 90.

[34] Vgl. Schooler 2010, S. 213.

[35] Dies ist in der Tat möglich, wie Nahmias et al. (2007) herausfanden.

Brachte man Versuchspersonen dazu, zu glauben, dass ihr Verhalten bereits fest-gelegt ist, bevor ihnen bewusst wird, sich für ein solches entschieden zu haben, verhielten sie sich dissozialer und weniger prosozial. Sie waren schneller bereit zu lügen, zu betrügen und zu stehlen, wie die amerikanischen Psychologen Kathleen Vohs von der Carlson School of Management in Minnesota und Jonathan Schooler von der University of California in Santa Barbara herausfanden.[36] Roy Baumeister, Sozialpsychologe von der Florida State University, Tallahassee, und seine Arbeits-gruppe stellten bei solchen Versuchspersonen auch eine erhöhte Aggression und eine geringere Hilfsbereitschaft fest.[37] Davide Rigoni, Kognitionswissenschaftler der Abteilung für experimentelle Psychologie der Universität Gent, verzeichnete mit seinen Mitarbeitern bei Versuchspersonen, die davon überzeugt wurden, keinen freien Willen zu haben, ebenfalls höhere dissoziale Tendenzen und eine verstärkte Impulsivität. Die Wissenschaftler vermuteten, dass die Bereitschaft ihrer Studien-teilnehmer, Selbstkontrolle auszuüben, durch deren Verneinung der Willensfreiheit beeinträchtigt worden war[38] – eine Vermutung, die sich durch nachfolgende Unter-suchungen bestätigen ließ.[39] Kürzlich fand eine Arbeitsgruppe um den amerikani-schen Sozialpsychologen und Philosophen Will Crescioni, Dozent am South Plains College in Levelland, Texas, unter Beteiligung von Roy Baumeister heraus, dass Versuchsteilnehmer, die stärker glaubten, einen freien Willen zu haben, glücklicher und zufriedener[40] mit ihren Leben waren und diese auch als bedeutsamer für sich werteten. Zudem schätzten sie ihre Selbstwirksamkeit – d. h. ihre Fähigkeit, sogar schwierige Situationen aus eigener Kraft meistern zu können – deutlich höher ein.[41]

Soviel ist klar: Menschen davon zu überzeugen, dass der freie Wille eine Illusion ist, hat weitreichende Konsequenzen. Deshalb sollten Neurowissenschaftler experi-mentelle Befunde, die sie dazu veranlassen, maßgebliche Stellungnahmen zur Wil-lensfreiheit abzugeben, besonders sorgsam interpretieren und sich dabei ihrer ethi-schen Verantwortung bewusst bleiben.

Selbstverständlich ist das keine Aufforderung dazu, Fakten vorzuenthalten. Al-lerdings gibt es für diese oft nicht nur eine schlüssige Erklärung. Was, wenn das auch auf die Ergebnisse der Libet-Experimente zuträfe? Dann stünde die Schluss-folgerung, dass das Gehirn schon entscheidet, bevor es Bewusstsein gibt, dass eine solche Entscheidung stattgefunden hat, auf deutlich unsicherem Boden als diesbe-züglich von einigen Wissenschaftlern der Anschein erweckt wird. Eine Auffassung, die der amerikanische Neurowissenschaftler Peter Ulric Tse vom Darthmouth Col-lege in Hanover, New Hampshire, vertritt. Entsprechend wundert er sich in seinem 2013 erschienenen Buch *The Neural Basis of Free Will – Critical Causation*, mit welchem Enthusiasmus einige seiner Kollegen behaupteten, dass die Nicht-Existenz

---

[36] Vgl. Vohs und Schooler 2008, S. 49.

[37] Baumeister et al. 2009, S. 260.

[38] Vgl. Rigoni et al. 2012, S. 1482.

[39] Vgl. Rigoni et al. 2013.

[40] Vgl. Li et al. 2017, S. 6.

[41] Crescioni et al. 2016, S. 59.

eines kausal wirksamen Willens inzwischen erwiesen sei, obwohl die Untersuchungsergebnisse durchaus auch andere Deutungen zuließen.[42]

Gesetzt den Fall, es gäbe für die Resultate der Libet-Experimente tatsächlich alternative Erklärungsmodelle, dann scheint der Astrophysiker und Informationsphilosoph[43] Robert O'Doyle angesichts der oben beschriebenen, weitreichenden Konsequenzen durchaus nicht übertrieben zu haben, als er es einen Skandal nannte, dass so viele Philosophen und Wissenschaftler angenommen hätten, sie könnten beweisen, dass der freie Wille nicht existiere.[44] Stünde die Schlussfolgerung aus den Ergebnissen der Libet-Experimente, dass das Gehirn entscheidet, noch bevor es Bewusstsein gibt, dass eine solche Entscheidung stattgefunden hat, tatsächlich auf derart tönernen Füßen, wäre es sicher *das* Thema für den verstorbenen Schweizer Schriftsteller Friedrich Dürrenmatt gewesen, um ein Theaterstück zur ethischen Verantwortung von Wissenschaftlern zu verfassen. Sein Titel hätte dann nur nicht „die Physiker", sondern „die Neurowissenschaftler" gelautet.

1.5   Fakten oder Fiktion?

Libet war ein ausgezeichneter Experimentator. Daran besteht kein Zweifel. Aber auch ausgezeichnete Experimentatoren übersehen manchmal ein wichtiges Detail. Ein solcher Fehler scheint ihm beim Versuchsaufbau seines berühmten Experimentes tatsächlich unterlaufen zu sein. Denn dabei wurde das Bereitschaftspotenzial als *Durchschnittswert* ermittelt, und zwar aus allen EEG-Ableitungen, die 40 elektromyographisch registrierten Bewegungen vorausgegangen waren. Theoretisch hätten damals aber auch Bewegungen *ohne* vorheriges Bereitschaftspotenzial auftreten können. Diese wären dann nicht gesondert erfasst, sondern von der Durchschnittsbildung verdeckt worden.

Hätten sich solche Fälle auf Libets Schlussfolgerung ausgewirkt? Das Ergebnis wäre durch sie kein grundsätzlich anderes geworden: Weiterhin hätte das durchschnittliche Bereitschaftspotenzial mehr als 300 ms vor jenem Zeitpunkt begonnen, für den die Versuchspersonen angaben, erstmals den Drang verspürt zu haben, die vereinbarte Bewegung auszuführen, selbst wenn dieser korrigierend um die vorab gemessene mittlere Abweichung von −50 ms vorverlegt wurde. Aber welchen Schluss hätte Libet jetzt daraus ziehen können? Immer noch den, dass das Gehirn entscheidet, bevor es Bewusstsein gibt, dass eine solche Entscheidung stattgefunden hat? Wohl kaum. Denn angesichts einer weißen Krähe ist nicht mehr zu behaupten, dass alle Krähen schwarz sind.[45] In einem solchen Fall wäre nämlich einer

---

[42] Tse 2013, S. 179.

[43] Die Informationsphilosophie – Information Philosophy (I-Phi) – bietet für Probleme der Philosophie neue Lösungen an, indem sie Erkenntnisse der modernen Physik, Biologie, Neurowissenschaften und Informationswissenschaften einbezieht. (Quelle: http://www.informationphilosopher.com. Zugegriffen am 28.01.2015).

[44] Vgl. Doyle 2011, S. 16.

[45] Vgl. James 1986, S. 131.

einzelnen bewussten Entscheidung gar kein Bereitschaftspotenzial vorausgegangen, in dem Libet den Prozess der Entscheidungsfindung des Gehirns erkannt zu haben glaubte. In seinem Sinne interpretiert, hätte hier also eine Entscheidung bewusst werden können, *ohne* zuvor vom Gehirn getroffen worden zu sein.

Es könnte sich also lohnen, experimentell noch einmal genauer hinzuschauen. Vielleicht lassen sich bei der Replikation des Libet-Experiments in der Tat „weiße Krähen" entdecken, die den Schluss, dass das Gehirn entscheidet, bevor es Bewusstsein gibt, dass eine solche Entscheidung stattgefunden hat, als unzulässig entlarven …

Derartige Versuche sind in den letzten Jahren sogar schon unternommen worden. Dabei fanden die Neurophysiologin Susan Pocket von der University of Auckland, New Zealand, und ihre Kollegin Suzanne Purdy heraus, dass einem signifikanten Prozentsatz von immerhin 12 % der Fingerbewegungen wirklich kein Bereitschaftspotenzial vorausgeht.[46] Dieses Faktum hatte der Versuchsaufbau, den Libet damals verwendete, offenbar tatsächlich verdeckt. Wenn Willkürbewegungen auftreten, ohne auf ein Bereitschaftspotenzial zu folgen, kann dieses nicht dafür zuständig sein, vorab schon festzulegen, was die Versuchspersonen nachfolgend tun.

Dass es in der Tat falsch wäre, im Bereitschaftspotenzial einen solchen Prozess der Entscheidungsfindung zu erkennen, bestätigen auch die Versuchsergebnisse einer Arbeitsgruppe um den deutschen Psychologen Christoph Herrmann, seinerzeit noch an der Universität Magdeburg. In ihrer Studie gingen sie vor einigen Jahren der interessanten Frage nach, ob das Bereitschaftspotenzial schon zu einem Zeitpunkt ausgelöst werden könne, an dem noch vollkommen unsicher sei, welche Bewegung später von den Versuchspersonen ausgeführt werde.[47] Genaugenommen trafen die Versuchspersonen im Versuchsaufbau dieser Arbeitsgruppe keine freie Wahl. Sie mussten entweder einen Knopf mit dem rechten Zeigefinger drücken oder einen anderen mit dem linken, je nachdem, welcher visuelle Hinweisreiz ihnen dazu auf einem Monitor gegeben wurde.[48] Der Vorteil dieses Versuchsaufbaus bestand allerdings darin, dass die Darbietung des visuellen Hinweisreizes eindeutig den *frühestmöglichen* Zeitpunkt markierte, an dem der Würfel gefallen, also entschieden war, welcher Zeigefinger – der rechte oder linke – schließlich den Knopf drückte.[49] Währenddessen wurde magnetenzephalographisch die Hirnaktivität der Versuchsteilnehmer aufgezeichnet.[50] Was fand die Arbeitsgruppe um Herrmann heraus? Zunächst einmal nichts Neues. Auch sie verzeichneten eine langsam ansteigende, neuronale Aktivität, die der Bewegung – hier dem Knopfdruck – sehr weit (durchschnittlich schon 1,3 s) vorausging.

---

[46] Vgl. Pockett und Purdy 2011, S. 36.

[47] Vgl. Herrmann et al. 2008, S. 152.

[48] Vgl. Herrmann et al. 2005, S. 126.

[49] Vgl. Herrmann et al. 2008, S. 152.

[50] Hier werden nicht wie beim EEG die elektrischen Hirnströme, sondern die mit ihnen verbundenen Magnetfelder gemessen. Das hat Vor- und Nachteile: Verglichen mit dem EEG erlaubt die Magnetenzephalographie (MEG) eine deutlich bessere räumliche Auflösung bei gleichermaßen vortrefflicher zeitlicher Auflösung, erfordert allerdings kompliziertere und finanziell aufwendigere Messgeräte.

Wann aber wurde der Hinweisreiz gegeben? Hier machte die Arbeitsgruppe eine spannende Entdeckung. Denn dieser war den Versuchspersonen erst durchschnittlich 414 ms (mit einer Standardabweichung von 107 ms) vor dem Knopfdruck auf dem Monitor präsentiert worden.[51] Ein Bereitschaftspotenzial, vergleichbar dem, das Libet gemessen hatte, trat also bereits zu einem Zeitpunkt auf, als noch gar nicht klar war, welche Handlung später ausgeführt würde.[52] Es sei deshalb ganz ausgeschlossen, so die Arbeitsgruppe um Christoph Herrmann, dass das Bereitschaftspotenzial schon festlege, was nachfolgend getan werde, welche von zwei Handlungsalternativen später zum Zuge komme.[53] Auch beim Libet-Experiment hätte demzufolge die Auswahl einem anderen Prozess obliegen müssen.[54] Ein Korrelat dafür ist im Bereitschaftspotenzial jedenfalls nicht zu erkennen.

Auf einem anderen Weg waren fast ein Jahrzehnt vor der Arbeitsgruppe um Christoph Herrmann bereits der britische Neurowissenschaftler Patrick Haggard vom University College in London und der deutsch-britische Neuropsychologe Martin Eimer zu dem Ergebnis gekommen, dass das Bereitschaftspotenzial gar keine „Entscheidungen treffen" kann. Als Erste untersuchten sie einen möglichen Kausalzusammenhang zwischen dem Beginn des Bereitschaftspotenzials und dem Zeitpunkt – nachfolgend „W" genannt –, für den die Versuchspersonen im Libet-Experiment angaben, den Drang verspürt zu haben, eine Bewegung auszuführen. Dabei wendeten sie, um auf das Vorliegen einer Kausalbeziehung schließen zu können, die „Methode der gleichzeitigen Änderungen" des britischen Philosophen John Stuart Mill an, die dieser im I. Band seines Werkes *A System of Logic* beschreibt. Ihr zufolge ist dann von einer Kausalbeziehung zweier Phänomene auszugehen, wenn sich das eine immer auf eine bestimmte Art und Weise ändert, sofern das andere in irgendeiner Art und Weise variiert wird.[55] Vor diesem Hintergrund nutzten Haggard und Eimer Zufallsvariationen, um herauszufinden, ob das Bereitschaftspotenzial die unbewusste Ursache für „W" sein kann. Verursachte das Bereitschaftspotenzial „W", dann müsste es – gemäß der „Methode der gleichzeitigen Änderungen" – bei Versuchen, bei denen „W" früh eintritt, auch früh beginnen. Umgekehrt wäre zu erwarten, dass Versuche mit einem späten „W" ein spät beginnendes Bereitschaftspotenzial zeigen würden.[56] Eine solche Kovariation, die einen Kausalzusammenhang zwischen Bereitschaftspotenzial und dem Zeitpunkt „W" nahelegte, fanden Haggard und Eimer jedoch nicht.[57] So widerspricht auch dieses Versuchsergebnis klar der Annahme, dass das Bereitschaftspotenzial dafür zuständig sein kann, schon festzulegen, welche Entscheidung den Versuchspersonen später bewusst wird.

---

[51] Vgl. Herrmann und Dürschmid 2010, S. 134f.

[52] Vgl. Herrmann et al. 2008, S. 151.

[53] Vgl. ebd., S. 156.

[54] Vgl. ebd., S. 156.

[55] Mill 1843, S. 470.

[56] Vgl. Haggard und Eimer 1999, S. 129.

[57] Vgl. ebd., S. 131.

Nun lässt sich das Bereitschaftspotenzial in eine frühe und eine späte Komponente unterteilen. Letztere ist im EEG nur auf jener Seite des Gehirns zu verzeichnen, die der Körperhälfte gegenüberliegt, die schließlich die Bewegung ausführt. Sie wird deshalb lateralisiertes Bereitschaftspotenzial – kurz: LRP[58] – genannt. Haggard und Eimer vermuteten, dass, wenn nicht schon das Bereitschaftspotenzial, doch vielleicht der Beginn des LRP mit „W" kovariieren könnte. Und tatsächlich. Das durchschnittliche LRP trat bei Versuchen mit einem frühen „W" früher auf als bei solchen mit einem späten „W".[59] Insofern schlussfolgerten sie, dass nicht im Bereitschaftspotenzial selbst, sondern offenbar nur in dessen lateralisierter Komponente die unbewusste Ursache für „W" zu sehen sei.[60] Basierend auf diesen Versuchsergebnissen läge also durchaus nahe, anzunehmen, dass, wenn nicht schon das gesamte, so doch zumindest eine Komponente des Bereitschaftspotenzials dafür zuständig sein könnte, vorab festzulegen, welche Entscheidung nachfolgend bewusst wird.

Doch hier zeigt sich wieder, wie wichtig es ist, erhobene Befunde zu überprüfen und sorgsam zu interpretieren. Schon bei genauerer Betrachtung ist festzustellen, dass Haggard und Eimer ihre Versuche mit einer relativ geringen, die Aussagekraft ihrer Studie deutlich begrenzenden Teilnehmerzahl von nur acht Versuchspersonen durchführten. Bei zwei von ihnen lag der damals gemessene Zeitpunkt „W" sogar noch *vor* Beginn des, ihm angeblich ursächlich zugrunde liegenden, lateralisierten Bereitschaftspotenzials.[61] Um aussagekräftigere Ergebnisse zu bekommen, schien deshalb wünschenswert, das Experiment von Haggard und Eimer mit einer größeren Teilnehmerzahl zu wiederholen. Dies taten der Neurowissenschaftler Alexander Schlegel und seine Kollegen am Darthmouth College in Hanover, New Hampshire, unter Mitwirkung von Peter Ulric Tse, dem Leiter der dortigen Abteilung für *Psychological and Brain Sciences*. An ihren Untersuchungen nahmen insgesamt 21 Personen teil. Sie stellten – in Übereinstimmung mit den Ergebnissen von Haggard und Eimer – keine Kovariation zwischen dem Beginn des Bereitschaftspotenzials und dem Zeitpunkt „W" fest. Wie sah es nun aber beim LRP aus? Hier gelang es der amerikanischen Arbeitsgruppe nicht, die Ergebnisse von Haggard und Eimer zu bestätigen. Zwischen dem Beginn des LRP und dem Zeitpunkt „W" konnten sie keine Kovariation verzeichnen.[62] Die Arbeitsgruppe fasste deshalb vor dem Hintergrund ihrer Versuchsergebnisse zusammen, dass weder das Bereitschaftspotenzial noch

---

[58] Die Abkürzung LRP leitet sich von „lateralized readiness potential" ab, dem englischen Begriff für die lateralisierte Komponente des Bereitschaftspotenzials.

[59] Vgl. Haggard und Eimer 1999, S. 131.

[60] Vgl. ebd., S. 132.

[61] Dieser Befund stimmt interessanterweise mit Ergebnissen aus Untersuchungen der beiden Wissenschaftler Judy Trevena und Jeff Miller von der University of Otago, New Zealand, überein, die berichteten, dass bei ihnen sogar viele der Entscheidungszeitpunkte, die von den Versuchsteilnehmern angegeben worden waren, zeitlich vor dem Beginn des LRP lagen. (Trevena und Miller 2002, S. 162).

[62] Vgl. Schlegel et al. 2013, S. 4.

dessen lateralisierte Komponente in einer ursächlichen Beziehung zum Zeitpunkt „W" stehen könne.[63]

Die Versuchsergebnisse von Haggard und Eimer deuteten darauf hin, dass, wenn nicht schon das gesamte, so doch zumindest eine Komponente des Bereitschaftspotenzials dafür zuständig sein könnte, vorab schon festzulegen, welche Entscheidung nachfolgend bewusst wird. Einer späteren Überprüfung durch die Arbeitsgruppe um Alexander Schlegel hielten sie allerdings nicht stand.

Der Schluss, den Libet aus den Ergebnissen seines berühmten Experimentes zog, gilt nur dann, wenn im Bereitschaftspotenzial tatsächlich der Entscheidungsfindungsprozess für das spätere Tun der Versuchspersonen erkannt werden kann. Sein damaliger Versuchsaufbau gab Anlass zu der Vermutung, dass hier Fakten verdeckt worden sein könnten, die geeignet wären, diese Annahme als Fiktion zu entlarven.

Hat es sich gelohnt, noch einmal genauer hinzuschauen? Welche Fakten konnten gesammelt werden?

- Willkürbewegungen treten auf, ohne dass ihnen ein Bereitschaftspotenzial vorausgeht (Pockett und Purdy 2011),
- Bereitschaftspotenziale ereignen sich, wenn noch gar nicht entschieden ist, was später getan wird (Herrmann et al. 2008),
- weder das Bereitschaftspotenzial noch dessen lateralisierte Komponente kovariieren mit „W" (Haggard und Eimer 1999; Schlegel et al. 2013).

Wenn Libet diese Fakten bekannt gewesen wären, welchen Schluss hätte er damals aus seinen Versuchsergebnissen gezogen? Sicher nicht den, dass das Gehirn entscheidet, bevor es Bewusstsein gibt, dass eine solche Entscheidung stattgefunden hat. Angesichts so vieler weißer Krähen kann einfach nicht mehr behauptet werden, dass alle Krähen schwarz sind. Das Bereitschaftspotenzial hat mit der Entscheidung für oder gegen eine Handlungsalternative schlicht und ergreifend nichts zu tun. Davon dürfen wir inzwischen ausgehen. Doch, wenn es hiermit nichts zu tun hat, wofür steht es dann?

Mehr als drei Jahrzehnte nach dem berühmten Libet-Experiment ist diese Frage immer noch nicht exakt zu beantworten. Aber wir kommen der Sache näher …

So brachten der amerikanische Neurowissenschaftler Aaron Schurger und seine französische Arbeitsgruppe erst kürzlich vor dem Hintergrund eigener Berechnun-

---

[63] Vgl. ebd., S. 4.

In einem späteren Experiment untersuchten Schlegel und seine Kollegen am Dartmouth College Versuchsteilnehmer, die sich in Hypnose befanden. Diese führten im Anschluss an eine posthypnotische Suggestion Bewegungen durch, ohne dass ihnen bewusst wurde, selbst eine Entscheidung dazu getroffen zu haben. Sie waren, so die Autoren, „without subsequent feeling of conscious will". Nichtsdestotrotz ging ihren Bewegungen beides, sowohl ein typisches Bereitschaftspotenzial als auch dessen lateralisierte Komponente, voraus. Dieses Ergebnis mache, so Schlegel und Mitarbeiter, ebenfalls deutlich, dass sich beide Potenziale, tatsächlich unabhängig von „W" ereigneten (Schlegel et al. 2015, S. 199).

gen anhand eines stochastischen Akkumulator-Modells[64] eine interessante Idee auf.[65] Sie vermuteten, das Bereitschaftspotenzial könne das Resultat spontaner, langsamer Fluktuationen sein.[66] Wie bei der zu beiden Seiten ausschlagenden Bewegung eines Pendels zeigen solche Schwankungen elektrischer Potenziale sowohl positive als auch negative Auslenkungen. Baute sich ein Bereitschaftspotenzial auf, träten, so Schurger und seine Arbeitsgruppe, vorübergehend mehr negative als positive Auslenkungen in Erscheinung. Einer Arbeitsgruppe um den deutschen Psychologen Stefan Schmidt von der Universität Freiburg und den deutschen Physiker und Neurowissenschaftler Thilo Hinterberger von der Universität Regensburg gelang es, experimentell zu demonstrieren, dass sich das Bereitschaftspotenzial tatsächlich aus solch einem ungleichgewichtigen Verhältnis herausbildet.[67]

Im Gehirn tauchen also andauernd spontane, langsame Potenzialschwankungen in beide Richtungen auf. Ein Bereitschaftspotenzial entsteht, wenn dabei die negativen Auslenkungen vorübergehend überwiegen. Was haben diese dann zu bedeuten? Bildlich gesprochen scheinen sie wie die „Sprünge" von Tennisspielern hinter der Grundlinie in Erwartung des gegnerischen Aufschlags zu sein. Natürlich könnte ein Spieler auch einfach aus dem Stand zum Rückschlag ausholen. Dann müsste er hierfür allerdings kurzfristig mehr Spannung in seinen Muskeln aufbauen, als wenn diese durch den Abbremsvorgang nach dem Sprung bereits wie eine Feder vorgespannt sind und so eine leichtere Bewegung zum Ball hin ermöglichen. Entsprechend „spannen" offenbar auch die negativen Auslenkungen des Bereitschaftspotenzials motorische und sensorische Nervenzellen im Gehirn „vor", indem sie deren Erregbarkeit erhöhen.[68] Wie der Sprung des Tennisspielers in Erwartung des generischen Aufschlags dessen Bewegung zum Ball hin erleichtert, so tun wir uns offenbar auch leichter, wenn wir bereits „vorgespannte" Nervenzellen benutzen können. Interessanterweise stellte das die Arbeitsgruppe um Schmidt und Hinterberger genau so fest: Einen Knopf zu drücken, fiel ihrer Versuchsperson leichter, wenn dem Knopfdruck eine stärkere negative Auslenkung des Bereitschaftspotenzials vorausging. War diese schwächer, musste sich ihre Versuchsperson deutlich mehr anstrengen.[69]

Dass eine größere Auslenkung des Bereitschaftspotenzials offenbar einen geringeren Kraftaufwand für uns bedeutet, passt interessanterweise gut zu Befunden, die bereits Libet und seine Kollegen erheben konnten.[70] Sie suchten damals nach Änderungen in der Ausprägung des Bereitschaftspotenzials, je nachdem, ob die Versuchspersonen angaben, ihre Bewegungen vorab geplant oder sie spontan ausgeführt zu

---

[64] Hierbei handelt es sich um das Modell eines wiederaufladbaren Speichers für elektrische Energie, dessen Ladeverhalten über einen stochastischen Prozess gestaltet wird, der nicht genau vorhersagbar ist, sondern auf einer gewissen Wahrscheinlichkeit beruht.

[65] Schurger et al. 2012.

[66] Vgl. Schmidt et al. 2016, S. 640.

[67] Vgl. Jo et al. 2013, S. 495; vgl. Schmidt et al. 2016, S. 640.

[68] Vgl. Huang et al. 2017, S. 1055.

[69] Vgl. Jo et al. 2014, S. 112; vgl. Schmidt et al. 2016, S. 640.

[70] Vgl. Libet et al. 1982.

haben. Planen ist anstrengender, als spontan zu handeln. Das weiß wohl jeder. Vor dem Hintergrund der Ergebnisse der Arbeitsgruppe um Schmidt und Hinterberger wäre deshalb zu erwarten, dass das Bereitschaftspotenzial im Falle des Planens zunächst flacher ausfällt, als wenn spontan gehandelt wird. Und tatsächlich. So registrierten es Libet und seine Mitarbeiter. Ging der Bewegung der Versuchspersonen ein Planen voraus, zeigte das Bereitschaftspotenzial anfangs einen flacheren, rampenartigen Anstieg, wohingegen es, wenn diese sich schnell und spontan bewegten, viel abrupter in Erscheinung trat.[71] Auch ein ausgeprägteres Bereitschaftspotenzial „trifft keine Entscheidungen“,[72] aber wir tun uns mit ihm leichter. Ist es zu Anfang flacher, passiert offenbar an anderer Stelle mehr. Wir können planen. Dass es sich genauso verhält, dafür sprechen die Untersuchungsergebnisse der australischen Neuropsychologin Katherine S. Baker und ihrer Mitarbeiter an der University of Queensland in Australien. Sie zeichneten bei ihren Versuchspersonen das Bereitschaftspotenzial auf, während diese Aufgaben auszuführen hatten, die ihr Arbeitsgedächtnis unterschiedlich stark forderten. Am stärksten wurde es dabei durch die Anweisung belastet: *„Drück den Knopf, wenn Du den Buchstaben siehst, der mit dem übereinstimmt, den Du als vorletzten gesehen hast!“* Ihren Versuchsergebnissen zufolge fiel das Bereitschaftspotenzial immer dann deutlich kleiner aus, wenn die kognitiven Ressourcen begrenzt waren, weil das Arbeitsgedächtnis stärker beschäftigt wurde.[73] Während beim Bereitschaftspotenzial weniger passierte, geschah im Arbeitsgedächtnis mehr. Es hält zugeleitete Informationen über einen begrenzten Zeitraum präsent und arbeitet währenddessen mit ihnen. So planen wir, spielen Möglichkeiten durch und greifen diejenige heraus, die am besten zu dem passt, was wir erreichen wollen. Dieser Vorgang kostet Zeit. Handeln wir, ohne vorab zu planen, geht das erheblich schneller. Wie verhält sich dabei das Bereitschaftspotenzial? Beginnt es ebenfalls früher und dauert folglich länger an, wenn wir planen? Genauso ist es. Auch das fanden Libet und seine Mitarbeiter bereits heraus. Wenn der Bewegung ein Planen vorausging, zeigte das Bereitschaftspotenzial nicht nur einen flacheren Anstieg, sondern begann im Durchschnitt tatsächlich schon erheblich früher (-1050 ms) als bei spontanen Bewegungen (-575 ms).[74]

Libet hatte sich die Frage gestellt, ob Bewusstsein, wenn Reize erst 500 ms nach ihrem Beginn bewusst erlebt werden, vielleicht auch zu spät eintritt, um willentliche Entscheidung beeinflussen zu können. Aus den Ergebnissen seines berühmten Experimentes, die zeigten, dass das Bereitschaftspotenzial durchschnittlich weit vor dem Zeitpunkt begann, für den die Versuchspersonen angaben, den Drang zur Bewegung verspürt zu haben, zog er schweren Herzens den folgenreichen Schluss, dass das Gehirn entscheidet, bevor es Bewusstsein gibt, dass eine solche Entscheidung stattgefunden hat. Heute wissen wir, dass das Bereitschaftspotenzial in Wirklichkeit gar keine „Entscheidungen trifft“. Und wir wissen noch mehr. Wenn das Bereitschaftspotenzial länger andauert und dabei flacher ansteigt, dann weist es

---

[71] Vgl. ebd., S. 333 f.

[72] Vgl. Schmidt et al. 2016, S. 644.

[73] Vgl. Baker et al. 2011, S. 3311.

[74] Vgl. Libet et al. 1982, S. 333.

indirekt darauf hin, dass begleitend ein Planen unter Einbeziehung des Arbeitsgedächtnisses stattgefunden haben kann.

Bewusste Prozesse der Entscheidungsfindung sind durch die Ergebnisse des Libet-Experimentes also keineswegs vom Tisch. Sie brauchen einfach nur mehr Zeit. Eine entsprechende Auffassung vertritt auch der amerikanische Philosoph Daniel Dennett von der Tufts University, wenn er in seinem Buch *Freedom evolves* erklärt, dass Libet keineswegs entdeckte, dass das Bewusstsein unbewussten Entscheidungen beständig hinterhinke, sondern dass, bewusst Entscheidungen zu treffen, schlicht länger dauere.[75] Entscheidungen bewusst treffen zu können, scheint also weiterhin möglich. Da fühlen wir uns doch direkt viel freier, oder? Sicher, immens viele Entscheidungen müssen angesichts der knappen Ressourcen unserer kraft- und zeitaufwendigeren, bewussten Informationsverarbeitung einfach unbewusst getroffen werden. Sekündlich wird unser Gehirn allein über die Sinnesorgane mit der schier unfassbaren Datenmenge von 11 Millionen Bits[76] bombardiert. Müsste jede der damit verbundenen Entscheidungen bewusst getroffen werden, wären wir gar nicht lebensfähig. Denn die Schwelle unseres Bewusstseins passieren gerade einmal 30–40 Bits pro Sekunde. Bewusste Informationsverarbeitung findet, um ein Bild zu benutzen, nur in der Spitze eines riesigen Eisberges statt. Ihr Umfang mag klein sein, aber ihre Bedeutung ist groß. Erlaubt sie uns doch, freie Entscheidungen zu treffen – so meinen wir jedenfalls. Intuitiv neigen wir nämlich dazu, nur die Entscheidungen als „frei" zu bezeichnen, die bewusst getroffen werden.[77] Doch stimmt das tatsächlich? Der Biologe Martin Heisenberg von der Universität Würzburg und Sohn des Quantenphysikers Werner Heisenberg, ist da ganz anderer Meinung …

Literatur

Baker, K. S., Mattingley, J. B., Chambers, C. D., & Cunnington, R. (2011). Attention and the readiness for action. *Neuropsychologia, 49,* 3303–3313.

Banks, W. P., & Isham, E. A. (2011). Do we really know what we are doing? Implications of reported time of decision for theories of volition. 47-60. In W. Sinnott-Armstrong & L. Nadel, Conscious will and responsibility (S. 47–60). New York: Oxford University Press.

Baumeister, R., Masicampo, E., & DeWall, C. (2009). Prosocial benefits of feeling free: Disbelief in free will increases aggression and reduces helpfulness. *Personality and Social Psychology Bulletin, 35,* 260–268.

Baumeister, R. F. (2010). Understandung free will and consciousness on the basis of current research findings in psychology. In R. Baumeister, A. Mele & K. Vohs (Hrsg.), *Free will and consciousness. How might they work?* (S. 24–42). Oxford/New York: Oxford University Press.

Beckermann, A. (2005). Haben wir einen freien Willen? http://www.philosophieverstaendlich.de/freiheit. Zugegriffen am 05.05.2018.

Berlin, I. (1969). Two concepts of liberty. In I. Berlin (Hrsg.), *Four essays on liberty.* Oxford: Oxford University Press.

Bode, S., He, A. H., Soon, C. S., Trampel, R., Turner, R., & Haynes, J.-D. (2011). Tracking the unconscious generation of free decision using ultra-high field fMRI. *PLoS, 6*(6), e21612, 1–13.

---

[75] Dennett 2003, S. 239; Übers. im Text v. Verf.

[76] Vgl. Scheier 2008, S. 273.

[77] Vgl. Singer 2004, S. 33.

Callaway, E. (2008). Brain scanner predicts your future moves. NewScientist – the daily news-letter, Ausgabe vom 13.08.2008.

Crescioni, A. W., Baumeister, R. F., Ainsworth, S. E., Ent, M., & Lambert, N. M. (2016). Subjective correlates and consequences of belief in free will. *Philosophical Psychology, 29*(1), 41–63.

Dennett, D. C. (2003). *Freedom evolves*. New York: Penguin.

Deutsch, D. (2000). *Die Physik der Welterkenntnis: Auf dem Weg zum universellen Verstehen.* München: dtv.

Doyle, B. (2011). *Free will – The scandal in philosophy*. Cambridge, MA: I-Phi Press.

Falkenburg, B. (2012). *Mythos Determinismus: wieviel erklärt uns die Hirnforschung?* Heidelberg: Springer.

Fried, I., Mukamel, R., & Kreiman, G. (2011). Internally generated preactivation of single neurons in human medial frontal cortex predicts volition. *Neuron, 69*(3), 548–562.

Haggard, P., & Eimer, M. (1999). On the relation between brain potentials and the awareness of voluntary movements. *Experimental Brain Research, 126*, 128–133.

Haynes, J.-D., Sakai, K., Rees, G., Gilbert, S., Frith, C., & Passingham, R. E. (2007). Reading hidden intentions in the human brain. *Current Biology, 17*, 323–328.

Herrmann, C. S., & Dürschmid, S. (2010). Von Libet zu einer „neuen" Willensfreiheit: Bewusste versus unbewusste Handlungsabsichten. In T. Fuchs & G. Schwarzkopf (Hrsg.), *Verantwortlichkeit – nur eine Illusion?* (S. 127–146). Heidelberg: Universitätsverlag Winter GmbH.

Herrmann, C. S., Pauen, M., Min, B.-K., Busch, N. A., & Rieger, J. (2005). Eine neue Interpretation von Libets Experimenten aus der Analyse einer Wahlreaktionsaufgabe. In C. S. Herrmann, M. Pauen, J. Rieger & S. Schicktanz (Hrsg.), *Bewusstsein: Philosophie, Neurowissenschaften, Ethik* (S. 120–134). Frankfurt a. M.: UTB.

Herrmann, C. S., Pauen, M., Min, B.-K., Busch, N. A., & Rieger, J. W. (2008). Analysis of a choice-reaction tasks yields a new interpretation of Libet's experiments. *International Journal of Psychophysiology, 67*(2), 151–157.

Huang, Z., Zhang, J., Longtin, A., Dumont, G., Duncan, N. W., Pokorny, J., … Northoff, G. (2017). Is there a nonadditive interaction between spontaneous and evoked activity? Phase-dependence and its relation to the temporal structure of scale-free brain activity. *Cerebral Cortex, 27*(2), 1037–1059.

James, W. (1986). Address of the president before the society of psychical research. In F. H. Burkhardt (Hrsg.), *The works of William James. Essays in psychical research* (S. 127–142). Cambridge, MA: Harvard University Press.

Jo, H.-G., Hinterberger, T., Wittmann, M., Borghardt, T. L., & Schmidt, S. (2013). Spontaneous EEG fluctuations determine the readiness potential: Is preconscious brain activation a preparation process to move? *Experimental Brain Research, 231*, 495–500.

Jo, H.-G., Wittmann, M., Lhündrup Borghardt, T., Hinterberger, T., & Schmidt, S. (2014). First-person approaches in neuroscience of consciousness: Brain dynamics correlate with the intention to act. *Consciousness and Cognition, 26*, 105–116.

Li, C., Wang, S., Zhao, Y., Kong, F., & Li, J. (2017). The freedom to pursue happiness: Belief in free will predicts life satisfaction and positive affect among Chinese adolescents. *Frontiers in Psychology, 7*(2027), 1–8.

Libet, B. (1985). Unconscious cerebral initiative and the role of conscious will in voluntary action. *Behavioral and Brain Sciences, 8*, 529–566.

Libet, B., Alberts, W. W., Wright, E. W., Delattre, L., Levin, G., & Feinstein, B. (1964). Production of threshold levels of conscious sensation by electrical stimulation of human somatosensory cortex. *Journal of Neurophysiology, 27*, 546–578.

Libet, B., Wright, E. W., & Gleason, C. A. (1982). Readiness-potentials preceding unrestricted „spontaneous" vs. pre-planned voluntary acts. *Electroencephalography and Clinical Neurophysiology, 54*(3), 322–335.

Libet, B., Gleason, C. A., Wright, E., & Pearl, D. K. (1983). Time of unconscious intention to act in relation to onset of cerebral activity (readiness-potential). The unconscious initiation of a freely voluntary act. *Brain, 106*(3), 623–642.

Maoz, U., Ye, S., Ross, I., Mamelak, A., & Koch, C. (2012). Predicting action content on-line and in real time before action onset – An intracranial human study. *Advances in Neural Information Processing Systems, 2*, 872–880.

Mill, J. S. (1843). *A system of logic, ratiocinative and inductive: Being a connected view of the principles of evidence, and the methods of scientific investigation* (Bd. I). London/West Strand: John W. Parker.

Nahmias, E., Coates, D. J., & Kvaran, T. (2007). Free will, moral responsibility, and mechanism: Experiments on folk intuitions. *Midwest studies in Philosophy, 31*(1), 214–242.

Pauen, M. (2001). Freiheit und Verantwortung. Wille, Determinismus und der Begriff der Person. *Allgemeine Zeitschrift der Philosophie, 1,* 23–44.

Pockett, S., & Purdy, S. C. (2011). Are voluntary movements initiated preconsciously? The relationships between readiness potentials, urges, and decisions. In W. Sinnott-Armstrong & L. Nadel (Hrsg.), *Conscious will and responsibility* (S. 34–46). Oxford/New York: Oxford University Press.

Rigoni, D., Kühn, S., Gaudino, G., Sartori, G., & Brass, M. (2012). Reducing self-control by weakening belief in free will. *Consciousness and Cognition, 21*(3), 1482–1490.

Rigoni, D., Wilquin, H., Brass, M., & Burle, B. (2013). When errors do not matter: Weakening belief in intentional control impairs cognitive reaction to errors. *Cognition, 127*(2), 264–269.

Roskies, A. (2015). Does brain science eliminate free will closer to truth? Interview mit Adina Roskies hochgeladen am 10.07.2015. https://www.youtube.com/watch?v=fMJNkQsZhGI. Zugegriffen am 03.01.2019.

Roth, G. (2001). *Fühlen, Denken, Handeln.* Hamburg: Suhrkamp.

Roth, G. (2004). Das Problem der Willensfreiheit aus Sicht der Hirnforschung. *Debatte, 1,* 83–92.

Scheier, C. (2008). Neuromarketing – Über den Mehrwert der Hirnforschung für das Marketing. In R. T. Kreutzer & W. Merkle (Hrsg.), *Die neue Macht des Marketing* (S. 305–323). Wiesbaden: Springer Gabler.

Schlegel, A., Prescott, A., Sinnott-Armstrong, W., Roskies, A., Tse, P. U., & Wheatley, T. (2013). Barking up the wrong free: Readiness potentials reflect processes independent of conscious will. *Experimental Brain Research*, 1–7. https://doi.org/10.1007/s00221-013-3479-3.

Schlegel, A., Alexander, P., Sinnott-Armstrong, W., Roskies, A., Tse, P. U., & Wheatley, T. (2015). Hypnotizing Libet: Readiness potentials with non-consicous volition. *Consciousness and Cognition, 33,* 196–203.

Schmidt, S., Jo, H. G., Wittmann, M., & Hinterberger, T. (2016). ‚Catching the waves' – slow cortical potentials as moderator of voluntary action. *Neuroscience & Biobehavioral Reviews, 68,* 639–650.

Schooler, J. (2010). What science tells us about free will. In R. F. Baumeister, A. R. Mele & K. D. Vohs (Hrsg.), *Free will and consciousness – How might they work?* (S. 191). New York: Oxford University Press.

Schurger, A., Sitt, J., & Dehaene, S. (2012). An accumulator model for spontaneous neural activity prior to self-initiated movement. *Proceedings of the National Scademy of Sciences of the United States of America, 109,* E2904–E2913.

Searle, J. R. (2010). Consciousness and the problem of free will. In R. F. Baumeister, A. Mele & K. Vohs (Hrsg.), *Free will and consciousness: How might they work?* (S. 121–134). New York: Oxford University Press.

Seebaß, G. (1993). *Wollen.* Frankfurt a. M.: Klostermann.

Singer. (2004). Keiner kann anders, als er ist. *Frankfurter Allgemeine* (8. Januar 2004), S. 33.

Soon, C. S., Brass, M., Heinze, H.-J., & Haynes, J.-D. (2008). Unconscious determinants of free decisions in the human brain. *Nature Neuroscience, 11*(5), 543–545.

Soon, C. S., He, A. H., Bode, S., & Haynes, J.-D. (2013). Predicting free choices for abstract intentions. *PNAS*, 1–6. www.pnas.org/cgi/doi/10.1073/pnas.1212218110.

Trevena, J., & Miller, J. (2002). Cortical movement preparation before and after a conscious decision to move. *Consciousness and Cognition, 11,* 162–190.

Tse, P. U. (2013). *The neural basis of free will – Critical causation.* Cambridge, MA: MIT Press.

Vohs, K., & Schooler, J. (2008). The value of believing in free will. Encouraging a belief in determinism increases cheating. *Psychological Science, 19,* 49–54.

Walter, H. (1998). *Neurophilosophie der Willensfreiheit.* Paderborn: Schöningh.

Walter, S. (2018). *Grundkurs Willensfreiheit.* Paderborn: mentis.

Leben gedeiht in Freiheit

2

> In diesem Kapitel wird die Auffassung vertreten, dass Entscheidungen gar nicht bewusst getroffen werden müssen, um frei zu sein. Denn der freie Wille ist eine Eigenschaft des Lebens. Das trifft allerdings nur zu, wenn wir nicht eingleisig fahren, die Quantenphysik dem Zug des Lebens, tatsächliche Möglichkeiten und nicht nur Unvorhersehbarkeiten eröffnet, aus denen er wählen, zu denen er – um im Bild des Zugs zu bleiben – die Weichen stellen kann. So legen es Forschungsergebnisse der Quantenbiologie inzwischen nahe …

Jedes Leben erfordert ständige Entscheidungen.
(Anton Zeilinger)[1]

Unter dem Titel *Ist der freie Wille eine Illusion?* veröffentlichte der deutsche Biologe Martin Heisenberg in der Zeitschrift Nature vor wenigen Jahren einen interessanten Artikel.[2] Darin vertritt er eine Auffassung, die unserer Intuition stark zu widersprechen scheint. Entscheidungen müssten gar nicht bewusst getroffen werden, um frei zu sein.[3] Eine erstaunliche Aussage, nicht wahr? So ganz gegen unser Bauchgefühl. Denn intuitiv neigen wir wahrscheinlich dazu anzunehmen, dass Entscheidungen nur dann frei sind, wenn sie bewusst getroffen werden. Doch Martin Heisenberg behauptet etwas vollkommen Anderes. Auch nicht bewusst getroffene Entscheidungen seien freie Entscheidungen.

Wie kommt er darauf? Nun, seine Arbeit als Biologe mag ihn wohl dazu gebracht haben. Tierisches Verhalten sei nämlich, wie Heisenberg ausführt, keineswegs so unfreiwillig, wie es uns erscheine.[4] Selbst einfache Lebewesen wie Bakterien und

---

[1] 2005, S. 226.

[2] Heisenberg 2009.

[3] Vgl. ebd., S. 165.

[4] Vgl. ebd., S. 164.

Fruchtfliegen ließen einen freien Willen erkennen.[5] Oh ha. Dass unsere Entscheidungen frei sein sollen, auch wenn sie nicht bewusst getroffen werden, mag den einen oder anderen schon befremden. Jetzt sollen wir uns noch mit dem Gedanken anfreunden, dass der freie Wille gar nichts Besonderes – uns Menschen Eigentümliches – ist, weil Fruchtfliegen und Bakterien ihn ebenfalls besitzen? Da wird unsere gefühlte Vorrangstellung als Krone der Schöpfung ganz schön brüchig, oder?

Folgen wir Heisenberg, dann trat der freie Wille in der Evolution offenbar nicht erst mit uns auf den Plan. Genau genommen gebe es ihn, seitdem Leben existiere.[6] Mit dieser Auffassung steht er keineswegs allein. Sein ehemaliger Student Björn Brembs, inzwischen Professor für Neurogenetik an der Universität Regensburg, teilt sie ausdrücklich. So erklärt er in einem Artikel, der 2011 unter dem Titel *Towards a scientific concept of free will as a biological trait: spontaneous actions and decision-making in invertebrates* erschien, dass der freie Wille eine Eigenschaft des Lebens sei.[7] Als Vorlage diente ihm der Titel eines Essays des amerikanischen Astrophysikers und Informationsphilosophen Robert O'Doyle, das dieser 2009 als Antwort auf den eingangs zitierten Artikel Heisenbergs in der Zeitschrift Nature verfasst hatte. Er lautete: „Der freie Wille – eine normale biologische Eigenschaft, kein Geschenk oder ein Mysterium"[8]

Nach Auffassung dieser drei Wissenschaftler ist es für Lebewesen also geradezu charakteristisch, einen freien Willen zu haben. Wer hätte das gedacht? Neben Wachstum, Entwicklung, Stoffwechsel, Vermehrung, Reizaufnahme und -verarbeitung scheint auch der freie Wille zu den Merkmalen des Lebens zu gehören.

Doch, was meinen die Biologen Heisenberg und Brembs, wenn sie von „freiem Willen" sprechen? Wie wir inzwischen wissen, scheiden sich an seiner Definition ja nun einmal die Geister. Im ersten Kapitel dieses Buches wurden drei Kriterien genannt, anhand derer Willensentscheidungen als frei beurteilt werden können. Neben dem *Prinzip der Urheberschaft*, wonach die Wahl mit den Motiven des Wählenden in Einklang stehen muss, wurde dort auch das *Prinzip der Autonomie* aufgeführt, worunter zu verstehen ist, dass, sofern gewählt wird, dies selbstständig, ohne äußeren Zwang zu erfolgen hat. Kompatibilisten, die versuchen, Willensfreiheit mit einem deterministischen Weltbild, in dem jedes Ereignis bereits feststeht, bevor es eintritt, zu vereinbaren, reicht die Erfüllung dieser beiden Kriterien bereits aus, um Willensentscheidungen als frei zu bezeichnen. Doch das scheint vor dem Hintergrund unserer natürlichen Vorstellung von Freiheit[9] irgendwie nicht genug zu sein. Kant nannte, so zu verfahren, einen „elenden Behelf".[10] Denn etwas Wesentliches fehlt bei dieser kompatibilistischen Auffassung von Willensfreiheit noch, und zwar, dass dem dritten Kriterium, dem *Prinzip des Anderskönnens* entsprochen wird,

---

[5] Vgl. ebd., S. 165.

[6] Vgl. Heisenberg 2013, S. 96.

[7] Brembs 2011, S. 930.

[8] O'Doyle 2009, S. 1052.

[9] Vgl. Pink 2004, S. 14.

[10] Vgl. Kant, Kritik der praktischen Vernunft, Erster Teil, 1. Buch, 3. Hauptstück, S. 171–172 der Erstauflage aus 1788.

wonach möglich sein muss, in ein und derselben Situation zwischen zwei oder mehr Entscheidungsalternativen wählen zu können.

Wie wollen Heisenberg und Brembs ihren Begriff der Willensfreiheit verstanden wissen? Begnügen sie sich mit dem „elenden Behelf" der Kompatibilisten? Zu dieser Frage nahm Heisenberg bereits am 27.06.2003 während seines Vortrags in der Wissenschaftlichen Sitzung der Versammlung der Berlin-Brandenburgischen Akademie der Wissenschaften zum Thema *Freier Wille und Naturwissenschaft* explizit Stellung. Darin erklärte er, dass der freie Wille, der auch ausgeübt werden könnte, ohne dass Bewusstsein auf ihn gerichtet wäre, alle drei Formen der Willensfreiheit einschlösse: die Urheberschaft, die Entscheidung und die interindividuelle Handlungskoordination.[11] Der freie Wille, für den, wie Heisenberg hier nochmals betont, Bewusstsein keine notwendige Bedingung sei, soll also alle drei Formen der Willensfreiheit umfassen. Das Prinzip der Urheberschaft benennt er dabei ausdrücklich. Mit der „interindividuellen Handlungskoordination" kann durchaus das Prinzip der Autonomie gemeint sein – die eigenständige Koordination der Handlung, ohne äußeren Zwang. Aber will Heisenberg mit seinem Begriff der Entscheidung auch das Kriterium des Anderskönnens erfüllt wissen? Leider wird dies aus dem Inhalt seines Vortrags nicht deutlich. Doch glücklicherweise gibt sein ehemaliger Student Björn Brembs auf diese Frage in seinem bereits erwähnten Artikel eine klare Antwort. Denn dort heißt es, dass es bei der Willensfreiheit darum gehe, zwischen verschiedenen Verhaltensoptionen wählen und echte, neue Handlungen ausführen zu können, sogar in Abwesenheit von Umgebungsunterschieden.[12] Wir würden nicht existieren, wenn unsere Gehirne nicht fähig wären, selbst angesichts identischer Umstände und Vorgeschichten eine andere Wahl zu treffen.[13] Das, was Heisenberg in seinem Vortrag „Entscheidung" nennt, präzisiert Brembs also eindeutig als Fähigkeit, unter identischen Umständen anders wählen zu können. Beide Wissenschaftler wollen den „freien Willen" offenbar tatsächlich unter Einschluss des Prinzips des Anderskönnens verstanden wissen. Ihr gemeinsamer Tenor lautet: Alle drei Formen der Willensfreiheit können ablaufen, ohne dass Bewusstsein auf sie gerichtet ist. Denn der freie Wille ist eine Eigenschaft des Lebens. Da schauen wir jetzt mal genauer hin …

2.1 Auf einem Gleis ohne Weichen?

Ein System hat einen Grad an Freiheit, wenn ihm ein Ensemble an Möglichkeiten verfügbar ist. So stellt es der amerikanische Philosoph Daniel Dennett von der Tufts University in seinem Buch *Freedom Evolves* fest.[14] Wenn der freie Wille als Eigenschaft des Lebens ausdrücklich auch das Kriterium des Anderskönnens mit

---

[11] Heisenberg 2004, S. 40. Interindividuelle Handlungskoordination nennt Heisenberg an der zitierten Stelle auch Handlungskoordination in sozialen Gruppen.

[12] Vgl. Brembs 2011, S. 930.

[13] Vgl. ebd., S. 936.

[14] Vgl. Dennett 2003, S. 162.

einbeziehen soll, dann muss lebendigen Systemen zu jedem Zeitpunkt mehr als eine echte Möglichkeit offenstehen. Aber gibt es solche echten Möglichkeiten überhaupt?

Viele Wissenschaftler sind heute davon überzeugt, dass wir in einer deterministischen Welt leben. In ihr bewegte sich alles, so der deutsche Physiker Thomas Görnitz, wie auf einem Gleis ohne Weiche und Haltestelle für alle Zeiten vollkommen festgelegt.[15] Es mag uns manchmal nicht so erscheinen. Denn der Gleisverlauf kann chaotisch und unübersichtlich, vielfältig ineinander verwickelt, verwunden oder verschlungen sein. Dann wissen wir nicht, wie es weiter geht. Doch dem liegt keine wirkliche Nicht-Vorherbestimmtheit, kein *ontologischer Indeterminismus* – wie die Philosophen sagen – zugrunde. Hierbei handelt es sich vielmehr um eine Unbestimmtheit, die schlicht auf einem Wissens defizit, einem *epistemischen Indeterminismus*, beruht. Wir können den Gleisverlauf in seiner Gesamtheit einfach nicht überblicken. Um mit dem Informationsphilosophen O'Doyle zu sprechen, ist die Zufälligkeit, die wir in einer deterministischen Welt sehen, lediglich eine Konsequenz menschlicher Unwissenheit.[16] Auch wenn es uns nicht so erscheinen mag, bewegt sich in ihr doch alles wie auf einem Gleis ohne Weiche und Haltestelle.

Trifft der Determinismus zu, dann gebe es, so der amerikanische Philosoph Peter van Inwagen, in jedem Augenblick exakt eine physikalisch mögliche Zukunft.[17] Diese ließe sich aus jedem aktuellen Zustand vorhersagen, sofern nur alle dazu nötigen Informationen verfügbar sind. Oft genug gelingt uns eine solche Vorhersage durchaus. Wir können Ereignisse ziemlich genau prognostizieren. So wird der labil aufliegende Felsbrocken, den Abb. 2.1

zeigt, sicher nicht ewig in dieser Position verharren, sondern irgendwann herabstürzen. Schließlich werden nur noch Bruchsteine von ihm übrig sein, wie sie auf Abb. 2.2 zu sehen sind.

Damit geschieht das, was Systemen spontan immer passiert, die sich selbst überlassen, ohne Einfluss von außen bleiben. Mit der Zeit werden sie zerfallen. Denn solche Systeme streben, wie Physiker es ausdrücken, in einen Zustand höherer Entropie. Vielfach wird sie als Maß für Unordnung verstanden. Schauen wir uns die zahlreichen Bruchsteine an, zu denen der Felsbrocken geworden ist (s. Abb. 2.2), scheint das auch klar auf der Hand zu liegen. Wirkt der Zustand dieser vielen, durcheinander gewürfelten, kleinen Stücke doch unordentlicher als jener, in dem sie sich zuvor befanden. Entropie als Maß für Unordnung zu verstehen, liegt zwar nahe, ist aber, genau genommen, nicht ganz zutreffend. Eine präzise und durchaus anschauliche Verknüpfung ergebe sich hingegen, so der deutsche Physiker Peter C. Hägele von der Universität Ulm, mit dem Begriff der Information.[18]

Das Zerfallen von Steinen soll etwas mit Information zu tun haben? Wie kann das sein? Nach der *Mathematical Theory of Communication*, die der amerikanische Mathematiker und Elektrotechniker Claude Elwood Shannon 1948 aufstellte, wird

---

[15] Vgl. Görnitz und Görnitz 2009, S. 57.

[16] Vgl. Doyle 2011, S. 9.

[17] Vgl. Van Inwagen 1983, S. 3.

[18] Vgl. Hägele 2004, S. 2.

Abb. 2.1 Fels auf der
Kippe

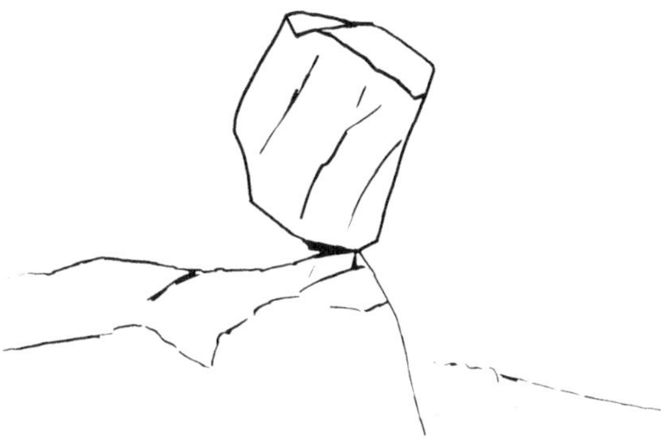

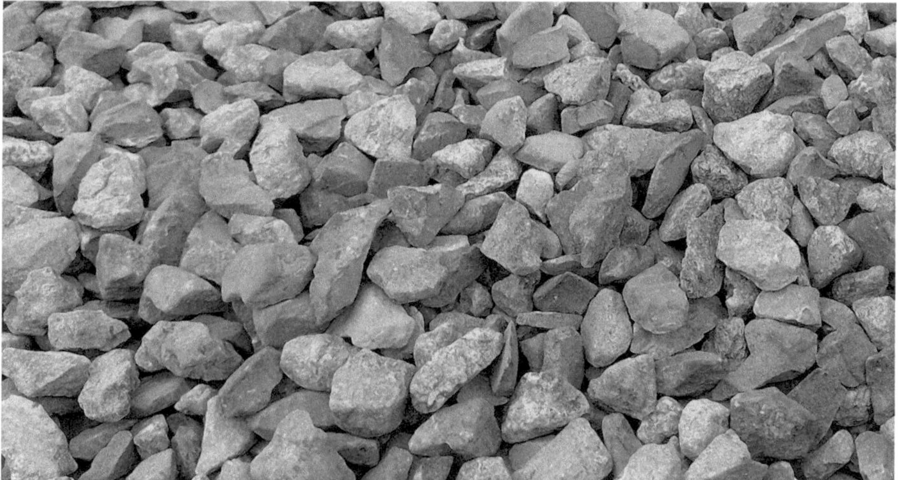

Abb. 2.2 Bruchsteine

Information als Abnahme von Unsicherheit definiert.[19] Schauen wir uns den Haufen
Bruchstücke noch einmal an. Sie wirken wahllos zusammengewürfelt, nicht wahr?
Was, wenn jetzt jemand auf die Idee käme, den Prozess des Zerfalls umkehren, wie
einen Film rückwärts ablaufen lassen zu wollen? Wäre er dann nicht enorm unsicher, welcher Bruchstein von ihm wo genau eingefügt werden müsste? Legen wir
die Definition von Shannon zugrunde, nach der Information eine Abnahme an Unsicherheit bedeutet, dann hat sich in unserem System mit dem Zerfall des Steins die
vorhandene Information – dass klar ist, wo jedes Bruchstück im Stein hingehört –
tatsächlich verringert. Nun dürfte weit weniger fremd für uns klingen, wenn Hägele
in seinem Artikel erklärt, dass in von außen unbeeinflussten Systemen mit fort-
schreitender Zeit die aktuelle Information abnehme und die Entropie ansteige.[20]

---

[19] Vgl. Shannon 1948, S. 379.
[20] Vgl. Hägele 2004, S. 6.

Dies geschieht in von außen unbeeinflussten Systemen immer – ausnahmslos. Denn hierbei handelt es sich um ein physikalisches Gesetz. Physiker sprechen auch vom 2. Hauptsatz der Thermodynamik. Bleibt ein System ohne Einfluss von außen – also sich selbst überlassen – können wir ziemlich genau vorhersagen, was passiert. Seine Entropie wird ansteigen und die Menge der aktuellen Information in ihm zugleich abnehmen. Wie auf einem Gleis ohne Weiche und Haltestelle fährt ein solches System für alle Zeiten vollkommen festgelegt dem Zustand maximaler Entropie entgehen.

Doch, wo böte sich lebendigen Systemen angesichts der universellen Gültigkeit dieses physikalischen Gesetzes ein Ensemble an Möglichkeiten? Wo bestünde für sie eine Wahl? Jedes von ihnen müsste beständig und unweigerlich seinem Verfall – der Zunahme an Entropie und der Abnahme an aktueller Information – entgegengehen, wie es ja auch geschieht, wenn der Tod eingetreten ist …

2.2   Was Leben so rätselhaft macht

Doch Leben scheint aus der Spur dieses Gleises irgendwie ausscheren zu können. Denn offenbar entzieht es sich – zumindest für eine Weile – dem Gesetz der Entropiezunahme und damit seinem unweigerlich drohenden Verfall. Genau das sei es, was Leben so rätselhaft mache, wie der österreichische Quantenphysiker Erwin Schrödinger in seinem Buch *What's life?* erklärt, das er 1944 veröffentliche.[21] Sein Inhalt basiert auf öffentlichen Lesungen, die Schrödinger ein Jahr zuvor am Trinity College in Dublin gehaltenen hatte. Lebendige Organismen tun also etwas, das es – oberflächlich betrachtet – gar nicht geben dürfte. Sie widersetzen sich ihrem Verfall. Doch wie machen sie das? Wie bringt es ein lebendiger Organismus fertig, sich zumindest eine Zeit lang „gegen" die physikalischen Spielregeln zu erhalten? Diese Frage stellte sich auch Schrödinger.[22] Seine Antwort darauf lautete: „Durch ihren Stoffwechsel – ihr Essen, Trinken, Atmen und (im Falle der Pflanzen) ihre Assimilation."[23, 24] Reicht uns das schon? Wir wollen es wahrscheinlich etwas genauer wissen. Wie genau versetzt der Stoffwechsel den lebendigen Organismus in die Lage, seinen eigenen Verfall zu verhindern? Das sei leicht zu beantworten, so Schrödinger in seinem Buch: Lebendige Organismen hielten sich von der gefährlichen Entropiezunahme fern, indem sie negative Entropie aus ihrer Umgebung abzögen.[25] So ganz klar wird die Antwort jetzt vielleicht nicht jedem sein. Gehen wir deshalb noch einmal Schritt für Schritt durch, was Schrödinger an dieser Stelle meint. Zunächst bezieht er sich auf das uns schon bekannte physikalische Gesetz

---

[21] Vgl. Schrödinger 1992, S. 70.

[22] Vgl. ebd., S. 70.

[23] Bei der Assimilation werden körperfremde Stoffe wie Phosphat, Schwefel Stickstoff und Kohlenstoff in Bestandteile des Organismus umgewandelt, wenn sie von außen in diesen aufgenommen werden.

[24] Schrödinger 1992, S. 70.

[25] Vgl. ebd., S. 71.

der Entropiezunahme. Es gilt universell – für Steine wie für lebendige Organismen. Mit jedem Vorgang, der in ihnen abläuft, produzieren letztere also Entropie. Ohne diesen Zuwachs ausgleichen zu können, würde das schnell tödlich für sie enden. Aber glücklicherweise besitzen lebendige Organismen einen Stoffwechsel, der ihnen diesen Ausgleich ermöglicht, indem sie negative Entropie – d. h. Stoffe geringerer Entropie – über die Nahrung in sich aufnehmen können. Soweit die Antwort Schrödingers. Doch das ist erst die halbe Miete. Lebendige Organismen nehmen nicht nur negative Entropie aus ihrer Umwelt auf, sondern geben auch positive Entropie nach außen ab. Und nicht nur das. Der Stoffwechsel erlaubt lebendigen Organismen sogar weit mehr, als sich nur ihres Entropiezuwachses zu entledigen. Mit ihm können sie die eigene Entropie sogar erniedrigen. Dann nehmen sie mehr negative Entropie aus der Umgebung auf, als sie positive nach außen abgeben. Dies zu können, ist überaus wichtig. Andernfalls würde es so etwas wie Wachstum und Höherentwicklung für sie gar nicht geben.

2.3   Leben als „choosing autonomy"

Nun ließe sich einwenden, dass lebendige Organismen gar nicht aus der Spur des Gleises ohne Weiche und Haltestelle ausscheren müssen, um all das zu erreichen. Denn auch wenn sich ihre Entropie erniedrigt, steigt sie unterm Strich doch an, weil sie durch deren Energie- bzw. Materieaustausch mit der Umgebung im Außen umso stärker zunimmt. Und tatsächlich entstehen auf diese Weise in der unbelebten Natur spontan Strukturen niedrigerer Entropie. Dissipativ[26] werden sie in der Wissenschaft genannt. Bei ihnen handelt es sich ebenfalls um offene Systeme, also solche, die Materie bzw. Energie mit ihrer Umgebung austauschen. Dabei nimmt ihre eigene Entropie ab, während sie im Außen ansteigt. Beispielsweise entstehen beim *Bénard-Effekt* wabenartige Formationen in Flüssigkeiten, die von unten erhitzt werden, sobald darin ein kritisches Temperaturgefälle erreicht ist. Teile der unteren Schicht werden dann mit ihrer Erwärmung leichter, steigen in den Zentren dieser wabenartigen Gebilde auf, dehnen sich dort flächig aus, erkalten dabei zunehmend und sinken schließlich an deren Rändern wieder ab. Tropische Wirbelstürme – *Hurrikans* – kommen ebenfalls durch Temperaturgefälle zustande, wenn diese in großer Höhe oberhalb der Meeresfläche ein kritisches Maß übersteigen. Bei den *Dust Devils* heizt sich die Luft über sandigen Böden unter starker Sonneneinstrahlung massiv auf, steigt im Falle geringer Windgeschwindigkeit schnell hoch, beginnt bereits durch kleine Impulse zu rotieren und dann Staub aufzuwirbeln. All diese dissipativen Strukturen halten sich wie lebendige Systeme für eine Weile in einem Zustand niedrigerer Entropie. Doch würden wir deshalb schon sagen, dass sie leben? Nein, denn zwischen ihnen und lebendigen Systemen gibt es einen bedeutsamen Unterschied. Der Frage, worin dieser besteht, ist der spanische Biophysiker Kepa Ruiz-Mirazo, Biophysiker an der Universität des Baskenlandes, nachgegangen.

---

[26] „Der Begriff" „dissipative Struktur" geht auf den russisch-belgischen Physiochemiker und Nobelpreisträger Ilya Prigogine zurück.

Gemeinsam mit dem dortigen Wissenschaftstheoretiker und Philosophen Alvaro Moreno veröffentlichte er 2004 einen wissenschaftlichen Artikel zu diesem Thema. Er trägt den Titel *Basic autonomy as a fundamental step in the synthesis of life*. Darin heißt es, dass dissipative Strukturen den Fluss an Energie und/oder Materie nicht selbst kontrollierten, wohingegen bei autonomen Systemen – wie es Lebewesen seien – die Randbedingungen, welche die Energie/Materieflüsse aus der Umwelt durch die aufbauenden Prozesse des Systems leiteten, im Inneren erzeugt und aufrechterhalten würden.[27] Es gibt also einen bedeutsamen Unterschied zwischen dissipativen Strukturen und lebendigen Systemen: Letztere verhalten sich im Gegensatz zu diesen echt autonom, d. h. sie steuern den Energie- bzw. Materieaustausch mit ihrer Umgebung selbst. Für diesen Austausch steht ihnen keineswegs nur ein Weg offen. Denken wir allein daran, was alles unseren Hunger stillen kann. Hier haben lebendige Organismen buchstäblich die Qual der Wahl. Deshalb sprechen die beiden spanischen Wissenschaftler Ruiz-Mirazo und Moreno in einem etwas später gemeinsam publizierten Artikel auch von der *choosing autonomy* – der wählenden Autonomie – lebendiger Systeme.[28] Dabei greifen sie auf das Konzept der *Self-Constraints* des amerikanischen Physikers und Biologen Howard H. Pattee zurück,[29] der als Professor für Systemwissenschaften bis zu seiner Emeritierung an der State University New York, Binghampton, lehrte. Wir werden im 4. Kapitel noch auf ihn zurückkommen. Das unterscheidet Lebewesen also von den dissipativen Strukturen in ihrer unbelebten Umgebung: Sie haben eine Wahl. Denn wer würde schon davon ausgehen, dass sich der Dust Devil für das Aufwirbeln seines Staubes entscheidet? Er folgt den äußeren Einflüssen – ausnahmslos. Daran kann kein Dust Devil der Welt etwas ändern. Hierzu bestehen für ihn Null Alternativen. Ihm fehlt jede Wahl und damit auch jegliche Kontrolle. Erstaunlicherweise scheinen solche Auswahlprozesse in lebendigen Systemen, wie Ruiz-Mirazo und Moreno fortfahren, bereits auf zellulärer, ja sogar schon auf Stoffwechselebene stattzufinden.[30] Wer hätte das gedacht? Nicht erst höherentwickelte, mehrzellige Organismen, sondern einzelne Zellen, selbst Stoffwechselprozesse sollen *choosing autonomy* besitzen. Das klingt einfach unglaublich. Doch tatsächlich stützen wissenschaftliche Erkenntnisse diese Auffassung. So widmet sich in Edinburgh ein ganzes Forschungszentrum – das Swain Laboratory – der Aufgabe herauszufinden, wie Zellen Entscheidungen treffen.[31] Hier konnte festgestellt werden, dass offenbar bereits auf Stoffwechselebene biochemische Netzwerke – sogenannte „decision-making networks" – als Entscheidungsträger wirksam sind, wie einem wissenschaftlichen Artikel mit dem Titel *Strategies for cellular decision-making* zu entnehmen ist, den Peter Swain, Systembiologie an der University of Edinburgh, und der kanadische Bioinformatiker Theodore J. Perkins 2009 gemeinsam veröffentlichten.[32]

---

[27] Ruiz-Mirazo und Moreno 2004, S. 238.

[28] Ruiz-Mirazo und Moreno 2012, S. 37.

[29] Vgl. Pattee 1972, S. 250.

[30] Vgl. Ruiz-Mirazo und Moreno 2012, S. 37; vgl. Pattee 1972, S. 258.

[31] Homepage des Swain Lab unter http://swainlab.bio.ed.ac.uk/. Zugegriffen am 03.03.2019.

[32] Perkins und Swain 2009, S. 5.

Für eine Weile beschreiten lebendige Systeme also – *selbst gewählt* – ganz andere Wege als den ihres unweigerlichen Zerfalls. Doch wie frei ist die Wahl wirklich, die von ihnen anscheinend schon auf Stoffwechselebene getroffen wird? Ist der Stoffwechsel tatsächlich die erste Form der Freiheit, wovon bereits vor über 40 Jahren der deutsch-amerikanische Philosoph Hans Jonas in seinem Werk *Das Prinzip Leben* überzeugt war?[33]

2.4 Doch nicht eingleisig unterwegs?

Kann zutreffen, was Jonas sagt? Leuchtet mit dem Stoffwechsel in der Tat die erste Form der Freiheit innerhalb der endlos ausgedehnten Zwangsläufigkeit des physikalischen Universums auf?[34] Wenn die Freiheit, von der er hier spricht, auch das Kriterium des Anderskönnens einschließen soll, dann müssten der *choosing autonomy* lebendiger Systeme *echte* Möglichkeiten zur Auswahl offenstehen. In einer deterministischen Welt ergäben sich aber allenfalls auf mangelnder Kenntnis beruhende Unvorhersehbarkeiten. In ihr bewegt sich alles wie auf einem Gleis ohne Weiche und Haltestelle[35] – auch wenn es uns zuweilen nicht so erscheinen mag, weil wir den Gleisverlauf nicht überblicken können. Nichtsdestotrotz gibt es hier in jedem Augenblick genau eine physikalisch mögliche Zukunft.[36]

Doch fahren wir wirklich so eingleisig? Bieten sich der *choosing autonomy* lebendiger Systeme wirklich keine echten Möglichkeiten? Treten, um in dem von Görnitz verwendeten Bild zu bleiben, tatsächlich keine Gleisabzweigungen auf? So verhielte es sich nur, wenn wir in einer vollständig determinierten Welt lebten. Doch trifft das wirklich zu?

Namhafte Wissenschaftler vertreten inzwischen eine andere Meinung. Martin Heisenberg ist einer von ihnen. Entsprechend stellt er in seinem Vortrag zum Thema *Freier Wille und Naturwissenschaft* fest, der Determinismus sei inzwischen auch von der modernen Physik widerlegt worden.[37] Es mag durchaus nicht überraschen, dass gerade er als Sohn des Mitbegründers der Quantenmechanik – des deutschen Physikers Werner Heisenberg – diese Auffassung vertritt.

Basierend auf Erkenntnissen der Quantenphysik kann der Determinismus heute in der Tat in Zweifel gezogen werden. Denn die Ergebnisse quantenphysikalischer Experimente lassen sich tatsächlich so deuten, dass wir, um in unserem Bild zu bleiben, nicht eingleisig fahren, sondern Gleisabzweigungen auftreten. Zu Beginn des letzten Jahrhunderts stellten Physiker nämlich merkwürdige Phänomene fest, die es nach den ihnen bis dahin bekannten Gesetzmäßigkeiten gar nicht hätte geben dürfen.[38] Durch sie geriet die damalige physikalische Welt aus den Fugen. Die

---

[33] Vgl. Jonas 2011, S. 17.

[34] Vgl. ebd., S. 17.

[35] Vgl. Görnitz und Görnitz 2009, S. 57.

[36] Vgl. Van Inwagen 1983, S. 3.

[37] Vgl. Heisenberg 2004, S. 37.

[38] Ausführungen zur Quantenphysik im Rückgriff auf Metten 2012, S. 215–217.

Unruhestifter waren nicht einmal groß, sondern geradezu winzig. Sie wurden von dem deutschen Physiker Max Planck Quanten[39] genannt. Wir dürfen sie uns als kleinste Energieportionen vorstellen. Geradezu geisterhaft entziehen sie sich ihrer umfassenden Bestimmung. Mal können wir ein solches Quantenobjekt als Teilchen, dann wiederum als Welle beobachten. Lassen wir sie in Ruhe, scheinen sie irgendwie beides zugleich zu sein – und auch wieder nicht. In diesem paradox anmutenden Zustand sind sie jedoch niemals zu beobachten. Hier liegen sie – gemäß der Standardinterpretation der Quantenphysik[40] – nicht tatsächlich, sondern als Möglichkeiten vor, wie sie in unserer Wirklichkeit beobachtet werden können. Wohl auch deshalb gab der deutsche Physiker Werner Heisenberg jener – wie er sie selbst nannte – merkwürdigen Art physikalischer Realität in Anlehnung an den lateinisch gleich lautenden Begriff der *Dynamis* bei Aristoteles,[41] den Namen *Potentia*.[42] Vielleicht können wir ihr gedanklich ein wenig näherzukommen, wenn wir uns ein Umspringbild vor Augen führen. Vielen mag der Rubinsche Pokal bekannt sein. Abb. 2.3 zeigt einen solchen auf der nächsten Seite.

Betrachten wir ihn, sind entweder eine weiße Vase vor schwarzem Hintergrund oder zwei schwarze Gesichter im Profil vor weißem Hintergrund zu erkennen. Ein und dasselbe Umspringbild enthält alle Möglichkeiten, wie es gesehen werden kann. Allerdings werden diese in der Regel nicht zugleich erfasst, sondern nur ab-

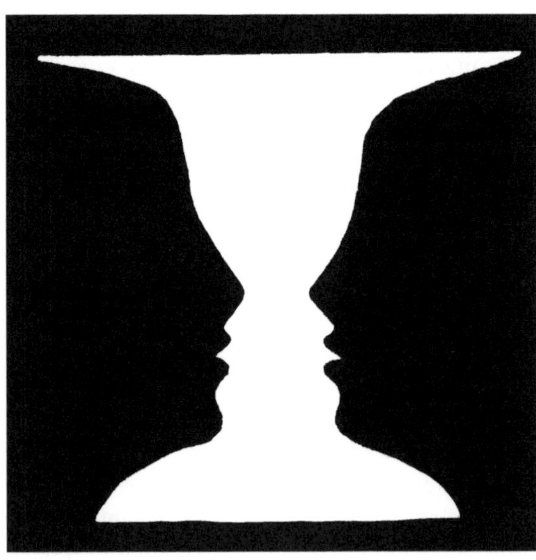

Abb. 2.3 Rubinscher Pokal

---

[39] quantitas = lat. Größe, Anzahl, Menge.

[40] Version der Kopenhagener Deutung der Quantenmechanik, zu deren Entwicklung der ungarisch-amerikanische Mathematiker John von Neumann und der britische Physiker Paul Dirac maßgeblich beigetragen haben.

[41] Unter der Dynamis verstand Aristoteles ein nicht realisiertes Vermögen.

[42] Vgl. Heisenberg 1958, S. 42, 53, 129, 139, 156.

wechselnd, indem wir jeweils unsere Aufmerksamkeit auf eine von ihnen ausrichten. Ganz ähnlich birgt auch die Potentia das Quantenobjekt als Überlagerung all seiner Möglichkeiten, in Erscheinung treten zu können. Für diesen Überlagerungszustand prägten Physiker den Begriff der *Superposition*.[43] Je nachdem worauf sich unsere Aufmerksamkeit richtet, sind im Umspringbild entweder eine Vase oder zwei Gesichter zu sehen. Analog verhält es sich beim Quantenobjekt: Sein „Bild" kann im Doppelspaltexperiment entweder als Welle oder Teilchen auf dem Schirm hinter den beiden senkrechten Spaltöffnungen sichtbar werden. Welches davon tatsächlich in Erscheinung tritt, hängt davon ab, was gemessen wurde. Die Ergebnisse dieses berühmten Experimentes müssen aus dem Blickwinkel der klassischen Physik mit ihrer Forderung nach wissenschaftlicher Objektivität geradezu ungeheuerlich auf den Betrachter gewirkt haben. Messergebnisse treten nicht unabhängig vom Untersucher ein, sondern er scheint mit seiner Messanordnung zu entscheiden, welche von denen, die aktuell möglich sind, tatsächlich zustande kommen. Das besagt jedenfalls die unter den Erklärungsansätzen nach wie vor verbreitetste Standardinterpretation der Quantenphysik. Sie gilt als eine Version der Kopenhagener Deutung. Diese wurde vor fast 100 Jahren maßgeblich von den beiden Physikern Niels Bohr und Werner Heisenberg während ihrer Zusammenarbeit in Kopenhagen begründet. Daher auch ihr Name. Gemäß der Standardinterpretation existieren Quantenobjekte, bevor sie gemessen werden, gar nicht tatsächlich, sondern nur als Möglichkeiten. Damit aus Möglichem Tatsächliches wird, bedarf es des Aktes der Messung. Der amerikanische Physiker John Archibald Wheeler beschreibt diesen Vorgang als einen Akt der Wahl – der Auswahl unter möglichen Ergebnissen.[44] Nach der Standardinterpretation der Quantenphysik bieten sich also echte Möglichkeiten und nicht nur auf mangelnder Kenntnis beruhende Unvorhersehbarkeiten zur Auswahl an. Danach führen wir, um in unserem Bild zu bleiben, nicht eingleisig, sondern es kämen durchaus Gleisabzweigungen vor.

2.5 Nutzt Leben die Möglichkeiten?

Angenommen, es verhielte sich wirklich so, dann stellte sich die Frage, ob diese Gleisabzweigungen der *choosing autonomy* lebendiger Systeme überhaupt verfügbar wären. Existieren sie doch in einer ziemlich merkwürdigen Art physikalischer Realität, die nicht gerade bequem zugänglich zu sein scheint. Quantenphänomene aufzuspüren, ist wahrlich keine leichte Aufgabe. Bisher gaben sie sich Wissenschaftlern nämlich nur zu erkennen, wenn in ihrer Umgebung quasi vollkommene Stille herrschte. Dazu wurde ein Hochvakuum mit Temperaturen nahe dem absoluten Nullpunkt erzeugt. Denn wie eine Spiegelung auf glatter Wasseroberfläche sofort zerstört wird, wenn ein Stein auf sie trifft und Wellen wirft, fallen üblicherweise auch besagte Quantenphänomene sofort aus ihren merkwürdigen Zuständen heraus, sobald in ihrer Umgebung Teilchen auftauchen, die sich bewegen. In lebendigen

---

[43] Von lat. *super* = dt. *über* und lat. *positio* = dt. *Lage*.
[44] Wheeler und Ford 2000, S. 339 f.

Systemen findet nun aber ein überaus reges Treiben statt. Jede einzelne ihrer Zellen ist angefüllt mit immens vielen, sich durch das dortige warme und feuchte Milieu auch beständig bewegenden Teilchen. Dass Quantenphänomene hier länger als eine Femtosekunde – das sind 10^{-15} Sekunden – existierten, schien Wissenschaftlern deshalb ganz und gar unmöglich.[45] Und etwas, das so extrem kurz bestünde, wäre außerstande, in lebendigen Systemen eine Rolle zu spielen. Auch darin waren sich diese Wissenschaftler einig. Wahrscheinlich hätten einige von ihnen eher an die Existenz eines fliegenden Spaghettimonsters[46] geglaubt, als ernsthaft in Betracht zu ziehen, dass Quantenphänomene von lebendigen Systemen irgendwie genutzt werden könnten.

2.5.1   Natürliche Tricks …

Doch in jüngster Vergangenheit mehren sich Entdeckungen, die darauf hinweisen, so der britische Naturwissenschaftler und Autor Philip Ball in seinem 2011 unter dem Titel *The dawn of quantum biology* veröffentlichten Artikel, dass die Natur hier offenbar ein paar Tricks kennt, von denen Physiker bisher nichts wussten.[47] Wie es ihr gelingt, diese erstaunlichen Kunststücke zu vollbringen, damit beschäftigt sich das Wissenschaftsgebiet der *Quantenbiologie* – ein ganz neuer Forschungszweig, der sich in den letzten Jahren geradezu explosionsartig entwickelt hat. Vor dem Hintergrund ihrer Erkenntnisse spricht inzwischen sogar einiges dafür, dass sich lebendige Systeme Quantenphänomene tatsächlich zu Nutze machen:

Mithilfe des Quantenphänomens der *Superposition* vermeiden lebendige Systeme offenbar Energieverluste, die während der *Fotosynthese* durch Fehlschläge beim Energietransport aufträten. Wir erinnern uns? In der quantenphysikalischen Welt liegen die Quantenobjekte als Überlagerung all ihrer Möglichkeiten vor, in Erscheinung treten zu können. Hätten lebendige Systeme Zugang zu ihr, wäre dies überaus praktisch. Erlaubte er ihnen doch, eine Vielzahl unterschiedlicher Optionen gleichzeitig zu erkunden. Dieses Prinzip machen sich Quantencomputer heute tatsächlich zunutze. Sie rechnen nicht mit „bits",[48] bei denen die Entscheidung für eine von je zwei Alternativen bereits getroffen wurde, sondern Quantenbits – sogenannten Qubits –, wovon auch eines für zwei Alternativen steht, zwischen denen aber noch nicht entschieden ist, sondern erst entschieden werden kann. Bis dahin liegen

---

[45] Vgl. Kauffman 2016, S. 138.

[46] Das „Fliegende Spaghettimonster" ist die Gottheit einer Satire-Religion, die der amerikanische Physiker Bobby Henderson im Jahr 2005 als Reaktion auf einen Beschluss der Schulbehörde in Kansas gründete, demzufolge künftig neben der Evolutionslehre Darwins auch das *Intelligent Design* der Kreationisten mit in den Lehrplan für den Biologieunterricht an Schulen aufgenommen werden sollte.

[47] Vgl. Ball 2011, S. 272.

[48] „Bit" gilt als Einheit der Information. Sie steht als Abkürzung für „binary digit" (engl. „binäre Ziffer") und symbolisiert, abgeleitet von „bina" (lat. „paarweise"), eine Wahlmöglichkeit zwischen zwei Alternativen.

die beiden Alternativen superpositioniert im Qubit vor.[49] Dieser Zustand erlaubt, Möglichkeiten nicht nacheinander durchspielen zu müssen, sondern parallel erfassen zu können, bevor eine von ihnen verwirklicht wird. Der Vorteil liegt auf der Hand. Es bleiben zahlreiche Fehlschläge erspart, die in der Regel auftreten, wenn aufeinander folgend probiert wird, Probleme durch „Versuch und Irrtum" zu lösen. Ähnlich effizient scheinen solche Fehlschläge auch bei der Fotosynthese umgangen zu werden, um den nutzbringendsten Energietransfer zu erreichen.[50]

In der merkwürdigen Welt der Quanten tritt neben der Superposition noch eine weitere Kuriosität in Erscheinung, die von den Physikern *Verschränkung* genannt wird. Was ist darunter zu verstehen? Auf mysteriöse Art bleiben „Quantenpartikel", die einst verbunden waren, dies auch dann noch, wenn sie weit voneinander entfernt werden. Selbst viele Kilometer zwischen ihnen verhindern nicht, dass sie weiterhin „auf den Zustand des je andern reagieren", als bildeten sie nach wie vor ein Ganzes. Ändert beispielsweise eines von zwei verschränkten Elektronen seinen Eigendrehimpuls – den sogenannten Spin – so geschieht dies im selben Moment „wie von Geisterhand" auch beim anderen, ungeachtet der Größe des räumlichen Abstandes, der zwischen ihnen bestehen mag. Was liegt näher, als dass der geniale Physiker Albert Einstein diesen rätselhaften Effekt eine „spukhafte Fernwirkung" nannte? Sein Auftreten schien ihm völlig unmöglich. Widersprach er doch seiner Relativitätstheorie, nach der ein Signal nicht schneller als Lichtgeschwindigkeit übertragen werden kann. Dies müsste, wie Einstein annahm, aber der Fall sein, wenn es ein solches Phänomen tatsächlich gäbe. Wie sollte die Information von der Spinänderung des einen Elektrons sonst so schnell an seinen weit entfernten Partner übermittelt werden, dass dieser seinen Zustand zeitgleich ändern könnte? Auch geniale Physiker irren – manchmal. Hier täuschte sich Einstein. Das, was er eine „spukhafte Fernwirkung" nannte, gibt es tatsächlich. So belegen es inzwischen zahlreiche wissenschaftliche Experimente. Allerdings ließ sich bis heute immer noch nicht vollständig klären, wie ein Elektron von der Spinänderung seines verschränkten Partners unmittelbar „wissen" kann. Das Quantenphänomen der Verschränkung erscheint nach wie vor mysteriös. Doch es muss offenbar gar nicht genau verstanden sein, um genutzt zu werden. *Zugvögel* machen es uns vor. Denn mittlerweile spricht viel dafür, dass sie sich auf ihrem Flug zwischen ihren Brutgebieten und Winterquartieren am Magnetfeld der Erde mit Hilfe des Quantenphänomens der Verschränkung orientieren.[51]

Neben diesen beiden Quantenphänomenen tritt im Kabinett der Kuriositäten, das uns die merkwürdige Quantenwelt bietet, noch ein weiteres Phänomen auf, das die Physiker *Tunneleffekt* nennen. Spukhaft wird wahrscheinlich auch dieser auf uns wirken. Waren es doch wohl bisher nur Geister, von denen wir annahmen, dass sie durch Wände gehen können. Aber weit gefehlt. Auch Quanten schaffen es, Barrieren zu durchdringen, selbst wenn diese nach den Regeln der klassischen Physik für sie eigentlich unüberwindlich sein müssten, weil deren Höhe ihre eigene Energie

---

[49] Vgl. Görnitz und Görnitz 2008, S. 98.

[50] Vgl. Engel et al. 2007; vgl. Sarovar et al. 2010; vgl. Panitchayangkoon et al. 2010.

[51] Vgl. Schulten et al. 1978; vgl. Ritz et al. 2000, 2004; vgl. Cai und Plenio 2013.

übersteigt. Sie verschwinden auf der einen Seite und tauchen geisterhaft auf der anderen wieder auf. Ein Phänomen, das wir selbst anscheinend nutzen, wenn uns *Düfte* in die Nase steigen. Hätten wir das gedacht? Unsere eigene Nase kann als Beispiel dafür gelten, wie lebendige Systeme das Quantenphänomen des Tunneleffekts nutzen.[52]

Beispielhaft wurden die Fotosynthese, die Magnetfeldwahrnehmung von Zugvögeln auf ihrem Flug und der Geruchssinn angeführt, für die nach aktuellem Forschungstand die stärksten Hinweise vorliegen, dass bei ihnen quantenmechanische Effekte im Spiel sind. All das fanden Wissenschaftler vor nicht allzu langer Zeit noch vollkommen abwegig, geradezu verrückt. Wer will es ihnen verübeln, angesichts des erheblichen Aufwandes, den sie selbst betreiben mussten, um Quantenphänomene untersuchen zu können.

2.5.2 … durch das richtige Rauschen

Lebendigen Systemen gelingt im regen Treiben ihres warmen, feuchten und teilchenreichen Milieus offenbar etwas, das Wissenschaftler bislang nur unter den extremen Bedingungen nahezu absoluter Stille zustande brachten. Wie sie das genau machen, ist nach wie vor ein Rätsel. Einer, der seiner Lösung auf die Spur kommen will, ist der amerikanische Physiker Seth Lloyd vom Massachusetts Institute of Technology. Er arbeitet an der Entwicklung von Quantencomputern. Diese rechnen, wie gesagt, nicht mit Bits, sondern Qubits. Und genau hierin besteht das Problem. Um hinreichend lange verwendbar zu bleiben, müssen sie wie alle Quantenphänomene vor zerstörerischen Einflüssen in ihrer Umgebung geschützt werden. Angesichts der extremen Bedingungen, unter denen das Wissenschaftlern bislang nur gelungen ist, wird wohl keiner ernsthaft bezweifeln, dass die Entwicklung von Quantencomputern ein ziemlich schwieriges Unterfangen ist. Wäre es da nicht praktisch, sich hierfür von der Natur ein paar Tricks abschauen zu können? Denn anscheinend gelingt ihr, was wir gern täten: Quantenphänomene in unserem Lebensraum ausreichend lange aufrechtzuerhalten. Wie vollbringt sie dieses Kunststück? Seth Lloyd und seine Mitarbeiter fanden auf diese Frage eine Antwort, die wirklich überrascht. Nach ihren Berechnungen scheint das rege Treiben in lebendigen Systemen, das Physiker schlicht „Rauschen" nennen, die Effizienz des Energietransports bei der Fotosynthese nicht nur verringern, sondern im Gegenteil auch erhöhen zu können.[53] Denn, je nachdem, wie „laut" dieses Rauschen ist, kann es sich zerstörerisch oder erhaltend auf das hier genutzte Quantenphänomen der Superposition auswirken.

Verblüffend, nicht wahr? Wie es scheint, haben lebendige Systeme den Trick raus, Quantenphänomene in ein exakt „richtiges" Rauschen einzubetten, um sie lange genug aufrechtzuerhalten, so dass sie von ihnen genutzt werden können. Doch nicht nur das. Sie scheinen Quantenphänomene mit ihrem „richtigen" Rauschen

---

[52]Vgl. Turin 1996; vgl. Franco et al. 2011.

[53]Vgl. Mohseni et al. 2008.

auch gezielt wiederherzustellen. Dass deren Zerstörung keine Einbahnstraße ist, dafür sprachen bereits spannende Untersuchungsergebnisse eines brasilianischen Forscherteams um den Physiker Miled Hassan Youssef Moussa, die 2010 im European Physical Journal D unter dem Titel *Spontaneous recoherence of quantum states after decoherence* publiziert wurden. Die Wissenschaftler beschrieben dort, dass es bei ihren Versuchen nach einer Zerstörung quantenphysikalischer Phänomene spontan zu deren Wiederherstellung – einer sogenannten Rekohärenz – gekommen sei.[54] Müssten lebendige Systeme dann darauf immer warten? Keineswegs. Das zeigen jedenfalls die Studienergebnisse des kanadischen Experimentalphysikers Frédéric Bouchard auf dem Gebiet der Quantenoptik, die er 2016 in seiner Masterarbeit an der University of Ottawa unter dem Titel *Classical and quantum dynamics of twisted light* vorstellte. Darin präsentiert er eine neue Technik, wie verlorene Quantenphänomene zurückgewonnen werden können, also Rekohärenz zu erzeugen ist[55] – eine vielversprechende Methode, insbesondere für die Entwicklung von Quantencomputern.[56] Wenn Qubits zerstört werden, verlieren diese ja ihre Rechenleistung. Um sie dauerhaft zu gewährleisten, ist also von entscheidender Bedeutung, Qubits rekonstruieren zu können. Für das Problem hatte Mitte der 1990er-Jahre als Erster bereits der damals noch an den Bell Labs in Murray Hill, New Jersey, beschäftigte amerikanische Mathematiker und Informatiker Peter Shor einen Lösungsvorschlag unterbreitet,[57] dessen praktische Umsetzung später tatsächlich gelang. An der Fortentwicklung dieser von ihm sozusagen ins Leben gerufenen Methode der Quantenfehlerkorrektur arbeiten Wissenschaftler gegenwärtig fieberhaft, um effiziente Quantencomputer zu entwickeln. Wenn es uns heute gelingt, Rekohärenz gezielt herzustellen, dann können es lebendige Systeme prinzipiell auch geschafft haben. Doch ist das tatsächlich geschehen? Dafür sprechen erste quantenbiologische Forschungsergebnisse. So stellte Alex Chin, damaliger Postdoktorand in der Arbeitsgruppe um Martin B. Plenio, Direktor des Instituts für Theoretische Physik an der Universität Ulm und Leiter des weltweit ersten Zentrums für Quanten-Biowissenschaften, einen solchen Mechanismus der gezielten Rückgewinnung von Kohärenz durch Vibrationen der Proteinkomplexe um die Pigmente bei der Fotosynthese fest.[58] Diese Regeneration von Kohärenz geschehe, so Plenio, beim Energietransfer während der Fotosynthese nicht nur einmal, sondern immer wieder.[59]

Offenbar ist es lebendigen Systemen gelungen, aus der Not des regen Treibens in ihrem Inneren eine faszinierende Tugend zu machen. Mit dem „richtigen" Rauschen können sie Quantenphänomene nicht nur lang genug aufrechterhalten, sondern auch permanent wiederherstellen. Still muss deren Umgebung also keineswegs sein, um mit Quantenphänomenen zu „rechnen". Lebendige Systeme machen es uns

---

[54] Vgl. de Ponte et al. 2010, S. 487.

[55] Vgl. Bouchard 2016, S. ii, S. 3, S. 53.

[56] Vgl. Bouchard et al. 2015, S. 1.

[57] Vgl. Shor 1996.

[58] Vgl. Chin et al. 2013, S. 144; vgl. O'Reilly und Olaya-Castro 2014.

[59] Vgl. Plenio 2012, S. 66.

vor. So stellten Susana F. Huelga und Martin B. Plenio vom Institut für Theoretische Physik an der Universität Ulm in ihrem kürzlich unter dem Titel *Vibrations, Quanta and Biology* veröffentlichten Artikel fest, dass die Natur Lösungen gefunden habe, bei denen eine optimale biologische Quantendynamik in einem Regime erreicht werden könne, in dem die Wechselbeziehung innerhalb des Quantensystems gemäß seiner Wechselbeziehung mit der Umgebung – die oft als Rauschen wahrgenommen werde – erfolge, so dass beide Beteiligten nicht bloß koexistierten, sondern ein fruchtbares Zusammenspiel eingingen.[60] Die Natur hat anscheinend Wege gefunden, Umwelteinflüsse so zu gestalten, dass sie Quantenphänomene nicht, wie sonst üblich, umgehend auswaschen und zerstören, sondern – im Gegenteil – aufrechterhalten, ja sogar wiederherstellen können. All die Kuriositäten, die diese bieten, wie, an einer Stelle zu verschwinden und an einer anderen wieder aufzutauchen, zugleich in verschiedenen Zuständen zu sein oder schneller als Licht miteinander zu kommunizieren, vermag die Natur so offensichtlich für sich zu nutzen. Dafür finden sich in der Quantenbiologie inzwischen zahlreiche Hinweise. Beispielhaft wurden jene angeführt, die zum gegenwärtigen Stand dieser noch relativ jungen Wissenschaft am besten erforscht sind.[61] Sie deuteten sämtlich darauf hin, dass Quantenphänomene, so Huelga und Plenio in ihrem soeben zitierten Artikel, nicht bloß ein Beiprodukt der zugrunde liegenden Quantennatur chemischer Bindungen seien, sondern wirklich von biologischen Systemen genutzt würden, um ihre Leistungsfähigkeit zu steigern und neue Funktionsweisen zustande zu bringen.[62] Zahlreiche Befunde der Quantenbiologie legen inzwischen nahe, dass es sich wirklich so verhält. Doch reicht ihre Beweiskraft aus, bereits zum jetzigen Zeitpunkt sicher davon auszugehen, dass die quantenphysikalische Welt lebendigen Systemen, um in unserem Bild zu bleiben, tatsächlich Gleisabzweigungen bietet? Dies zu behaupten, wäre verfrüht, auch wenn immer mehr dafürspricht. Denn die Quantenbiologie steckt noch in den Kinderschuhen …

Vorausgesetzt also, der Indeterminismus trifft zu und Lebewesen können Quantenphänomene für sich nutzen, dann führe der Zug des Lebens nicht eingleisig, sondern ihm stünden Gleisabzweigungen offen. Mag sein, dass der Gleisverlauf auch höchst verwickelt und dadurch schwer zu überblicken wäre. Aber das allein machte ihn nicht so grundsätzlich unvorhersehbar. Niemand könnte genau sagen, wohin für den Zug des Lebens künftig die Reise ginge, weil sich vor ihm immer wieder neue Gleisabzweigungen auftäten, wovon er rückblickend an derselben Stelle auch andere hätte nehmen können. Zu einer von ihnen stellte seine *choosing autonomy* jeweils die Weichen und bestimmte dadurch die eigene Weiterfahrt.

---

[60] Huelga und Plenio 2013, S. 21.

[61] Wer mehr erfahren will, dem bietet das Buch *Life on the Edge* von Jim Al-Khalili und Johnjoe McFadden einen umfassenden Überblick (2014).

[62] Vgl. Huelga und Plenio 2013, S. 2.

2.6 Chance und Choice

Neben dem Auftreten von Gleisabzweigungen ist die Weichenstellung enorm wichtig, um beim Zug des Lebens überhaupt von einem freien Willen sprechen zu können. Gleisabzweigungen allein reichten dazu nämlich nicht aus. Denn ohne diese *choosing autonomy* wäre seine Weiterfahrt wohl lediglich ein „Chancing", d. h. die Gleisabzweigungen würden vom Zug des Lebens einfach nur zufällig genommen. Dass es nämlich für jeden Augenblick mehr als eine mögliche Zukunft gibt – die Fahrt des Zuges also, wie die Philosophen sagen würden, ontologisch indeterminiert ist –, macht ihn und uns noch nicht wirklich willensfrei. Das Angebot von Möglichkeiten zur Weiterfahrt kann, um Gedanken des amerikanischen Psychologen und Philosophen William James aufzugreifen,[63] nur ein erster, nichtsdestotrotz notwendiger Schritt auf dem Weg zur Willensfreiheit sein. Er allein reicht jedoch noch nicht aus. Denn egal, ob der Zug des Lebens – für alle Zeiten festgelegt – ein einziges Gleis befährt oder zufällig die eine oder andere Gleisabzweigungen nimmt, in beiden Fällen würden wir die Wahl seiner Fahrt doch unfrei nennen. Gleisabzweigungen bieten dem Zug des Lebens zwar die Möglichkeit, seine Reise in unterschiedliche Richtungen fortzusetzen, insofern sind sie eine notwendige, für sich genommen jedoch keine hinreichende Voraussetzung für Willensfreiheit. Denn als frei gewählt würden wir seine Fahrt erst dann bezeichnen, wenn der Zug selbst bestimmte, wo es angesichts verschiedener Gleisabzweigungen für ihn weitergeht. Und das macht er tatsächlich. Vorausgesetzt ihm eröffnen sich in einem ersten Schritt mögliche Gleisabzweigungen, dann wählt der Zug des Lebens kraft seiner *choosing autonomy*, auf welcher davon er seine Fahrt fortsetzen wird, indem er zu einer von ihnen, um in unserem Bild zu bleiben, die Weichen stellt. Diese Weichenstellung geschieht somit weder rein zufällig, noch ist sie – vorausgesetzt es gibt Gleisabzweigungen – kausal determiniert. Etwas anderes legt sie fest, etwas, das der britische Philosoph Thomas Pink, *eine weitere Kraft* nennt, *die Geschehnisse determiniere*, aber trotzdem nicht kausal sei.[64] Bei ihm heißt sie Freiheit.[65] Wir würden von der *choosing autonomy* oder Willensfreiheit lebendiger Systeme sprechen. Freilich könne es verführerisch sein, so Pink weiter, auch in der Freiheit eine Art Kausalität zu sehen. Dann gäbe es nur eine determinierende Kraft in der Welt, nicht zwei. Das würde unsere Sicht auf die Dinge vereinfachen. Denn wir neigten dazu, so viel wie möglich, mit so wenigen Bedingungen, wie möglich, zu erklären.[66] Doch Vorsicht! Schon Einstein soll uns mit den Worten gewarnt haben, dass wir alles so einfach wie möglich machen sollten, aber nicht einfacher. Auch wenn ihm dieser Spruch wahrscheinlich nur in den Mund gelegt wurde,[67] scheint doch etwas Wahres daran zu sein. Wir sollten nicht zu sparsam sein und alles übersimplifizierend auf eine Ursache zurückführen wollen, wenn es einer weiteren Ursache bedürfe, um

---

[63] Vgl. James 1956, S. 149, 155; vgl. Doyle 2011, S. 162.
[64] Vgl. Pink 2004, S. 105.
[65] Vgl. ebd., S. 105.
[66] Vgl. ebd., S. 106.
[67] Vgl. Calaprice 2010, S. 384–385, S. 475.

etwas hinlänglich erklären zu können. Ockhams Rasiermesser[68] darf wirklich nur
das abschneiden, was tatsächlich überflüssig ist. Die determinierende Kraft der
choosing autonomy lebendiger Systeme als kausal aufzufassen, griffe in diesem
Sinne zu kurz. Wir sollten dieser Verführung widerstehen. Denn, wie Pink fortfährt,
leuchte wahrhaftig nicht ein, dass Freiheit eine kausale Kraft sei.[69] Der Grund dafür
sei folgender: Stöcke und Steine besäßen keine Freiheit. Gegen ein Fenster gewor-
fen, läge außerhalb ihrer Kontrolle, ob dieses zerbräche oder nicht. Freiheit hingegen sei etwas ganz anderes. Hier bestünde Kontrolle darüber, welche Wirkungen
hervorgerufen würden.[70] Das klingt überzeugend. Selbst die Weichen dafür zu stellen, ob eine Gleisabzweigung befahren wird oder nicht, ist sicher etwas ganz anderes, als als Stein „dafür zu sorgen", dass ein Fenster zerbricht. Ihm bleibt keine
Wahl. Er folgt einer Zwangsläufigkeit. Anders hingegen sieht es beim Zug des Lebens aus. Freilich fährt auch er auf Schienen, will heißen, dass er sich in Raum und
Zeit innerhalb der dort geltenden Gesetze von Ursache und Wirkung fortbewegt.
Doch im Gegensatz zum Stein stehen ihm Gleisabzweigungen offen, aus denen er
wählen, zu denen er die Weichen stellen kann. Damit besitzt der Zug des Lebens
etwas, das der Stein vermissen lässt: Willensfreiheit. Auch sie ist eine Kraft, die bestimmt, wo's lang geht. Darin gleicht sie der Kausalität. Doch anders als diese ist
ihre Wirkung nicht von vorne herein festgelegt, sondern ergibt sich erst aus einer
Wahl unter gegebenen Möglichkeiten. Darin unterscheidet sie sich von der Kausalität. Deshalb handele es sich bei Freiheit und Kausalität, so Pink, tatsächlich um
zwei verschiedene Kräfte,[71] und wir sollten der Verführung widerstehen, Freiheit als
einen Sonderfall der Kausalität anzusehen. Eine solche Theorie griffe zu kurz, weil
sie wesentliche Aspekte der Wirklichkeit nicht einbezöge. Daher appelliert er an
seine Leser, Freiheit als eine ganz neue und anders geartete Kraft anzuerkennen –
jedenfalls solange wir keinen zwingenden Grund dafür hätten, anders zu denken.[72]

Doch auch wenn es sich bei der Freiheit um eine gesonderte Kraft handelt, muss
ihr durchaus nichts Übernatürliches anhaften, wie sich jetzt vielleicht vermuten
ließe. Denn Freiheit wirkt nicht von außen auf die Natur ein. Sie gehört zu ihr wie
das Leben selbst. Leben gedeiht in Freiheit. Sie ist nicht übernatürlich, sondern eine
Eigenschaft des Lebens,[73] die bereits auf zellulärer Ebene, ja sogar schon auf Stoffwechselebene wirksam wird[74] – vorausgesetzt, wir fahren nicht eingleisig, um in
unserem Bild zu bleiben, sondern es treten Gleisabzweigungen auf, die von lebendigen Systemen auch erfasst werden. Trifft beides zu, wofür gute Gründe sprechen,
ist der Stoffwechsel, wie es der deutsch-amerikanische Philosoph Hans Jonas schon

---

[68] Eine dem schottischen Logiker und Franziskanerpater Wilhelm von Ockham (um 1288–1347)
zugeschriebene Regel, nach der die einfachere Erklärung stets der komplizierteren vorzuziehen ist.

[69] Vgl. Pink 2004, S. 107.

[70] Ebd., S. 107 f.

[71] Vgl. ebd., S. 108.

[72] Ebd., S. 115.

[73] Vgl. Brembs 2011, S. 930.

[74] Vgl. Ruiz-Mirazo und Moreno 2012, S. 37; vgl. Perkins und Swain 2009, S. 5.

vor über 40 Jahren vorausdachte,[75] tatsächlich die erste Form der Freiheit. Dann wählt der Zug des Lebens in Ausübung seines freien Willens bereits auf Stoffwechselebene aus, auf welcher der Gleisabzweigungen, die sich vor ihm auftun, er seine Fahrt fortsetzen will, indem er die Weiche zu ihr stellt.

Und dann? Was, wenn der Zug des Lebens die Weiche gestellt hat und nun das Gleis befährt?

Literatur

Al-Khalili, J., & McFadden, J. (2014). *Life on the edge – The coming of age of quantum biology.* London: Bantam Press.

Ball, P. (2011). The dawn of biology quantum. *Nature, 474,* 272–274.

Bouchard, F. (2016). *Classical and quantum dynamics.* Ottawa: University of Ottawa.

Bouchard, F., Harris, J., Mand, H., Bent, N., Santamato, E., Boyd, R. W., & Karimi, E. (2015). Observation of quantum recoherence of photons by spatial propagation. *Scientific Reports, 5*(15330), 1–6. https://doi.org/10.1038/srep15330.

Brembs, B. (2011). Towards a scientific concept of free will as a biological trait: Spontaneous actions and decision-making in invertebrates. *Proceedings of the Royal Society, 278*(1707), 930–939.

Cai, J., & Plenio, M. B. (2013). Chemical compass for avian magnetoreception as a quantum coherent device. *Physical Review Letters, 111*(23), 1–18.

Calaprice, A. (2010). *The ultimate quotable Einstein.* Princeton: Princeton University Press.

Chin, A. W., Prior, J., Rosenbach, R., Caycedo-Soler, F., Huelga, S. F., & Plenio, M. B. (2013). The role of non-equilibrium vibrational structures in electronic coherence and recoherence in pigment-protein complexes. *Nature Physics, 9*(2), 113–118.

Dennett, D. C. (2003). *Freedom evolves.* New York: Penguin.

Doyle, B. (2011). *Free will – The scandal in philosophy.* Cambridge, MA: I-Phi Press.

Engel, G. S., Calhoun, T. R., Read, E. L., Ahn, T. K., Mancal, T., Cheng, Y. C., … Fleming, G. R. (2007). Evidence for wavelike energy transfer through quantum coherence in photosynthetic systems. *Nature, 446,* 82–786.

Franco, M. I., Turin, L., Mershin, A., & Skoulakis, E. M. (2011). Molecular vibration-sensing component in Drosophila melanogaster olfaction. *Proceedings of the National Academy of Sciences of the United States of America, 108*(9), 3797–3802.

Görnitz, T., & Görnitz, B. (2008). *Der kreative Kosmos – Geist und Materie aus Quanteninformation.* Heidelberg: Spektrum Akademischer.

Görnitz, T., & Görnitz, B. (2009). *Die Evolution des Geistigen.* Göttingen: Vandenhoeck & Ruprecht.

Hägele, P. C. (2004). Was hat Entropie mit Information zu tun? Abgerufen am 20.02.2013 von http://www.uni-ulm.de/~phaegele/Vorlesung/Grundlagen_II/_information.pdf

Heisenberg, W. (1958). *Physics and philosophy.* London: Allen & Unwin.

Heisenberg, M. (2004). Freier Wille und Naturwissenschaft. In *Zur Freiheit des Willens: Streitgespräch in der Wissenschaftlichen Sitzung der Berlin-Brandenburgischen Akademie der Wissenschaften am 27. Juni 2003. Debatte, Heft 1* (S. 35–43). Berlin: Berlin-Brandenburgische Akademie der Wissenschaften.

Heisenberg, M. (2009). Is free will an illusion? *Nature, 459,* 164–165.

Heisenberg, M. (2013). The origin of freedom in animal behaviour. In A. Suarez & P. Adams (Hrsg.), *Is science compatible with free will?* (S. 95–103). New York: Springer Science+Business Media, LLC.

---

[75] Jonas 2011, S. 17.

Huelga, S. F., & Plenio, M. B. (2013). Vibrations, quanta and biology. *Contemporary Physics, 54*(4), 181–207.

James, W. (1956). *The will to believe*. New York: Dover Publications.

Jonas, H. (2011). *Das Prinzip Leben*. Berlin: Suhrkamp.

Kauffman, S. (2016). *Humanity in a creative universe*. New York: Oxford University Press.

Metten, R. (2012). *Bewusst Sein gestalten durch Achtsamkeitstraining und Selbsthypnose*. Eschborn bei Frankfurt a. M./Magdeburg: Klotz.

Mohseni, M., Rebentrost, P., Lloyd, S., & Aspuruguzik, A. (2008). Environment-assisted quantum walks in photosynthetic energy transfer. *The Journal of Chemical Physics, 129*(17), 1–9.

O'Doyle, R. (2009). Free will: It's a normal biological property, not a gift or a mystery. *Nature, 459*, 1052.

O'Reilly, E. J., & Olaya-Castro, A. (2014). Non-classicality of the molecular vibrations assisting exciton energy transfer at room temperature. *Nature Communications, 5*(3012), 1–10. https://doi.org/10.1038/ncomms4012.

Panitchayangkoon, G., Hayes, D., Fransted, K. A., Caram, J. R., Harel, E., Wen, J. Z., … Engel, G. S. (2010). Long-lived quantum coherence in photosynthetic complexes at physiological temperature. *Proceedings of the National Academy of Sciences of the United States of America, 107*, 12766–12770.

Pattee, H. (1972). Laws and constraints, symbols and languages. In C. H. Waddington (Hrsg.), *Towards a theoretical biology 4* (S. 248–258). Edinburgh: Edinburgh University Press.

Perkins, T. J., & Swain, P. S. (2009). Strategies for cellular decision-making. *Molecular Systems Biology, 5*(326), 1–15.

Pink, T. (2004). *Free will – A very short introduction*. New York: Oxford University Press.

Plenio, M. B. (2012). Rauschen und Kohärenz: Welche Rolle spielen Quanteneffekte in der Biologie? *Physik Journal, 11*(8/9), 63–67.

de Ponte, M. A., Cacheffo, A., Villas-Bôas, C. J., Mizrahi, S. S., & Moussa, M. H. (2010). Spontaneous recoherence of quantum states after decoherence. *The European Physical Journal D, 59*(3), 487–496.

Ritz, T., Adem, S., & Schulten, K. (2000). A model for photoreceptor-based magnetoreception in birds. *Biophysical Journal, 78*, 707–718.

Ritz, T., Thalau, P., Philips, J. B., Wiltschko, R., & Wiltschko, W. (2004). Resonance effects indicate a radical-pair mechanism for avian magnetic compass. *Nature, 429*(6988), 177–180.

Ruiz-Mirazo, K., & Moreno, A. (2004). Basic autonomy as a fundamental step in the synthesis of life. *Artificial Life, 10*(3), 235–259.

Ruiz-Mirazo, K., & Moreno, A. (2012). Autonomy in evolution: From minimal to complex life. *Synthese, 185*(1), 21–52.

Sarovar, M., Ishizaki, A., Fleming, G. R., & Whaley, K. B. (2010). Quantum entanglement in photosynthetic light-harvesting complexes. *Nature Physics, 6*(6), 462–467.

Schrödinger, E. (1992). *What is life?* New York: Cambridge University Press.

Schulten, K., Swenberg, C. E., & Weller, A. (1978). A biomagnetic sensory mechanism based on magnetic field modulated coherent electron spin motion. *Zeitschrift für Physikalische Chemie, 111*, 1–5.

Shannon, C. E. (1948, 27). A mathematical theory of communication. *The Bell System Thechnical Journal*, S. 379–423, 623–656.

Shor, P. W. (1996). Fault-tolerant quantum computation. In *Foundations of computer science, proceedings., 37th annual symposium on*, S. 56–65.

Turin, L. (1996). A spectroscopic mechanism for primary olfactory reception. *Chemical Senses, 21*(6), 773–791.

Van Inwagen, P. (1983). *An essay on free will*. Oxford: Clarendon Press.

Wheeler, J. A., & Ford, K. (2000). *Geons, black holes, and quantum foam: A life in physics*. New York: Norton & Company.

Zeilinger, A. (2005). *Einsteins Schleier: Die neue Welt der Quantenphysik*. München: Goldmann.

> Dieses Kapitel geht der Frage nach, wie Lebewesen sich selbst konstruieren. Dafür nutzen sie ihre faszinierende Fähigkeit, quantenphysikalische Messungen vorzunehmen. So leisten sie den im wahren Sinne des Wortes entscheidenden Beitrag, dass neue Information entsteht – aber nicht irgendeine Information. Denn im Wechselspiel mit der natürlichen Selektion bleibt nur diejenige davon erhalten, die bedeutungstragend – semantisch – für sie ist. Mit ihr bringen sich Lebewesen quasi selbst in die Form, von der niedrigsten Stoffwechselebene bis hin zum menschlichen Bewusstsein …

Effektiv zu leben, bedeutet, mit angemessener Information zu leben.
(Norbert Wiener)[1]

Vorausgesetzt der Zug des Lebens fährt nicht eingleisig, dann bieten sich ihm Gleisabzweigungen an, auf denen er seine Reise fortsetzen kann. Hier hat er buchstäblich die Qual der Wahl. Was aber, wenn schließlich der Würfel gefallen ist? Was, wenn er die Weiche zu einer der Gleisabzweigungen, die ihm offenstehen, stellt und diese dann befährt?

Durch seine Weichenstellung wird Mögliches zu etwas Tatsächlichem. In Ausübung seiner freien Wahl bestimmt der Zug des Lebens, welche der aktuell möglichen Gleisabzweigungen Realisierung finden kann. Wie wir im zweiten Kapitel dieses Buches bereits erfahren haben, beschrieb der amerikanische Physiker Archibald Wheeler die Messung, den Akt, der Mögliches zu Tatsächlichem wendet, als einen Akt der Wahl, der Auswahl unter möglichen Ergebnissen. Wie er an der zitierten

---

Im Gehen einen Pfad anlegen

---

[1] Wiener 1950, S. 17–18.

Stelle fortfährt, gebe es nach der Messung Wege, die nicht genommen wurden.[2] Sie waren möglich, wurden aber nicht verwirklicht. Nur einer von ihnen hat das Rennen gemacht. Im selben Augenblick verschwindet die ursprünglich noch vorhandene Unsicherheit darüber, auf welchem Gleis der Zug des Lebens seine Fahrt fortsetzen wird.[3] Wenn aber Unsicherheit abnimmt, ist gemäß der Definition des amerikanischen Mathematikers Claude Elwood Shannon Information entstanden.[4] Davon war im zweiten Kapitel ja ebenfalls schon die Rede. Wer hätte das gedacht? Aktuelle Information geht zwar nach dem 2. Hauptsatz der Thermodynamik beständig verloren. Doch der Zug des Lebens leistet den im wahren Sinne des Wortes entscheidenden Beitrag, dass in unserem Universum fortwährend neue Information entsteht. Das ist sozusagen seine Spezialität.

Durch den Zug des Lebens entsteht in unserem Universum immerzu neue Information. Doch um sich raumzeitlich auswirken zu können, braucht sie einen Träger.[5] Das mag sofort einleuchten, wenn wir uns vor Augen führen, dass Papier und Druckerschwärze nötig sind, um uns Informationen aus der Tageszeitung zu übermitteln. Ohne diese beiden wäre das schlicht nicht möglich – freilich nur unter der Bedingung, dass kein anderer Träger zur Verfügung steht. Das täte den Informationen aus der Tageszeitung nämlich keinen Abbruch. Sie ließen sich beispielsweise auch in Stein gemeißelt übertragen – allerdings nur, wenn schnell genug gemeißelt wird. Denn es gibt wohl kaum etwas Älteres als eine Zeitung von gestern, nicht wahr? Prinzipiell kann alles zum Träger werden, sofern es Masse bzw. Energie aufweist.[6] Um sie zu diesem Zweck benutzen zu können, ist wiederum Information notwendig. Auch zu ihrer Entstehung leistet der Zug des Lebens den entscheidenden Beitrag. Sie macht, dass mögliche Gleisabzweigungen, zu denen er die Weichen stellt, tatsächlich von ihm befahren werden können. So konstruieren sich lebendige Systeme letztlich selbst.

Der Prozess ihrer Selbstkonstruktion wird in der Fachwelt *Autopoiesis* (von griech. *autos* = selbst und griech. *poiein* = machen)[7] genannt. Das Konzept geht auf die chilenischen Biologen Humberto Maturana und Francisco Varela zurück. Ersterer hatte schon 1960 damit begonnen, von der gewohnten biologischen Tradition abzuweichen, lebende Systeme durch die Beziehung zu ihrer Umwelt zu erklären, sondern sie als autonome Einheiten aufzufassen, die sich selbst erzeugen und erhalten, wie beide in ihrem 1984 gemeinsam unter dem Titel *Baum der Erkenntnis* veröffentlichten Buch berichten.[8] Dieses *Sich-selbst-Erzeugen* umschreibt Varela

---

[2] Vgl. Wheeler und Ford 2000, S. 339 f.

[3] Vgl. Kane 2007, S. 33.

[4] Vgl. Shannon 1948, S. 379.

[5] Vgl. Gönitz und Görnitz 2008, S. 133; vgl. Görnitz und Görnitz 2016, S. 189, S. 502.

[6] Vgl. Görnitz und Görnitz 2016, S. 62. Streng genommen handelt es sich auch bei Ruhmasse und Energie um Information (vgl. ebd., S. 502).

[7] Vgl. Maturana und Varela 2012, S. 50 f.; Autopoiesis von altgriech. αὐτός = dt. *selbst* und altgriech. ποιεῖν = dt. *schaffen, herstellen*.

[8] Vgl. ebd., S. 9, S. 50 f; S. 55.

nun wenige Jahre später in einem eigenen Buchbeitrag[9] in Anlehnung an einen Vers des spanischen Dichters Antonio Machado treffend als das „Anlegen eines Pfades im Gehen" – *„Laying down a path in walking"*.[10] Die Zeilen dieses Dichters brächten viel klarer zum Ausdruck, was mit dem *Sich-selbst-Erzeugen* gemeint sei, als er es je sagen könne.[11] Varela zitiert sie am Ende seines Buchbeitrages in der spanischen Originalsprache. Ihre deutsche Übersetzung lautet:

> *„Wanderer, deine Fußstapfen sind der Weg, nichts sonst ist er; Wanderer, da ist kein Weg, ein Weg entsteht, wenn man geht. Wenn man geht, entsteht ein Weg …"*[12]

Hier wird mit poetischen Worten beschrieben, wie ein Weg erst dadurch entsteht, dass er begangen wird. Varela greift am Schluss seines Buchbeitrags auf dieses Bild zurück, weil es treffend verdeutliche, wie Lebewesen sich selbst erzeugten. Entsprechend dem Wanderer scheint ihnen hierfür kein Weg klar vorgegeben zu sein. Stattdessen stünden, so Varela an anderer Stelle in seinem Buchbeitrag, viele mögliche Wege – *many possible paths*[13] – offen. Welchen sie davon beschritten, sei ihre eigene Wahl.[14] Diese Beschreibung der Autopoiesis, die Varela hier mithilfe der Verse des Dichters Machado gibt, passt sehr gut zu dem Bild, das wir bis jetzt vom Zug des Lebens gezeichnet haben. Auch für ihn existiert anfänglich kein Gleis, so wie dem Wanderer kein Weg vorgegeben ist. Dafür bieten sich ihm mögliche Gleisabzweigungen an, zwischen denen er wählen, zu denen er die Weichen stellen kann. So entsteht das tatsächliche Gleis, das dann vom Zug des Lebens befahren wird. Im übertragenen Sinne gilt folglich auch für ihn, was Machado in seinem Vers über den Wanderer sagt: *„Du machst den Weg beim Gehen"*.

3.1   Evolution von Information und Freiheit

Doch jede Wahl, jedes – um in unserem Bild zu bleiben – Stellen der Weiche – hat, legen wir die Standardinterpretation der Quantenphysik zugrunde, seinen Preis. Dieser besteht darin, dass alle anderen Möglichkeiten verschwinden, sobald eine von ihnen realisiert wurde. Jede Entscheidung setze, so der Physiker Thomas Görnitz, ein Faktum und beseitige zugleich alle Möglichkeiten, die zuvor vorhanden waren.[15] Mit jeder Weichenstellung macht eine mögliche Gleisabzweigung das Rennen, wobei alle anderen möglichen Gleisabzweigungen verschwinden. Folglich

---

[9] Varela 1987.

[10] Titel des Buchbeitrags von Varela (1987).

[11] Vgl. Varela 1987, S. 62.

[12] Aus den Sprichwörtern und Liederversen XXIX der Kastilischen Landschaften des spanischen Dichters Antonio Machado (2001, S. 219), Verwendung mit freundlicher Genehmigung der S. Fischer Verlag GmbH, Frankfurt am Main.

[13] Vgl. Varela 1987, S. 52, S. 61.

[14] Vgl. ebd., S. 61.

[15] Vgl. Görnitz und Görnitz 2008, S. 262.

würde der „Raum" des Möglichen mit jedem Akt der Wahl wie ein verunglücktes Soufflé in sich zusammenfallen. Gut, dass der Zug des Lebens, wie wir aus dem zweiten Kapitel wissen, offenbar ein paar Tricks kennt, mit denen ihm gelingt, sich nicht nur ausreichend lange Zugang zur Quantenwelt zu verschaffen, sondern diese auch beständig wiederherzustellen. So eröffnen sich ihm immerfort mögliche Gleisabzweigungen, zu denen er die Weichen stellen kann. Andernfalls wäre der Zug des Lebens dazu verurteilt, stets über altbekannte Gleise zu kreisen wie eine Plattenspielernadel auf einer zerkratzten Schallplatte. Nichts wahrhaft Neues täte sich vor ihm auf. Doch glücklicherweise ist seine Fahrt mitnichten so langweilig.[16] Sonst hätte er auch überaus schlechte Karten für seine Evolution gehabt. In der Geschichte des Universums wäre der Zug des Lebens wahrscheinlich nur kurz aufgeblitzt und danach schnell der natürlichen Selektion zum Opfer gefallen. Denn Zugang zu wahrhaft Neuem zu haben, ist überlebenswichtig. Ohne ihn könnten sich Lebewesen, so der Neurogenetiker Björn Brembs von der Universität Regensburg in seinem, bereits im zweiten Kapitel zitierten Artikel, keine Ressourcen erschließen, die sie noch nicht kennen würden. Auch wäre ihr Verhalten vorhersehbar, was es Beutetieren leicht machte, ihnen zu entwischen, und Räubern, sie sich zu schnappen.[17] Alles andere als gute Voraussetzungen, um in der Evolution erfolgreich zu sein.[18] Nur durch den andauernden Zugang zu wahrhaft Neuem konnte die biologische Evolution zu einer solchen Erfolgsstory werden. Beständig eröffnen sich dem Zug des Lebens mögliche Gleisabzweigungen, zu denen er die Weichen stellt. So realisieren sich neue Gleise, die er dann befährt. Macht ihn ihr Befahren in seiner jeweiligen Umwelt überlebenstüchtiger, bleiben sie erhalten. Scheitert er auf ihnen, gehen sie wieder verloren. Mit der Zeit entwickelten sich aus diesem Wechselspiel des entschiedenen Befahrens neuer Gleise und ihrer natürlichen Selektion immer stärker verzweigte Gleissysteme, auf denen der Zug des Lebens unterwegs ist. Dabei hat er in den letzten mehr als drei Milliarden Jahren eine erstaunliche Entwicklung hingelegt. Immens viel Information ist entstanden. Und ständig kommt neue hinzu. Zu Recht heißt es deshalb in dem 2012 unter dem Titel *The Use of Information Theory in Evolutionary Biology* publizierten Artikel des belgisch-amerikanischen Mikrobiologen, Molekulargenetikers und Physikers Christoph Adami von der Michigan State University, dass Information das sei, was sich in der biologischen Evolution entwickle – „which evolves".[19]

Durch seinen anhaltenden Zugang zur Quantenwelt haben sich dem Zug des Lebens wieder und wieder mögliche Gleisabzweigungen eröffnet, zu denen er die Weichen gestellt und somit den im wahren Sinne des Wortes entscheidenden Beitrag dafür geleistet hat, dass das Universum im Laufe der letzten Jahrmilliarden um eine unfassbare Menge an Information reicher geworden ist. Angesichts der Rechenleistung von Quantencomputern scheint dies gar nicht so ungewöhnlich.

---

[16] Kauffman bezeichnet den Weg, den lebendige System nehmen, bezeichnenderweise als „push into novelty" (2003, S. 70).

[17] Vgl. Brembs 2011, S. 930.

[18] Vgl. ebd., S. 931.

[19] Adami 2012, S. 49.

Erlaubt ihnen doch schon der Zugang zu verhältnismäßig wenigen Qubits, eine große Anzahl an möglichen klassisch-physikalischen Zuständen gleichzeitig zu berechnen. Wie die britisch-australische Physikerin Michelle Simmons, eine der weltweit führenden Wissenschaftler, die sich mit der Entwicklung von Quantencomputern beschäftigen, und Direktorin des Centre for Quantum Computation & Communication Technology an der University New South Wales in Sydney, Australien, eindrucksvoll erläutert,[20] verdopple sich jedes Mal, wenn einem Quantencomputer nur ein Quantenbit hinzugefügt werde, dessen Rechenleistung. Hätte ein Quantencomputer Zugang zu einem Qubit, ließen sich zugleich zwei mögliche, klassisch-physikalische Zustände berechnen. Bei 2 Qubits seien es 4, bei 3 Qubits schon 8 usw. N Qubits entsprächen 2^N möglichen klassischen Zuständen, die zugleich berechnet werden könnten. Damit wäre ein Quantencomputer mit nur 30 Qubits, so Simmons weiter, leistungsstärker als die leistungsstärksten Supercomputer, die zurzeit existierten, und einer mit 300 Qubits leistungsstärker, als wenn alle Computer, die heute existierten, zusammenarbeiteten, also leistungsstärker als 3 Billionen konventionelle Transistoren. Staunt jetzt noch jemand über den gewaltigen Zuwachs an Information, den die biologische Evolution hervorgebracht hat?

Während der Zug des Lebens seine Fahrt fortsetzt, trägt er entscheidend zu stetig anwachsender Information bei – allerdings nicht irgendeiner Information. Shannon definierte sie als Abnahme von Unsicherheit. Und das hatte seinen Grund. Arbeitete er doch damals in den Laboratorien der Bell Telephone Company an der Genauigkeit technisierter Nachrichtenübermittlung. Diese sollte möglichst fehlerfrei erfolgen. Nur darauf kam es an. Welche Bedeutung die Nachrichten für den jeweiligen Empfänger hatten, spielte dabei keine Rolle. Ganz anders verhält es sich beim Zug des Lebens. Auch hier geht es um Abnahme an Unsicherheit – aber nur, sofern sie für ihn bedeutsam ist. Wann ist das der Fall? In ihrem 2016 gemeinsam unter dem Titel *Von der Quantenphysik zum Bewusstsein* veröffentlichten Buch erklärt das Wissenschaftler-Ehepaar Thomas und Brigitte Görnitz dazu, dass Information für ein Lebewesen dann bedeutungsvoll werde, wenn sie geeignet sei, seinen Zustand verändern zu können.[21]

Nun kommen Zustandsänderungen durch Information in allen möglichen Systemen vor. Die Natur ist voll von sogenannten dissipativen Strukturen, offenen Systemen, deren Entropie sich durch Austausch von Energie und Materie erniedrigt. Denn auch bei den beiden letztgenannten handelt es sich streng genommen um Information.[22] Doch tangiert es beispielsweise den Hurrikan, die Bénard Zelle oder einen Dust Devil, wenn das geschieht? Nein, nicht im Geringsten. Information, die

---

[20] Zitiert aus dem Vortrag von Michelle Simmons zum Thema Quantum computation für TEDxSydney am 26.05.2012 bei Carriageworks, veröffentlicht auf YouTube am 22.06.2012 unter https://www.youtube.com/watch?v=cugu4iW4W54; zugegriffen am 26.11.2017.

[21] Vgl. Görnitz und Görnitz 2016, S. 12.

[22] Vgl. ebd., S. 502. Bereits Mitte der 1950er-Jahre hatte der Mentor von Thomas Görnitz, der Physiker und Philosoph Carl Friedrich von Weizsäcker, die These vertreten, dass Materie und Energie aus Information hervorgehen.

geeignet ist, ihren Zustand zu verändern, lässt diese Strukturen völlig kalt. Ganz im Gegensatz zum Zug des Lebens. Denn für ihn geht es im wahren Sinne des Wortes um Leben oder Tod. Zwar sind auch dissipative Strukturen vom Verfall bedroht. Der Unterschied besteht allerdings darin, dass es sich bei ihnen nicht um autonome Systeme handelt. Dissipativen Strukturen *geschehen* Veränderungen einfach. Nichts können sie dagegen oder dafür *tun*. Warum sollte also Information, die geeignet ist, ihren Zustand zu verändern, irgendeine Bedeutung für sie haben? Anders beim Zug des Lebens. Er hat alle Hände voll damit zu tun, sich dem beständig drohenden Verfall zu widersetzen. Hier handelt ein echt autonomes System. Und dafür spielt nun Information, die geeignet ist, seinen Zustand zu verändern, eine überaus wichtige Rolle. Denn von ihr hängt sein Überleben ab. Macht der Zug des Lebens nichts, wird seine Struktur unweigerlich verfallen – wie es ja auch geschieht, wenn sein Tod eingetreten ist. Was kann er tun, um das zu verhindern? Dafür ist Information vonnöten, und zwar eine, die zu Anfang noch nicht existiert. Wie gut, dass der Zug des Lebens selbst den entscheidenden Beitrag dazu leistet, dass neue Information entsteht. Aber nicht jede dieser neu entstandenen Informationen wird ihn überlebenstüchtiger machen. Nur die Gleise, die seine Weiterfahrt unterstützen, bleiben erhalten. Alle anderen fallen der natürlichen Selektion zum Opfer und gehen wieder verloren. Denn Informationen – respektive Gleise – ohne irgendeine Bedeutung für ihn aufrechtzuerhalten, stellte einen unnötigen Energieaufwand dar, der seine Chancen auf Weiterfahrt empfindlich beeinträchtigte.

Während der Zug des Lebens seine Fahrt fortsetzt, trägt er also entscheidend zu stetig anwachsender Information bei – aber nicht irgendeiner Information. Denn im Wechselspiel mit der natürlichen Selektion bleibt nur diejenige davon erhalten, die bedeutungstragend – semantisch[23] – für ihn ist.[24] In Anlehnung an Adami ließe sich somit sagen, dass semantische Information das ist, was sich in der biologischen Evolution entwickelt. Dem würde sich der Informatiker Wolfgang Johannsen wohl anschließen. Übereinstimmend stellt er nämlich in seinem 2016 veröffentlichten Buch mit dem Titel *Information und ihre Bedeutung in der Natur: Das Leben erfindet die Welt* fest, dass Informationen bis zum Beginn der Evolution nur im Sinne der Informationstheorie Shannons da gewesen wären und keine Bedeutung für irgendjemanden besessen hätten. Die Bedeutung sei erst durch die Evolution hinzugekommen, also mit der Existenz von Leben.[25] Semantische Information entstehe ausschließlich durch Evolution.[26] Sie stelle ein exklusives Produkt der Evolution dar.[27] Und sie ist nicht das einzige.

Denn jeder Zuwachs an Information erweitert wiederum den Spielraum, Mögliches tatsächlich werden zu lassen. Schauen wir uns die Entwicklung an, die Lebewesen in der Evolution genommen haben. War den ersten Einzellern schon möglich, was wir Menschen inzwischen alles können? So eine Frage! Im Rückgriff auf

---

[23] In der Informationsteorie steht das Wort Semantik für Bedeutung.

[24] Vgl. Kauffman et al. 2008, S. 31; vgl. Görnitz und Görnitz 2008, S. 152.

[25] Vgl. Johannsen 2016, S. 13, S. 232.

[26] Vgl. ebd., S. 397, S. 404.

[27] Vgl. ebd., S. 13.

die Worte von Christoph Adami dürfte es also durchaus auch heißen: Freedom is that which evolves – Freiheit ist das, was sich in der biologischen Evolution entwickelt.[28] Für den Zug des Lebens erhöhen sich mit seiner Entwicklung nämlich auch die Freiheitsgrade, Gleise befahren zu können. Umgekehrt bedeutet dies aber auch, wie das Wissenschaftler-Ehepaar Görnitz feststellt, dass die Möglichkeiten für freie Entscheidungen immer geringer würden, je kleiner die Informationsverarbeitungskapazität von Lebewesen sei, das hieße, je weiter wir uns in Richtung auf den Anfang der Entwicklung des Lebens zurückbewegten.[29] Der freie Wille sollte, wie im zweiten Kapitel zu erfahren war, eine Eigenschaft des Lebens sein, die bereits auf zellulärer Ebene, ja sogar schon auf Stoffwechselebene wirksam wird – dort allerdings mit viel geringeren Freiheitsgraden, wie sich jetzt ergänzen lässt. Dies gilt selbstverständlich nur unter der Voraussetzung, dass der ontologische Indeterminismus zutrifft, wir also, um in unserem Bild zu bleiben, nicht eingleisig fahren, sondern mögliche Gleisabzweigungen auftreten, die vom Zug des Lebens auch erfasst werden können. Trifft beides zu, wofür, wie wir bereits wissen, gute Gründe sprechen, dann ist der Stoffwechsel, wie es der deutsch-amerikanische Philosoph Hans Jonas schon vor über 40 Jahren vorausdachte, tatsächlich die erste Form der Freiheit – jedoch auch die mit den geringsten Freiheitsgraden.

3.2   Leben ist „In-Forming"

Bereits auf Stoffwechselebene stellt der Zug des Lebens die Weichen zu möglichen Gleisabzweigungen, die sich vor ihm aufgrund seines permanenten Zugangs zur Quantenwelt auftun. Anders ausgedrückt ließe sich auch sagen, dass er – gemäß der Standardinterpretation der Quantenphysik – Messungen vornimmt. Damit leistet der Zug des Lebens den entscheidenden Beitrag dafür, dass neue Information entsteht – allerdings nicht irgendeine Information. Denn im Wechselspiel mit der natürlichen Selektion bleibt nur diejenige davon erhalten, die bedeutungstragend – semantisch – für ihn ist, weil sie ihm erlaubt, sich seinem Verfall zu widersetzen. Denn wie alles in diesem Universum so ist auch er beständig davon bedroht. Wird nichts von ihm dagegen unternommen, verfällt seine Struktur unweigerlich. Als echt autonomes System kann der Zug des Lebens aber im Gegensatz zu dissipativen Strukturen selbst etwas tun, um seinem Verfall entgegenzuwirken. Er hat im wahren Sinne des Wortes eine Wahl – allerdings mit unterschiedlich hohen Freiheitsgraden. Doch die haben seiner *choosing autonomy* immerhin bereits auf Stoffwechselebene ausgereicht, den Grundstein für eine inzwischen schon über drei Milliarden Jahre andauernde Erfolgsgeschichte zu legen. In Ausübung seines freien Willens legt der Zug des Lebens sein eigenes, immer stärker verzweigtes Gleissystem an. Wie dem Wanderer im Gedicht Machados kein Weg, so ist auch ihm dafür kein Gleis vorgegeben. Stattdessen stehen ihm durch seinen Zugang zur Quantenwelt mögliche Gleisabzweigungen offen, zwischen denen er wählen, zu denen er die Weichen stellen und sie hernach befahren

---

[28] Vgl. Balázs 2007, S. 575, S. 579.
[29] Vgl. Görnitz und Görnitz 2008, S. 280.

kann. Erst mit seinem entschiedenen Befahren tritt ein tatsächliches, raumzeitlich wirksames Gleis in Erscheinung – analog dem Wanderer, der seinen Weg dadurch anlegt, dass er ihn begeht. *Laying down a path in walking*. Auf diese Weise konstruieren sich Lebewesen letztlich selbst. Ihr Sich-selbst-Erzeugen nannten die Biologen Maturana und Varela *Autopoiesis*. Letzterer umschreibt diesen Prozess in seinem Buchbeitrag, aus dem bereits zu Beginn dieses Kapitels zitiert wurde, auch als *in-forming*.[30] Interessanterweise beruht dieses *Sich-selbst-in-die-Form-Bringen* von Lebewesen tatsächlich auf der Erzeugung von bedeutungstragender In-Formation. Zu ihrer Entstehung leistet der Zug des Lebens kraft seiner Willensfreiheit selbst den entscheidenden Beitrag. So konstruiert er sich letztlich selbst – von der niedrigsten Stoffwechselebene bis hin zum menschlichen Bewusstsein. Seine *choosing autonomy* entspricht, wie es die Wissenschaftler Ruiz-Mirazo und Moreno in ihrem 2012 publizierten Artikel ausdrücken, der Kapazität seines Systems sich selbst zu definieren bzw. seine eigene Identität zu konstruieren.[31]

Wir konstruieren also unsere eigene Identität. Mit diesem Gedanken könnte sich auch der deutsche Philosoph Thomas Metzinger anfreunden. Spricht er doch davon, dass das Ego ein Produkt dynamischer Selbstorganisation sei. So jedenfalls heißt es in seinem 2010 erschienenen Buch *Der Ego Tunnel – Eine neue Philosophie des Selbst: von der Hirnforschung bis zur Bewusstseinsethik*.[32] Allerdings meint er aus den Erkenntnissen der Hirnforschung ableiten zu können, dass es sich bei dieser dynamischen Selbstorganisation um einen automatisch ablaufenden Prozess handele. Nun gut, vieles läuft bei uns automatisch – sozusagen per Autopilot – ab. Trotzdem werden dabei willensfreie Entscheidungen getroffen – jedenfalls wenn das zutrifft, wovon wir ausgegangen sind. Dann ist bereits der Stoffwechsel die erste Form der Freiheit, wie es der Philosoph Hans Jonas schon vor über 40 Jahren vorausdachte.[33] Würde Metzinger hier mitgehen? Das darf bezweifelt werden. Heißt es doch an anderer Stelle in seinem Buch, dass die Selbstorganisation einfach nichts mit dem zu tun habe, was wir meinten, wenn wir von „Auswahl" sprächen. Wenn man das naturwissenschaftliche Weltbild ernst nähme, dann gäbe es überhaupt keinen Vorgang der „Auswahl".[34] In den letzten Kapiteln ist hoffentlich deutlich geworden, dass sich der Vorgang der Auswahl, das Konzept eines wahrhaft freien Willens durchaus in ein naturwissenschaftliches Weltbild integrieren lässt – freilich nur in eines, das nicht deterministisch ist. Auch die Sichtweise, dass das Produkt dynamischer Selbstorganisation, das wir als „Ich" erleben, aus Auswahlprozessen – freien Willensentscheidungen – resultiert, ruht auf einem naturwissenschaftlichen Fundament, vielleicht sogar auf einem sichereren, als davon auszugehen, dass der Determinismus zutrifft … Folgen wir dieser Sicht, dann ist das, was wir als „Ich" erleben, das *Ergebnis* unserer freien Willensentscheidungen. Das mag nicht jedem schmecken. Denn intuitiv fühlt es sich wahrscheinlich eher so an, als seien wir „immer schon" da gewesen.

---

[30] Vgl. 1987, S. 52.

[31] Vgl. Ruiz-Mirazo und Moreno 2012, S. 29.

[32] Vgl. 2010, S. 23.

[33] Vgl. 2011, S. 17.

[34] Vgl. 2010, S. 192.

Doch dem ist offenbar nicht so. An diesem Punkt hat Metzinger Recht. Das Ego ist ein Produkt. Es ist nicht von Anfang an vorhanden, sondern entsteht im Laufe der Zeit – allerdings nicht durch automatisch ablaufende Prozesse ohne Möglichkeiten der Auswahl, sondern freie Willensentscheidungen. *Erst der freie Wille macht uns zu dem, was wir sind.* Würde uns daran liegen, diese Aussage in eine Kurzformel zu bringen, könnte sie *„Ich will, also bin ich"* lauten. Den Satz hätten wir allerdings nicht als Erste aus der Taufe gehoben. Ein französischer Philosoph kam bereits vor über 200 Jahren auf dieselbe Idee …

Literatur

Adami, C. (2012). The use of information theory in evolutionary biology. *Annals of the New York Academy of Sciences, 1256*(1), 49–65.

Balázs, A. (2007). The ontological roots of human science: The message of evolution – The physics of freedom (choice). *World Futures, 63*(8), 568–583.

Brembs, B. (2011). Towards a scientific concept of free will as a biological trait: Spontaneous actions and decision-making in invertebrates. *Proceedings of the Royal Society, 278*(1707), 930–939.

Görnitz, T., & Görnitz, B. (2008). *Der kreative Kosmos – Geist und Materie aus Quanteninformation.* Heidelberg: Spektrum Akademischer Verlag.

Görnitz, T., & Görnitz, B. (2016). *Von der Quantenphysik zum Bewusstsein: Kosmos, Geist und Materie.* Berlin/Heidelberg: Springer.

Johannsen, W. (2016). *Information und ihre Bedeutung in der Natur: Das Leben erfindet die Welt.* Berlin: Springer.

Jonas, H. (2011). *Das Prinzip Leben.* Berlin: Suhrkamp.

Kane, R. (2007). Libertarianism. In J. M. Fischer, D. P. R. Kane & M. Vargas (Hrsg.), *Four views on free will* (S. 5–42). Malden: Blackwell Publishing.

Kauffman, S. (2003). The emerence of autonomous agents. In N. H. Gregersen (Hrsg.), *From complexity to life: On the emergence of life and meaning* (S. 47–71). New York: Oxford University Press.

Kauffman, S., Logan, R. K., Este, R., Goebel, R., Hobill, D., & Shmulevich, I. (2008). Propagating organization: An enquiry. *Biology & Philosophy, 23*(1), 27–45.

Machado, A. (2001). *Campos de Castilla – Kastilische Landschaften.* Zürich: Ammann.

Maturana, H., & Varela, F. (2012). *Der Baum der Erkenntnis: Die biologischen Wurzeln menschlichen Erkennens.* Frankfurt a. M: Fischer Taschenbuch.

Metzinger, T. (2010). *Der Ego Tunnel – Eine neue Philosophie des Selbst: Von der Hirnforschung zur Bewusstseinsethik.* Berlin: Berlin Verlag GmbH.

Ruiz-Mirazo, K., & Moreno, A. (2012). Autonomy in evolution: From minimal to complex life. *Synthese, 185*(1), 21–52.

Shannon, C. E. (1948). A mathematical theory of communication. *The Bell System Technical Journal, 27*(3), 379–423, 623–656.

Varela, F. (1987). Laying down a path in walking. In W. I. Thompson (Hrsg.), *Gaia: A way of knowing – Political implications of the new biology* (S. 48–64). New York: Columbia University Press.

Wheeler, J. A., & Ford, K. (2000). *Geons, black holes, and quantum foam: A life in physics.* New York: Norton & Company.

Wiener, N. (1950). *The human use of human beings: Cybernetics and society.* Boston: Houghton Mifflin Harcourt.

Ich will, also bin ich

4

In diesem Kapitel soll verdeutlicht werden, dass nicht der freie Wille eine Illusion ist, sondern die Annahme, er werde vom „Ich" ausgeübt. Denn, was wir als „Ich" erleben, kommt erst durch unsere freien Willensentscheidungen zustande. Sie tragen als Akte der Selbst-Messung dazu bei, dass Information entsteht, die zu immer komplexeren Ganzen integriert wird – bis hin zu menschlichen Körpern, Gehirnen und unserem Ich-Bewusstsein. Weder das „Ich" noch das Bewusstsein treffen also irgendwelche Entscheidungen oder führen quantenphysikalische Messungen durch. Sie sind schlicht deren „End-Produkte". Ganz nutzlos ist das „Ich" allerdings nicht. Denn es erleichtert unsere Willensentscheidungen ungemein …

Erst der freie Wille
macht uns zu dem, was wir sind.
(Ruth Metten)

Als Wegbereiter der Aufklärung hatte der berühmte französische Philosoph, Mathematiker und Physiker René Descartes nach letzter Gewissheit gesucht. Dabei war er auf etwas gestoßen, dass sich, so Descartes in seinen Prinzipien der Philosophie, letztlich nicht mehr in Zweifel ziehen ließe. An allem könnte gezweifelt werden, aber nicht daran, dass wir existierten, wenn wir dächten. Deshalb sei *„Je pense, donc je suis"*[1] oder *„Ego cogito, ergo sum"* – wie er den Satz später aus seiner Muttersprache ins Lateinische übersetzte[2] – die gewisseste Erkenntnis, zu der wir gelangen könnten. Bis heute ist das leicht verkürzte Zitat *„Cogito ergo sum"* – *„Ich denke, also bin ich"* – wohl das Erste, was vielen einfällt, wenn sie nach Descartes gefragt werden. Was er mit dem französischen Wort „penser" bzw. seiner lateinischen

---

[1] Zitat aus dem *Discours de la méthode*, Teil 4, Abschn. 3 (Descartes 1996, S. 55). Die Schrift wurde von Descartes 1637 verfasst.

[2] Descartes 1644, Kap. 1, Abs. 4.

Übersetzung „cogitare" allerdings genau gemeint hat – wahrscheinlich mehr als das, was uns durch den Kopf geht, wenn wir von „denken" sprechen –, darüber streiten sich immer noch die Philosophengeister. Nichtsdestotrotz leitete Descartes aus diesem „Cogito" die Gewissheit ab, tatsächlich zu existieren. Mit diesem Gedanken setzte sich ca. 150 Jahre später[3] der französische Philosoph und Begründer der modernen, französischen Psychologie François-Pierre Gonthier Maine de Biran auseinander. Energisch hielt er dem kartesischen „Cogito, ergo sum" sein *„Volo, ergo sum"*[4] – oder wie es im französischen Originaltext heißt – sein *„Je veux, donc je suis"*[5] entgegen. Zutreffender erschiene ihm, wenn Descartes seine Gewissheit nicht aus dem „Cogito", sondern aus dem „Volo" gezogen hätte. Denn wir würden uns nicht als individuelle Personen erfahren, erlebten wir uns nicht als Wille.[6] Deshalb müsste es statt „Cogito, ergo sum" bei Descartes richtigerweise „Volo, ergo sum" – *„Ich will, also bin ich"* lauten.

Auch wenn Maine de Biran ausdrücklich sagt, dass der Wille – die Handlungsfreiheit – allein das „Ich" ausmache,[7] so wäre es doch sicher unzutreffend, ihm damit in den Mund legen zu wollen, dass sein *Volo, ergo sum* genau das zum Ausdruck bringen sollte. Vielmehr wird er dabei die Kraftanstrengung im Sinn gehabt haben, die bei Willensentscheidungen aufzubringen ist. Sie wäre es, die uns spüren ließe, dass wir als individuelle Personen existierten. Maine de Biran mag etwas anderes gemeint haben, dennoch lohnt es sich, seine Umformulierung des cartesischen „Cogito, ergo sum" aufzugreifen, weil sie genau auf den Punkt zu bringen vermag, was dieses Buch sagen will:

> Wir besitzen einen freien Willen,
>> und er ist es, der uns zu dem macht, was wir sind.
>> „Volo, ergo sum" – „Ich will, also bin ich"
>> oder besser noch:
>> *„Volens sum"* – *„Wollend bin ich"*.

Nicht der freie Wille ist eine Illusion, sondern dass ein „Ich" diesen Willen ausübt. Tatsächlich existiert kein noumenales[8] – rein gedankliches – Selbst, das spontan irgendwelche Kausalketten in Gang setzen kann in Form von freien Willensakten, wovon der berühmte deutsche Philosoph Kant noch ausging.[9] *Das „Ich" bewirkt selbst nichts, sondern kommt erst durch die getroffenen Entscheidungen zustande.*

Während der Zug des Lebens seine Fahrt fortsetzt, eröffnen sich ihm mögliche Gleisabzweigungen, zu denen er die Weichen stellt und so entscheidend dazu beiträgt, dass neue Information entsteht – aber nicht irgendeine Information. Im Wechselspiel

---

[3] Vgl. Funke 1947, S. 222.

[4] Vgl. ebd., S. 102.

[5] Oeuvr. inéd. III, S. 413.

[6] Vgl. Truman 1904, S. 25.

[7] de Biran 1977, S. 101.

[8] Als „noumenal" bezeichnet Kant „Gedankendinge", die nicht wie die „Phänomena" zu den Gegenständen der Erfahrung gehören.

[9] Vgl. Falkenburg 2012, S. 25.

mit der natürlichen Selektion konnte sich nur eine solche behaupten, die Bedeutung für ihn hat, weil sie dazu dient, sein beständig vom Verfall bedrohtes Dasein zu erhalten. Mit der Zeit gelang es ihm, diese bedeutsame Information zu immer komplexeren Ganzen zu integrieren. Dazu ist eine besondere Qualität an semantischer Information erforderlich. Dass die Quantenwelt für sie ebenfalls die Möglichkeiten bereithält, scheint angesichts der Tatsache, dass sie im Gegensatz zu der auf Vielheit beruhenden klassischen Physik henadisch[10] – auf Einheit ausgerichtet[11] – ist, wenig überraschend. In der Welt der Quantenphysik gibt es nichts Einzelnes. Daher nennt Görnitz sie auch eine Physik der Beziehungen.[12] Dort ist alles mit allem verbunden. Kein Wunder also, dass sie die Möglichkeiten in sich birgt, Einzelinformationen zu immer komplexeren Ganzen zusammenzufügen. So sind im Laufe der biologischen Evolution Körper und mit ihnen Gehirne entstanden, die einen immer höheren Komplexitätsgrad bei der Informationsverarbeitung aufweisen.[13] Unter ihnen ist das menschliche Gehirn wohl der (vorläufige?) Spitzenreiter. Nach heutigem Kenntnisstand soll es sogar das komplexeste Objekt im gesamten Universum sein.[14] Wir können uns dieses Organ wie eine knapp 1,5 kg schwere, überdimensionale Walnuss gallertartiger Konsistenz vorstellen. Es beinhaltet eine für die meisten sicher kaum vorstellbar große Zahl an Nervenzellen. Nahezu 1000 Milliarden dieser sogenannten Neuronen beheimatet der menschliche Schädel.[15] Das ist eine 1 mit 12 Nullen! Jedes einzelne Neuron sei, so der US-amerikanische Neurowissenschaftler Christof Koch, ein außerordentlich komplexer Informationsprozessor,[16] der Daten über Kontaktstellen zu anderen Nervenzellen – sogenannte Synapsen – sammele, verarbeite und weiterleite.[17] Nervenzellen funktionieren also im Prinzip wie Transistoren[18] in einem Computer. Jede von ihnen ist mit anderen Neuronen über bis zu 10.000 Synapsen verbunden. Im gesamten Gehirn finden sich ca. 1000 Billionen (1000 × 1000 Milliarden) dieser Synapsen.[19] Berücksichtigen wir ferner, dass, so Koch, schon ein paar Bits nötig seien, um die Größe des Einflusses zu bestimmen, den eine Synapse auf das Neuron ausübe, mit dem sie in Kontakt stehe,[20] dann lässt sich annähernd erahnen, welche enorme Menge an Information das menschliche Gehirn zu verarbeiten imstande ist. Jüngsten Schätzungen zufolge vermag es pro Sekunde mit einer Feuerrate

---

[10] Von griech. *hen* (τό 'ἐν), was übersetzt *das Eine* bedeutet.

[11] Vgl. Görnitz und Görnitz 2008, S. 12, 75 f., 87 f.

[12] Vgl. Görnitz 2006, S. 106, S. 112, S. 206.

[13] Vgl. Adami 2012, S. 59.

[14] Vgl. Koch 2013, S. 2.

[15] Vgl. Meier 2017.

[16] Vgl. 2013, S. 209.

[17] Vgl. ebd., S. 26.

[18] Transistoren sind Bauelemente eines Computers, die elektrische Signale schalten und verstärken. Vgl. Koch 2013, S. 26 dazu, dass Nervenzellen wie Transistoren funktionieren.

[19] Vgl. Meier 2017.

[20] Vgl. Koch 2013, S. 220.

von einem Hertz[21] eine Informationsmenge von ca. 2500 Gigabyte zu erzeugen[22] – das sind ca. 20 Billionen Bits. Etliche von ihnen werden dazu dienen, zahlreiche andere zu komplexen Gestalten zusammenzufügen.[23]

Mit dieser außerordentlich hohen Fähigkeit, Information zu integrieren, geht auch ein hoher Grad an Bewusstsein einher – sofern die *Theorie der integrierten Information* des Psychiaters und Neurowissenschaftlers Giulio Tononi von der University of Wisconsin, Madison, zutrifft. Nach ihr gehören nämlich die Fähigkeit, Information zu integrieren, und Bewusstsein untrennbar zusammen. Bewusstsein entspreche, so Tononi, der Kapazität eines Systems, Information zu integrieren.[24] Je größer diese Fähigkeit, der er die Bezeichnung Φ[25] gab, umso höher sei auch die Quantität der bewussten Erfahrung.[26] Sie entwickelt sich allerdings erst im Laufe unseres Lebens. Ein hohes Maß an Bewusstsein besteht nicht von Anfang an. Keiner kommt damit zur Welt. Stecken wir noch in den Kinderschuhen, findet die Informationsverarbeitung vorwiegend lokal, innerhalb umschriebener Hirnregionen statt. Erst mit zunehmendem Lebensalter wird sie immer globaler, integrierter[27] und damit bewusster. Das ist wohl auch der Grund dafür, warum wir uns an Geschehnisse aus unserer frühen Kindheit so gut wie gar nicht erinnern können. Der Integrationsgrad ihrer Information ist einfach noch zu gering, weswegen sie unbewusst bleiben. Wissenschaftler nennen dieses Phänomen *infantile Amnesie*.[28]

Im virtuellen Raum seines Bewusstseins vermag der Zug des Lebens nun – um in unserem Bild zu bleiben – auf Gleisen unterwegs zu sein, ohne sie tatsächlich zu befahren. So gelingt ihm, vorab zu erkunden, in welchen Zuständen er ist bzw. sein kann und wie sie sich unter bestimmten Umweltbedingungen verändern lassen. Bewusstsein erlaubt ihm im wahren Sinne des Wortes *mentale Probefahrten*. Nicht tatsächlich fahren zu müssen, um herauszufinden, ob er damit erfolgreich sein wird,[29] kann als Vorteil für den Zug des Lebens kaum überschätzt werden. Ersparen ihm die inneren Testfahrten doch schwerwiegende Konsequenzen aus Fehlschlägen, die auf diese Weise schon vorauszusehen sind. Und dies tun sie umso effektiver, je präziser der virtuelle Raum des Bewusstseins die tatsächlichen Gegebenheiten wiedergibt. Deshalb ist von einem Selektionsdruck hin zu immer genaueren, inneren Modellen vom Zug des Lebens in seiner Welt auszugehen. Diese werden über das sensomotorische Feedback[30] beständig aktualisiert – erhalten sozusagen fortwährend ein Update –, um stetig verlässlichere Voraussagen zu gewährleisten.[31]

---

[21] Hertz gilt als Einheit der Frequenz und gibt die Anzahl der Schwingungen pro Sekunde an.

[22] Vgl. Meier 2017.

[23] Vgl. Koch 2013, S. 225.

[24] Vgl. Tononi 2004, S. 1.

[25] Φ ist das Zeichen für Phi, der 21. Buchstabe des griechischen Alphabets.

[26] Vgl. Nir und Tononi 2010, S. 95; vgl. Koch 2013, S. 225.

[27] Vgl. Mišić et al. 2010, S. 2667, S. 2673 f.

[28] Vgl. Roth und Strüber 2014, S. 201.

[29] Vgl. Kotchoubey 2010, S. 191.

[30] Rückmeldungen über die Sinnesreize und den Bewegungsapparat.

[31] Vgl. Brembs 2011, S. 935.

4.1   Das Ich in seiner Welt

Für verlässliche Voraussagen ist es unerlässlich, im inneren Modell sauber zwischen den Einflüssen der Umwelt und den eigenen unterscheiden zu können. Auch hier hat die Natur wieder eine clevere Technik entwickelt, einen Mechanismus, durch den wir realisieren, welcher Anteil der wahrgenommenen Reize von uns hervorgerufen wird und welcher nicht.[32] Er wurde in den 50er-Jahren des letzten Jahrhunderts vom deutschen Biologen Erich von Holst gemeinsam mit seinem Kollegen Horst Mittelstaedt entdeckt und Reafferenzprinzip genannt.[33] Was ist darunter zu verstehen? Angenommen, wir sind entschieden, etwas tun zu wollen. Mit dem Reafferenzprinizip ist nun folgendes gemeint: Noch bevor es bei uns zur Bewegung komme, werde, so der Biologe und Philosoph Gerhard Roth, ein inneres Erwartungsmodell für die sensomotorische Rückmeldung darauf entworfen,[34] und dieses dann nach erfolgter Tat mit der tatsächlichen Rückmeldung verglichen. Seien die Abweichungen gering, dann zeige das dem System: „Das war ich!" Seien sie hingegen groß, dann signalisiere dies, dass nicht alles so, wie geplant, abgelaufen sei. Und wenn keine sonstigen dafür verantwortlichen Faktoren erkannt würden, dann könne die Schlussfolgerung nur lauten: „Das war ich nicht!".[35] Stimmt also das vorab entworfene Erwartungsmodell mit der sensomotorischen Rückmeldung nach der Tat überein, dann darf mein System getrost annehmen: „Das war ich, der das bewirkt hat!" Eine beruhigende Feststellung. Mein inneres Modell erlaubt Voraussagen mit hinreichender Präzision. Es besteht keine Notwendigkeit, aktiv zu werden, etwas an ihm zu korrigieren. Wenn ich mich schon einmal gefragt haben sollte, warum es mir unmöglich ist, mich selbst zu kitzeln, dann liegt die Antwort nun auf der Hand: Wir reagieren normalerweise nicht auf sensorische Reize, die von uns selbst hervorgerufen wurden.[36] Hier fehlt der Überraschungseffekt. Alles ist so abgelaufen, wie geplant. Anders jedoch, wenn es an ausreichender Deckungsgleichheit zwischen dem Erwartungsmodell und der sensomotorischen Rückmeldung mangelt. Wider Erwarten war ich das dann nicht. Ein äußerer Faktor muss am Werk gewesen sein, der bislang noch nicht berücksichtigt wurde. Jetzt besteht Handlungsbedarf. Das innere Modell vom „Ich" und der „Außenwelt" muss entsprechend korrigiert werden, um künftig noch genauere Vorhersagen zu ermöglichen. Zu Recht stellt deshalb der Neurogenetiker Björn Brembs fest, dass die Erfahrung, etwas tun zu wollen und dies dann erfolgreich auszuführen, absolut zentral dafür sei, dass sich ein Selbst entwickle.[37]

Und das braucht Zeit. Kaum einem Kind gelingt, sich im Spiegel zu erkennen, bevor es 18 Monate alt ist. Etliche brauchen dafür deutlich länger. Doch damit haben sie noch kein voll ausgebildetes Ich-Bewusstsein. Jedenfalls nicht in dem

---

[32] Vgl. ebd., S. 936.

[33] Vgl. von Holst und Mittelstaedt 1950.

[34] Vgl. Haggard et al. 2004, S. 647.

[35] Vgl. 2010, S. 165.

[36] Vgl. Brembs 2011, S. 935.

[37] Vgl. ebd., S. 936.

Umfang, wie es sich einige Jahre später bei ihnen herausgebildet hat. Dann verstehen sie beispielsweise, dass es Überzeugungen geben kann, die nicht der Realität entsprechen, und dass ihre Gedanken nicht die der Anderen sind, in die sie sich aber hineinversetzen können. Sie haben eine *Theory of Mind* entwickelt, wie die Wissenschaftler sagen.

Ich-Bewusstsein zu entwickeln, dauert also Jahre. Über den jeweiligen Abgleich zwischen Erwartungsmodell und sensomotorischem Feedback erfolgt dessen ständige Aktualisierung. Fortwährend erhält es sozusagen ein Update[38] – und nicht nur das Ich-Bewusstsein. Auch an dem, was im inneren Modell der „Außenwelt" zugeordnet wird, werden andauernd Korrekturen vorgenommen, um künftig noch genauere Vorhersagen zu ermöglichen.

Wird das Gehirn beim mentalen Probefahren durch das innere Modell beobachtet, werden „Ich" und „Außenwelt" dabei sogar sichtbar. Denn dann sind in ihm jeweils unterschiedliche Netzwerke aktiv. Da schauen wir jetzt einmal genauer hin …

Im Gehirn tut sich beständig etwas – jedenfalls solange der Hirntod noch nicht eingetreten ist. Das war Wissenschaftlern lange unbekannt. Dachten sie damals doch, dass das Gehirn nur aktiv wäre, wenn man es auch in Anspruch nähme. Der deutsche Neurologe und Psychiater Hans Berger belehrte sie eines Besseren, was ihn allerdings einiges an Überzeugungskraft kostete. Den Physiker Max Planck hätte es nicht gewundert. Bemerkte er doch einmal, dass Irrlehren der Wissenschaft 50 Jahre bräuchten, bis sie durch neue Erkenntnisse abgelöst würden, weil nicht nur die alten Professoren, sondern auch deren Schüler aussterben müssten.[39] Solange hat es bei Berger nicht gedauert, wahrscheinlich auch deshalb, weil er Messbares und Replizierbares vorweisen konnte. 1924 hatte er an der Universität Jena die Enzephalografie entwickelt, eine Methode, mit der die summierte elektrische Aktivität der Nervenzellen der Hirnrinde über Spannungsschwankungen an der Kopfoberfläche gemessen werden kann. Im ersten Kapitel dieses Buches war davon bereits die Rede. Berger stellte mittels seiner neuen EEG-Ableitungen fest, dass im Gehirn – entgegen der damals gängigen Auffassung der Wissenschaftler – niemals Ruhe herrschte. Zwar waren die Hirnströme unterschiedlich ausgeprägt, flossen aber fortwährend. Für unser Gehirn scheint offenbar in besonderer Weise zu gelten, was schon dem griechischen Philosophen Heraklit im 5. vorchristlichen Jahrhundert – besser gesagt, seinem Schüler Katylos, von dem der Satz eigentlich stammen soll – klar war: Panta rhei[40] – Alles fließt. Beständig fließt Strom durch unser Gehirn. Permanent feuern Millionen Nervenzellen gleichzeitig.

Vielleicht stellen wir uns einmal vor, wir säßen einfach nur so da. Das soll ja schon mal vorkommen. Nichts steht gerade an. Keine Aufgabe muss ausgeführt werden. Wir sind – wie die Neurowissenschaftler sagen würden – im *resting state*, dem Ruhezustand.[41] Vor der bahnbrechenden Entdeckung von Hans Berger hätte

---

[38] Vgl. ebd., S. 936.

[39] Planck 1933, S. 267.

[40] Das πάντα ῥεῖ wird Heraklit von Ephesus (544–484) zugeschrieben bei Simplikios, einem spätantiken Kommentator der Schriften Aristoteles (De coelo Γ, 1; 298 b).

[41] Vgl. Northoff 2014, S. 70.

man noch gedacht, dass jetzt auch im Gehirn Stille herrscht. Doch das ist nicht der Fall. Wenn wir auf keine äußeren Reize reagieren müssen, einfach nur so dasitzen, ist unser Gehirn ausgesprochen aktiv. Das, was dabei in ihm geschieht, wird *resting state activity* – Ruhezustandsaktivität – genannt. Der Begriff scheint etwas unglücklich gewählt, da er nahelegen könnte, dass es sich um Aktivität handelt, die das Gehirn zeigt, wenn es selbst im Ruhezustand ist.[42] Tatsächlich ruht das Gehirn nie. Gerade, wenn wir nichts zu tun haben, ist es sogar ganz besonders aktiv. 60–80 % seines Energiebudgets werde dann verbraucht, so der amerikanische Neurowissenschaftler Marcus Raichle in einem seiner Artikel, der 2010 unter dem Titel *The brain's dark energy* erschien.[43] Enorm viel Energie wird also ausgerechnet dann konsumiert, wenn aktuell gar nichts Dringendes ansteht. Was macht das Gehirn damit? Es nutzt sie, um durch seine Netzwerke zu browsen.[44]

Grob gesprochen, sind es vorrangig zwei, die dabei aufgesucht werden. Das eine zeigt Aktvität, wenn wir uns mit der „Außenwelt" beschäftigen, das andere, wenn das eigene „Ich" abgefahren wird. Allerdings sind beide Netzwerke selten zugleich aktiv. In der Regel antikorrelieren sie, wie es im Fachjargon der Neurowissenschaftler heißt. Feuert das eine, schweigt das andere – und umgekehrt.[45]

Mit modernen, bildgebenden Verfahren lassen sich Netzwerke von Nervenzellen im Gehirn heute sichtbar machen. Als Erster entdeckte so Marcus Raichle mit seinen Kollegen von der Washington University in St. Louis das Netzwerk, das rührig ist, wenn es um uns selbst geht. Er nannte es *Default Mode Network*.[46] Seine Nervenzellen feuern bei Inhalten, die mit dem eigenen „Ich" zu tun haben, selbstreferenziell sind, wie die Neurowissenschaftler sagen: Wenn wir uns erleben, auch in Bezug zu anderen, über uns nachdenken, Selbstreflexion betreiben, etwas persönliche Relevanz zuschreiben, über unsere Zukunft oder Vergangenheit tagträumen. Kurzum, tritt „Das bin ich!" in Erscheinung, ist dieses Netzwerk aktiv.[47] Beschäftigen uns hingegen äußere Stimuli, selbst wenn diese aktuell gar nicht vorhanden sind, weil wir beispielsweise mit geschlossenen Augen einfach nur ruhig dasitzen, dann blitzt ein anderes Netzwerk auf. Es wird *Dorsal Attention Network* genannt.[48]

Wo liegen diese beiden Netzwerke im Gehirn? Stellen wir uns das menschliche Gehirn als überdimensionale Walnuss vor, die in der Mitte durchgeschnitten wurde. Jetzt gibt es zwei Möglichkeiten, die entstandenen Hälften zu betrachten. Entweder sehen wir von außen auf sie. Das wäre dann die laterale Ansicht. Oder wir schauen auf die Fläche, die nach Durchtrennung der Verbindung zwischen den beiden Hälften einsehbar geworden ist – die mediale Seite. Abb. 4.1 auf der nächsten Seite gibt beide Ansichten des Gehirns wieder.

---

[42] Vgl. Northoff 2014, S. 75.

[43] Vgl. Raichle 2010, S. 47.

[44] Vgl. Northoff 2012, S. 6; vgl. Northoff 2014, S. 87 f.

[45] Vgl. Fox et al. 2005; siehe allerdings auch Dixon et al. (2017, S. 646) dazu, dass die beiden an dieser Stelle im Text genannten Netzwerke nicht strikt antikorrelieren.

[46] Raichle et al. 2001.

[47] Vgl. Carhart-Harris et al. 2014, S. 7, S. 15, S. 21–23, S. 36.

[48] Vgl. Vincent et al. 2008, S. 3334; vgl. Carhart-Harris et al. 2014, S. 36.

Sehen wir sie an, dann dürfte sofort zu erkennen sein, dass die mediale Seite überwiegend weiße Flecken aufweist, die laterale Seite hingegen dunkelgraue. Eine übereinstimmende Farbgebung zeigt die Zugehörigkeit zu einem bestimmten Netzwerk an. Weiß sind jene Zentren markiert, die dem Default Mode Network angehören. Die Farbe Dunkelgrau kennzeichnet anatomische Bereiche, die dem Dorsal Attention Network zugeordnet werden. Die unterschiedlichen Farben wurden allerdings nicht nur gewählt, um Netzwerkzugehörigkeiten deutlich zu machen. Tatsächlich markieren sie auch, wie aktiv das jeweils von ihnen eingefärbte Zentrum ist. Weiß steht hier für einen hohen Grad an Aktivität, Dunkelgrau weist auf einen niedrigen hin. Damit bringt Abb. 4.1 mit der Darstellung des Gehirns von medial und lateral auch die Antikorrelation der Aktivitäten im Default Mode Network und Dorsal Attention Network zum Ausdruck. Ist das eine aktiv, schweigt das andere. Dass das Default Mode Network und das Dorsal Attention Network selten gleichzeitige Aktivierung erfahren, hat einen guten Grund. Andernfalls ließe sich nämlich, so Robin Carhart-Harris, Leiter der Forschungsgruppe für psychedelische Drogen am Imperial College in London, nicht mehr auseinanderhalten, was zum „Ich" und was zur „Außenwelt" gehört.[49] Im Drogenrausch oder bei meditativer Versunkenheit unklar darüber zu werden, wo „Ich" aufhöre und die „Außenwelt" beginnt, extrem durchlässige Ichgrenzen zu erleben, mag eine interessante, ja sogar zutiefst bedeutsame Erfahrung für uns sein. Beides sauber voneinander unterscheiden zu können, ist jedoch für das eigene Überleben so wichtig wie die Zellmembran für die Zelle.

Der Weg zum Ich-Bewusstsein ist lang. Nicht minder der zum Gegenstandsbewusstsein, wie der deutsche Psychiater und Philosoph Karl Jaspers das Bewusst werden all dessen nennt, was uns gegenübersteht, zur Außenwelt gehört.[50] Beides zu entwickeln braucht Zeit. Zahllose Willensakte gehen ihnen voraus, die den im wahren Sinne des Wortes entscheidenden Beitrag dazu leisten, dass ein ausreichend

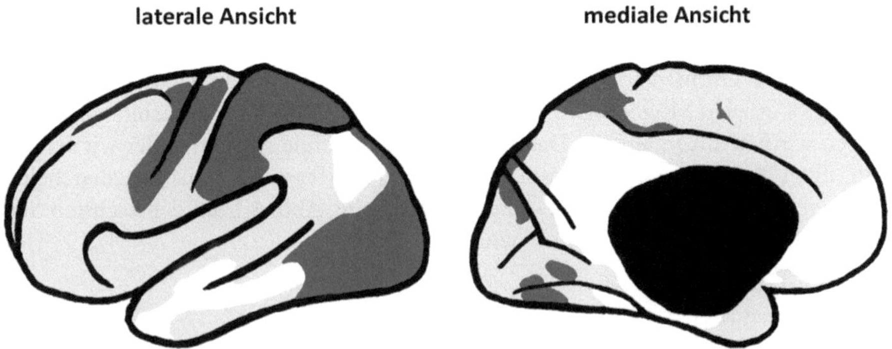

Abb. 4.1 Laterale und mediale Ansicht des Gehirns. Zentren des *Default Mode Networks* dargestellt in Dunkelgrau, des *Dorsal Attention Networks* in Weiß

---

[49]Vgl. Carhart-Harris et al. 2014, S. 36.

[50]Vgl. Jaspers 1973, S. 105; zum Begriff des Gegenstandsbewusstseins auch ebd., S. 51 f.

hoher Grad an Informationsintegration und damit Bewusstsein entsteht. Zu Recht stellen deshalb die beiden britischen Psychologen David A. Oakley und Peter W. Halligan in einem Artikel, den sie kürzlich gemeinsam veröffentlichten, fest, dass Bewusstsein ein „End-Produkt", aber keine Ursache von irgendetwas sei. Es kontrolliere nichts, auch wenn die meisten von uns das glauben würden. Aber das sei eine falsche Vorstellung,[51] ebenso wie die landläufige Meinung, dass es sich beim freien Willen, der Fähigkeit, nicht-determiniert, aber auch nicht-zufällig zwischen verschiedenen Optionen wählen zu können, um eine Funktion des Bewusstseins handele.[52] Dem widerspricht auch der Inhalt dieses Buches. *Ich- und Gegenstandsbewusstsein entstehen durch freie Willensakte – nicht umgekehrt.*

4.2 Bewusstsein misst nichts

Kann Bewusstsein keine Entscheidungen treffen, dann ist – nebenbei bemerkt – eine Interpretation der Quantenphysik so nicht mehr haltbar. Bisher gingen wir von der Standardinterpretation der Quantenphysik aus. Sie gilt als eine Version der Kopenhagener Deutung, die vor fast 100 Jahren maßgeblich von den beiden Physikern Niels Bohr und Werner Heisenberg während ihrer Zusammenarbeit in Kopenhagen begründet wurde.[53] Daher auch ihr Name.[54]

Der Standardinterpretation zufolge existieren Quantenobjekte, bevor sie gemessen werden, gar nicht tatsächlich,[55] sondern nur als Möglichkeiten, weswegen Heisenberg ihrer „merkwürdigen Welt" auch den Namen „Potentia" gab. Damit aus Möglichem Tatsächliches wird, bedarf es, wie wir bereits wissen, des Aktes der Messung. Nur, was ist darunter zu verstehen? Eine Frage, die Quantenphysiker bis heute beschäftigt. Sie wird Messproblem genannt. Manche Wissenschaftler versuchen, es zu umgehen, indem sie negieren, dass überhaupt eine Messung stattfindet. Sie wäre in der Tat überflüssig, wenn gar nicht zwischen einer der Möglichkeiten entschieden werden müsste, weil einfach alle, wie in der Viele-Welten-Interpretation des Physikers Hugh Everett, tatsächlich verwirklicht sind – allerdings in unterschiedlichen Universen. Dann gäbe es eines, in dem ich jetzt dieses Buch läse und parallel dazu ein anderes, in dem mir stattdessen ein Freund am Telefon von seinem Urlaub erzählte. Trifft zu, was diese Theorie besagt, dann würde alles, was möglich ist, auch geschehen, allerdings niemals in derselben Welt. Damit tun sich, wie wahrscheinlich unschwer zu erkennen ist, neue Probleme auf. Denn wir können nur eine

---

[51] Vgl. Oakley und Halligan 2017, S. 1, S. 5.

[52] Vgl. Oakley und Halligan 2017, S. 12.

[53] Allerdings stimmten Bohr und Heisenberg niemals gänzlich darin überein, wie der mathematische Formalismus der Quantenmechanik zu verstehen sei, und keiner von ihnen gebrauchte den Ausdruck „Kopenhagener Deutung" als Oberbegriff für ihre Ideen (vgl. Faye 2014, S. 1).

[54] Erstmalig taucht der Begriff „Kopenhagener Deutung" bei Heisenberg (1955) auf (vgl. Faye 2014, S. 23).

[55] Vgl. Rae 2017, S. 48, 52 f., 55 f.

Welt beobachten, während uns zu allen anderen der Zugang fehlt. Wie lässt sich dann aber sicher sagen, dass diese überhaupt existieren?

Neben der Viele-Welten-Interpretation gibt es noch weitere Erklärungsversuche, die aufzuführen, an dieser Stelle sicher zu weit gehen würde.[56] Keinem gelang es bislang allerdings, die Kopenhagener Deutung von ihrer dominierenden Position unter den Interpretationen zu verdrängen. Auch hat sie sich ungeachtet des Messproblems in der Praxis bestens bewährt.[57] Insofern bezieht sich auch dieses Buch auf sie.

Aber damit bleibt die Frage nach der Messung. Wodurch kommt sie zustande? Um auf diese Frage eine Antwort zu finden, haben sich schon viele Wissenschaftler den Kopf zerbrochen. Einige von ihnen dachten, sich auf Heisenberg berufen zu können, wenn sie dem Bewusstsein des Beobachters die entscheidende Rolle dabei zuwiesen. In der Tat spricht Heisenberg in seinem Buch *Physics and Philosophy* davon, dass es der Akt der Beobachtung sei, der aus allen Möglichkeiten diejenige auswähle, die sich dann tatsächlich verwirkliche.[58]

Wenn es der Akt der Beobachtung sein soll, der den Übergang vom Möglichen zum Tatsächlichen hervorruft – wo genau findet er statt? Der ungarisch-amerikanische Mathematiker John von Neumann brachte bereits 1932 in seinem Buch, das unter dem Titel *Mathematical Foundations of Quantum Mechanics* erschien, den Gedanken auf, dass sich dieser Übergang im Prinzip an jedem Punkt auf der Strecke zwischen der physikalischen Messapparatur einerseits und der subjektiven Wahrnehmung des Beobachters andererseits vollziehen könne. So öffnete er die Tür, das Bewusstsein des Beobachters dafür verantwortlich zu machen, dass Mögliches zu Tatsächlichem wird. Dafür sprachen sich bereits 1939 die Physiker Fritz London und Edmond Bauer, später auch der Physiker Eugene Wigner und nach ihnen noch zahlreiche andere aus. Gegenwärtig versuchen der Philosoph David Chalmers und sein Kollege Kelvin McQueen den Akt der Messung dadurch zu präzisieren, dass sie ihn als eine Eigenschaft von Objekten – eine sogenannte m-property – definieren. Mit einer solchen m-property könne, so die beiden Philosophen in ihren Vorträgen, durchaus auch das Bewusstsein ausgestattet sein.[59]

Konsequent weitergedacht ist der Gedanke, dem Bewusstsein des Beobachters die Verantwortung dafür zuzuschreiben, dass aus Möglichem Tatsächliches wird, in der Lage, bunte Blüten zu treiben. Wie der Quantenphysiker Alastair Rae von der University of Birmingham erklärt, meinen einige Menschen, daraus ableiten zu können, die Existenz der materiellen Welt hänge allein vom Bewusstsein ab,

---

[56] Für eine ausführliche Darstellung der verschiedenen Interpretationen s. Rae 2017.

[57] Vgl. Rae 2017, S. 88, 101 f.

[58] Vgl. Heisenberg 1958, S. 54.

[59] Vgl. Vortrag von David Chalmers zum Thema *Consciousness and the Collapse of the Wave Funktion*, veröffentlicht auf YouTube am 03.08.2014 unter https://www.youtube.com/watch?v=DIB-T6E2GtjA (zugegriffen am 19.11.2017); vgl. Vortrag von Kelvin McQueen zum Thema *Wave-function collapse theories of consciousness*, veröffentlicht auf YouTube am 26.05.2016 unter https://www.youtube.com/watch?v=R-jOfW9UIEA (zugegriffen am 19.11.2017).

zuweilen gar nur vom eigenen.[60] Eine Schlussfolgerung, die wahrscheinlich schwer zu überzeugen vermag, oder? Zumindest Einstein hatte seine liebe Not, sich auf sie einzulassen. Bei einem abendlichen Spaziergang mit dem Physiker Abraham Pais vom Institute for Advanced Study in Princeton nach Hause, soll er plötzlich innegehalten und seinen Begleiter gefragt haben, ob dieser wirklich glaube, dass der Mond nur existiere, wenn er ihn betrachte?[61]

Es mag uns überraschen, aber Heisenberg hätte diese Frage wohl verneint. Lesen wir nämlich an der eben zitierten Stelle in seinem Buch *Physics and Philosophy* weiter, dann erfahren wir von ihm, dass es nicht der psychische, sondern der physikalische Akt der Beobachtung sei, den er meine. Dieser bestehe in der Interaktion des Quantenobjekts mit dem Messapparat, bei der sich der Übergang vom Möglichen zum Tatsächlichen unmittelbar vollziehe. Nachdrücklich betont er noch einmal, dass dieser Übergang nichts damit zu tun habe, dass das Messergebnis im Geist des Beobachters registriert werde.[62]

Ginge es nach Heisenberg – und übrigens auch nach Bohr[63] –, dann sind Bewusstsein und Messung eindeutig zwei Paar Schuhe. Das stimmt gut zu dem, was Oakley und Halligan sagen. Bewusstsein sei ein End-Produkt und keine Ursache von irgendetwas. Es treffe keine Auswahl, habe keinen freien Willen und nimmt – wie wir ergänzen könnten – keine Messung vor. Schlechte Nachrichten für all jene, die das Messproblem mit seiner Hilfe lösen wollen. Auf der Suche nach dem Urheber des Messaktes dürfte das Bewusstsein wohl aus dem Rennen sein. Was aber bewirkt dann den Übergang vom Möglichen zum Tatsächlichen? Für Heisenberg ist es die Interaktion zwischen dem Messapparat und dem Quantenobjekt. Das kann durchaus sein. Nur wie kommt der Messapparat zum Quantenobjekt?

4.3 Selbst-Messung

Bereits zu Beginn der 1970er-Jahre hat der amerikanische Physiker und Biologe Howard H. Pattee, der aus dem zweiten Kapitel dieses Buches noch bekannt sein dürfte, hierzu eine interessante Idee entwickelt.[64] In einem Artikel, den er über zwei Jahrzehnte später unter dem Titel *The limitations of formal models of measurement, control, and cognition* publizierte, greift er sie erneut auf. Darin erklärt er, dass es die Fähigkeit zur Messung sei, die lebende von nicht-lebender Materie fundamental unterscheide. Das betreffe nicht nur gegenwärtig existierende Lebewesen, sondern dieser Unterschied habe schon beim Ursprung des Lebens bestanden. Jede Theorie, die Leben erklären wolle, müsse deshalb den Messvorgang miteinbeziehen.[65] Wer die beiden vorangegangenen Kapitel dieses Buches gelesen hat, den dürfte diese

---

[60] Vgl. 2017, S. 66, 133.

[61] Vgl. Pais 1979, S. 907.

[62] Vgl. 1958, S. 54; vgl. Faye 2014, S. 25.

[63] Vgl. Faye 2014, S. 26 f.

[64] Pattee 1971.

[65] Vgl. Pattee 1993, S. 115.

Aussage kaum überraschen. Leben gedeiht in Freiheit. Ohne die Fähigkeit, Messungen vornehmen, zwischen Möglichkeiten auswählen und damit Pfade beschreiten zu können, die dem beständig drohenden Verfall, wie ihn der 2. Hauptsatz der Thermodynamik unerbittlich vorgibt, zumindest eine Zeit lang entgegenwirken, kein Leben. Schon seine dunklen Anfänge, die auf diesem Erdball Milliarden Jahre zurückliegen, Stoffwechselprozesse, am ehesten in einer Art Ursuppe, stellen die erste Form der Freiheit dar. Zwar ist der freie Wille auch für die Biologen Martin Heisenberg und Björn Brembs eine Eigenschaft des Lebens. Die Fähigkeit zur Messung sprechen sie letzterem jedoch nicht ausdrücklich zu. Steht Pattee allein mit seiner Idee? Keineswegs. Andere Wissenschaftler gelangten ebenfalls zu der Überzeugung, dass Leben und die Fähigkeit zur Messung untrennbar miteinander verbunden sind.[66] Einer von ihnen ist der ungarische Biologe András Balázs. In seinem Buch, das 2016 unter dem Titel *Spontaneous symmetry breaking of time, natural symbols in biosystems: Quantum theoretical investigations of the origin and existence of life* erschien, heißt es, dass Leben sich und seine Umgebung seit Beginn seiner Entwicklung durch Prozesse der Messung kontrolliere.[67] Nicht Bewusstsein, sondern das Leben selbst nimmt Messungen vor, ja es ist erst durch diese Akte der Auswahl, bei denen Mögliches in Tatsächliches übergeht.

Wo aber finden sie statt? Wahrscheinlich doch in den Lebewesen selbst. Stimmt, deshalb spricht der japanische Biophysiker Koichiro Matsuno auch von *internal measurement* – interner Messung.[68] Diese internen Messungen tragen im wahren Sinne des Wortes entscheidend dazu bei, dass neue Information entsteht, mit der es Lebewesen gelingt, sich und die Umgebung zu kontrollieren, will heißen, Mittel und Wege zu finden, ihrem ansonsten unerbittlich drohenden Verfall wenigstens für eine Weile entgegenzuwirken. Sie messen in der Innenwelt, kontrollieren dadurch aber ebenfalls die Außenwelt. So hoch entwickelte Exemplare wie wir entwerfen und bauen dazu sogar Messapparate. Dasselbe erklärt auch Pattee einige Zeilen vor der oben zitierten Stelle in seinem Artikel aus dem Jahr 1993. Wir wählten nicht nur, was wir, wo, wann messen würden, sondern ebenso das Design und die Konstruktion des Messapparates.[69] Interne Messungen befähigen Lebewesen, Messapparate zu gestalten, durch deren Interaktion mit den Quantenobjekten abermals Übergänge von Möglichem zu Tatsächlichem vollzogen werden. Damit sind wir wieder ganz nah bei dem, wovon bereits die Gründerväter der Kopenhagener Deutung, Niels Bohr und Werner Heisenberg ausgegangen waren. Letzterer brachte zwar den Akt der Beobachtung ins Spiel, machte aber, wie wir bereits erfuhren, deutlich, dass dieser physikalisch und nicht psychisch zu verstehen sei, er also nichts damit zu tun habe, dass das Messergebnis im Geist des Beobachters registriert werde. Vielmehr sollte es wesentlich auf die Interaktion zwischen Messapparat und Quantenobjekt ankommen. Auch Bohr wurde niemals müde, die Bedeutung des Messapparates an-

---

[66] Stern 1964; Conrad 1989; Rosen 1996; Liberman und Minina 1997; Matsuno 1989, 2017; Igamberdiev 1993, 2003, 2004, 2012; Gunji et al. 1997; Balázs 2007.

[67] Vgl. 2016, S. 206, 64 f.

[68] Matsuno 1989, 1993, 1995, 1996, 2017.

[69] Vgl. 1993, S. 115.

stelle jedweder direkten Einflussnahme durch den Beobachter zu betonen.[70] Mit der auf Pattee zurückgehenden Interpretation, sind wir sozusagen *back to the roots*, wieder bei den ursprünglichen Gedanken von Bohr und Heisenberg angekommen – eine Auffassung, der, wenn es um die Interpretation der Ergebnisse quantenphysikalischer Experimente geht, auch namhafte Quantenphysiker der Gegenwart den Vorzug geben.[71] Die Antwort auf die Frage, was es denn sei, dass bei solchen quantenphysikalischen Experimenten den Übergang von Möglichem in Tatsächliches bewirke, liegt also nicht im Bewusstsein des Beobachters, sondern eher in seiner Fähigkeit zur internen Messung, die ihn letztlich auch Messapparate gestalten lässt.

Und wo wir gerade schon einmal dabei sind, mit Mythen aufzuräumen, Bewusstsein nimmt nicht nur keine Messungen vor, sondern wir sind auch zu deutlich weniger in der Lage, als manche Menschen uns glauben machen wollen. Denn wir erzeugen die Möglichkeiten nicht, wir wählen nur unter ihnen aus.[72] Das ist ein gravierender Unterschied. Wir können nur wählen, was als Möglichkeit gegeben ist. Die möglichen Messergebnisse unterliegen nicht der Kontrolle des Erzeugers des Messapparates. Um ein Bild von Rae zu benutzen:[73] Wir können messen, solange wir wollen. Die Ampel wird immer auf Rot, Gelb oder Grün stehen. Kein Messapparat der Welt kann sie plötzlich Blau oder Violett aufleuchten lassen. Das mag diejenigen unter uns enttäuschen, die an *Cosmic Ordering*[74] glauben. Ob wir wollen oder nicht, fehlen die Möglichkeiten zur Erfüllung dessen, was beim Universum bestellt wird, dann können wir nur damit scheitern.

Doch kein Grund deprimiert zu sein. Möglichkeiten zu erzeugen, mag nicht in unsere Hand liegen. *Dafür haben wir die freie Wahl, welche von ihnen tatsächlich wird.* Und diese Fähigkeit ist nicht zu überschätzen. Denn durch sie werden wir zu denen, die wir sind – freilich im Rahmen des Möglichen. Wir leisten den im wahren Sinne des Wortes entscheidenden Beitrag dazu, wir selbst zu sein. *Self-measurement –* Selbst-Messung – nennt das der Biologe András Balázs.[75] Ebenso wohl ließe sich im Rückgriff auf die Umformulierung des kartesischencartesischen „Cogito, ergo sum" durch den französischen Philosophen Maine de Biran auch „Ich will, also bin ich" – besser noch „Volens sum" „Wollend bin ich" – sagen. Wir besitzen einen freien Willen, und er ist es, der uns zu dem macht, was wir sind. Es mag überraschen,

---

[70]Vgl. Bohr 1949, S. 223; vgl. Bohr 1958, S. 51; vgl. Rae 2017, S. 123, 134; vgl. Faye 2014, S. 27, 29.

[71]Vgl. Rae 2017, S. 131–137.

[72]Vgl. Metten 2012, S. 217; vgl. Stapp 2011, S. 8.

[73]Vgl. Rae 2017, S. 68.

[74]Eine Art des positiven Denkens, die auf die deutsche Betriebswirtin und Autorin Bärbel Mohr zurückgeht. Dabei schreiben Menschen ihre Wünsche auf in der Erwartung, dass sie in Erfüllung gehen.

[75]Vgl. 2016, S. 134 f., vgl. Balázs 2015, S. 3. Mit dem Begriff „self-measurement" bezieht sich Balázs auf Ausführungen des Physikers Henry Stapp in der Einleitung zu seinem Buch „Mind, Matter and Quantum Mechanics", das erstmals 1993 erschien. Allerdings wurde der Begriff in entsprechender Weise schon früher von dem Computerwissenschaftler und Biologen Michael Conrad (1989, S. 98 f.) gebraucht.

aber das Umgekehrte – „Ich bin, also will ich!" – gilt nicht. Auch wenn es dem eigenen Bauchgefühl vollkommen gegen den Strich zu gehen scheint, unser „Ich" trifft keine Entscheidungen. Wie das Bewusstsein ist es ein End-Produkt. Nicht der freie Wille ist eine Illusion, sondern, dass das „Ich" ihn ausübt. Ganz nutzlos ist das „Ich" allerdings nicht. Sonst wäre es der natürlichen Selektion ziemlich schnell zum Opfer gefallen. Immerhin konsumiert das Default Mode Network mehr Energie als jede andere Region im Gehirn.[76] Also wofür ist es gut? Das „Ich" erleichtert meine Willensentscheidungen ungemein. Sind in ihm doch alle Pfade gespeichert, die bereits erfolgreich von mir begangen wurden – oft sogar weit häufiger als nur einmal. Warum also das Rad ständig neu erfinden? Damit wären wir sicher schon sehr früh zum Auslaufmodell in der Evolution geworden. Was funktioniert hat, erneut zu wählen, ist von großem Vorteil und geschieht daher vorzugsweise. Insofern besteht durchaus eine gewisse reziproke Abhängigkeit[77] zwischen dem Akt des Wollens und dem „Ich".

Das Wollen konstituiert das „Ich", und das „Ich" erleichtert wiederum das Wollen. Erfolgreich sind wir damit allerdings nur solange unterwegs, wie das „Ich" präzise Vorhersagen erlaubt. Es beständig auf dem neuesten Stand zu halten, ist deshalb enorm wichtig. Über den Abgleich von Erwartungsmodellen und sensomotorischem Feedback wird unser „Ich" kontinuierlich aktualisiert, erhält fortwährend ein Update. Doch dabei kann auch schon mal etwas schief gehen …

Literatur

Balázs, A. (2007). The ontological roots of human science: The message of evolution – the physics of freedom (choice). *World Futures, 63*(8), 568–583.

Balázs, A. (2015). On a quantum mechanical system theory of the origin of life: From the Stapp-model to the origin of natural symbols. *International Journal of General Systems, 45*, 1–14.

Balázs, A. (2016). *Spontaneous symmetry breaking of time, natural symbols in biosystems: Quantum theoretical investigations of the origin and existence of life.* Saarbrücken: LAP LAMBERT Academic Publishing.

de Biran, M. P. (1977). *Tagebuch.* Hamburg: Felix Meiner.

Bohr, N. (1949). Discussion with Einstein on epistemological problems in atom physics. In P. Schlipp (Hrsg.), *Albert Einstein: Philosopher-scientist* (The library of living philosophers, S. 200–241). Evanston: Open Court Publishing Co.

Bohr, N. (1958). *Atomic physics and human knowledge.* New York: Wiley.

Brembs, B. (2011). Towards a scientific concept of free will as a biological trait: Spontaneous actions and decision-making in invertebrates. *Proceedings of the Royal Society, 278*(1707), 930–939.

Carhart-Harris, R. L., Leech, R., Hellyer, P. J., Shanahan, M., Feilding, A., Tagliazucchi, E., … Nutt, D. (2014). The entropic brain: A theory of conscious states informed by neuroimaging research with psychedelic drugs. *Frontiers in Human Neuroscience, 8*, 1–22.

Christoph Adami, (2012) The use of information theory in evolutionary biology. Annals of the New York Academy of Sciences 1256 (1):49–6.5

---

[76]Vgl. Carhart-Harris et al. 2014, S. 14, 26.

[77]Vgl. Ruiz-Mirazo und Moreno 2012, S. 34.

Christoph Adami, (2012) The use of information theory in evolutionary biology. Annals of the New York Academy of Sciences 1256 (1):49-65.

Conrad, M. (1989). Physics and biology: Towards a unified model. *Applied Mathematics and Computation, 32*(2–3), 75–102.

Descartes, R. (1644). *Die Prinzipien der Philosophie.* Amsterdam: Elzevier.

Descartes, R. (1996). *Philosophische Schriften in einem Band.* Hamburg: Felix Meiner.

Dixon, M. L., Andrews-Hanna, J. R., Spreng, R. N., Irving, Z. C., Mills, C., Girn, M., & Christoff, K. (2017). Interactions between the default network and dorsal attention network vary across default subsystems, time, and cognitive states. *NeuroImage, 147,* 632–649.

Falkenburg, B. (2012). *Mythos Determinismus: wieviel erklärt uns die Hirnforschung?* Heidelberg: Springer.

Faye, J. (2014). Copenhagen interpretation of quantum mechanics. http://plato.stanford.edu/archives/fall2014/entries/qm-copenhagen/. Zugegriffen am 09.02.2019.

Fox, M., Snyder, A., Vincent, J., Corbetta, M., van Essen, D., & Raichle, M. (2005). The human brain is intrinsically organized into dynamic, anticorrelated functional networks. *PNAS, 102*(27), 9673–9678.

Funke, G. (1947). *Maine de Biran.* Bonn: H. Bouvier & Co.

Görnitz, T. (2006). *Quanten sind anders: Die verborgene Einheit der Welt.* Heidelberg: Spektrum Akademischer.

Görnitz, T., & Görnitz, B. (2008). Der kreative Kosmos - Geist und Materie aus Quanteninformation. Heidelberg: Spektrum Akademischer Verlag.

Gunji, Y. P., Ito, K., & Kusunoki, Y. (1997). Formal model of internal measurement: Alternate changing between recursive definition and domain equation. *Physica D: Nonlinear Phenomena, 110*(3–4), 289–312.

Haggard, P., Cartledge, P., Dafydd, M., & Oakley, D. A. (2004). Anomalous control: When ,free-will' is not conscious. *Consciousness and Cognition, 13*(3), 646–654.

Heisenberg, W. (1958). *Physics and philosophy.* London: Allen & Unwin.

von Holst, E., & Mittelstaedt, H. (1950). Das Reafferenzprinzip. *Naturwissenschaften, 37*(20), 464–476.

Igamberdiev, A. U. (1993). Quantum mechanical properties of biosystems: A framework for complexity, structural stability, and transformations. *Biosystems, 31*(1), 65–73.

Igamberdiev, A. U. (2003). Living systems are dynamically stable by computing themselves at the quantum level. *Entropy, 5*(2), 76–87.

Igamberdiev, A. (2004). Quantum computation, non-demolition measurements, and reflective control in living systems. *Biosystems, 77*(1), 47–56.

Igamberdiev, A. U. (2012). *Physics and logic of life.* New York: Nova Science.

Jaspers, K. (1973). *Allgemeine Psychopathologie.* Berlin/Heidelberg/New York: Springer.

Koch, C. (2013). *Bewusstsein: Bekenntnisse eines Hirnforschers.* Berlin/Heidelberg: Springer.

Kotchoubey, B. (2010). Zur Freiheit verurteilt. In T. Fuchs & G. Schwarzkopf (Hrsg.), *Verantwortlichkeit – nur eine Illusion?* (S. 173–200). Heidelberg: Universitätsverlag Winter.

Liberman, E. A., & Minina, S. V. (1997). Cell molecular quantum computer and principles of new science. *World Futures, 50*(1–4), 583–590.

Matsuno, K. (1989). *Protobiology: Physical basis of biology.* Boca Raton: CRC Press.

Matsuno, K. (1993). Being free from ceteris paribus: A vehicle for founding physics on biology rather than the other way around. *Applied Mathematics and Computation, 56*(2–3), 261–279.

Matsuno, K. (1995). Quantum and biological computation. *Biosystems, 35*(2–3), 209–212.

Matsuno, K. (1996). Internalist stance and the physics of information. *Biosystems, 38*(2–3), 111–118.

Matsuno, K. (2017). From quantum measurement to biology via retrocausality. *Progress in Biophysics and Molecular Biology*, 131, 131–140.

Meier, K. (2017). Computer nach dem Vorbild des Gehirns? Wie es gelingen kann, das menschliche Gehirn und seine Arbeitsweise nachzuahmen. http://www.uni-heidelberg.de/presse/ruca/ruca07-1/vorbild.html. Zugegriffen am 30.12.2017.

Metten, R. (2012). *Bewusst Sein gestalten durch Achtsamkeitstraining und Selbsthypnose*. Eschborn bei Frankfurt a. M./Magdeburg: Klotz.

Mišić, B., Mills, T., Taylor, M. J., & McIntosh, A. R. (2010). Brain noise is task dependent and region specific. *Journal of Neurophysiology, 104*(S), 2667–2676.

von Neumann, J. (1932). *Mathematische Grundlagen der Quantenmechanik*. Berlin: Springer.

Nir, Y., & Tononi, G. (2010). Dreaming and the brain: From phenomenology to neurophysiology. *Trends in Cognitive Sciences, 14*(2), 88–100.

Northoff, G. (2012). Psychoanalysis and the brain – Why did Freud abandon neuroscience? *Frontiers in Psychology, 3*(71), 1–11.

Northoff, G. (2014). *Unlocking the brain: Vol. I. Coding*. New York: Oxford University Press.

Oakley, D. A., & Halligan, P. W. (2017). Chasing the rainbow: The non-conscious nature of being. *Frontiers in Psychology, 8*(1924), 1–16.

Pais, A. (1979). Einstein and the quantum theory. *Reviews of Modern Physics, 51*(4), 863–914.

Pattee, H. H. (1971). Can life explain quantum mechanics? In T. Bastian (Hrsg.), *Quantum theory and beyond* (S. 307–319). Cambridge: Cambridge University Press.

Pattee, H. H. (1993). The limitations of formal models of measurement, control, and cognition. *Applied Mathematics and Computation, 56*(2–3), 111–130.

Planck, M. (1933). Ursprung und Auswirkung wissenschaftlicher Ideen. In M. Planck (Hrsg.), *Wege zur physikalischen Erkenntnis, Reden und Vorträge* (S. 260–280). Leipzig: S. Hirzel.

Rae, A. (2017). *Quantum physics*. Cambridge: Cambridge University Press.

Raichle, M. E. (2010). The brain's dark energy. *Scientific American, 302*(3), 44–49.

Raichle, M. E., MacLeod, A. M., Snyder, A. Z., Powers, W. J., Gusnard, D. A., & Shulman, G. L. (2001). A default mode of brain function. *Proceedings of the National Academy of Sciences, 98*(2), 676–682.

Rosen, R. (1996). Biology and the measurement problem. *Computers and Chemistry, 20*(1), 95–100.

Roth, G. (2010). Lässt sich Willensfreiheit empirisch überprüfen, und welche Konsequenzen hätte das mögliche Resultat. In T. Fuchs & G. Schwarzkopf (Hrsg.), *Verantwortlichkeit – nur eine Illusion?* (S. 147–171). Heidelberg: Universitätsverlag Winter GmbH.

Roth, G., & Strüber, N. (2014). *Wie das Gehirn die Seele macht*. Stuttgart: Klett-Cotta.

Ruiz-Mirazo, K., & Moreno, A. (2012). Autonomy in evolution: From minimal to complex life. *Synthese, 185*(1), 21–52.

Stapp, H. P. (2009). *Mind, matter and quantum mechanics*. Berlin/Heidelberg: Springer.

Stapp, H. P. (2011). *Mindful universe: Quantum mechnics and the participating observer*. Berlin/Heidelberg: Springer.

Stern, A. W. (1964). Quantum physics and biological systems. *Journal of Theoretical Biology, 7*(2), 318–328.

Tononi, G. (2004). An information integration theory of consciousness. *BMC Neuroscience, 5*(42), 1–22.

Truman, N. E. (1904). *Maine De Biran's philosophy of will*. New York: The Macmillan Company.

Vincent, J. L., Kahn, I., Snyder, A. Z., Raichle, M. E., & Buckner, R. L. (2008). Evidence for a frontoparietal control system revealed by intrinsic functional connectivity. *Journal of Neurophysiology, 100*(6), 3328–3342.

Wenn mal was schief geht ... 5

> Dieses Kapitel beleuchtet die Notwendigkeit, unser „Ich" beständig auf dem neuesten Stand zu halten. Es trifft zwar keine Entscheidungen. Doch im Rückgriff auf seine Voraussagen fallen sie uns leichter. Erfolg werden wir mit ihnen allerdings nur haben, solange sie „up to date" sind. Sonst schreiben wir uns Dinge zu, die wir nicht getan haben oder tun Dinge, die wir uns nicht zuschreiben, wie interessante Beispiele belegen …

"Die Forderung, die Illusionen über seinen Zustand aufzugeben, ist die Forderung, einen Zustand aufzugeben, der der Illusionen bedarf."
(Karl Marx)[1]

Intuitiv würden wahrscheinlich viele Menschen den Satz „Ich bin, also will ich!" unterschreiben. Er fühlt sich einfach richtig an. So erleben wir es doch Tag für Tag. Aber unsere Wahrnehmung trügt. Das „Ich" trifft keine Entscheidungen. Nicht der freie Wille ist eine Illusion, sondern dass das „Ich" ihn ausübt. Gerade das Gegenteil ist der Fall. „Ich will, also bin ich!" – besser noch „Wollend bin ich!" – sollte es stattdessen heißen. Erst der freie Wille macht uns zu denen, die wir sind.

Auch wenn das „Ich" nichts entscheidet, hat es doch eine wichtige Funktion. Es erleichtert unser Wollen. Mit ihm bleibt uns erspart, das Rad ständig neu erfinden zu müssen. Erfolgreich werden wir damit allerdings nur sein, wenn das „Ich" präzise Vorhersagen erlaubt. Dafür wird es permanent aktualisiert. Dabei kann leider schon mal etwas schief gehen. Was genau, erklärt der Biologe und Philosoph Gerhard Roth in einem seiner Buchbeiträge: Dann schrieben wir uns Dinge zu, die wir gar nicht getan hätten, und umgekehrt täten wir Dinge, die wir uns nicht zuschrieben.[2]

---

[1] 2017, S. 3.
[2] 2010, S. 166.

Zugegeben. Das klingt ziemlich abstrakt. Führen wir uns vielleicht ein paar Beispiele vor Augen, um die Aussage etwas griffiger zu machen. Zweierlei kann also schief gehen, wenn das „Ich" ein Update bekommt. Zum einen …

5.1   … schreiben wir uns Dinge zu, die wir nicht getan haben

So erging es beispielsweise Studenten der University of Virginia, als sie an einem merkwürdigen Versuch teilnahmen, den der damals in Harvard lehrenden Psychologe Daniel Wegner und seine Kolleginnen mit ihnen durchführten. Dabei hätte es sich auch um ein witziges Partyspiel handeln können. Sollte jetzt jemand Lust bekommen haben, es den Probanden gleich zu tun, nur zu. Wenigstens in der Vorstellung ist alles möglich. Dort könnte ich wie sie vor einem großen Spiegel stehen, der mir ermöglichte, mich in voller Länge zu betrachten. Meine Hände steckten in weißen Einmalhandschuhen aus Gummi. Die Arme hingen zu beiden Seiten gerade herunter. Ein schwarzer Umhang verhüllte sie und meinen Körper. An seinem Rückenteil wäre ein großer, weißer Karton angebracht, der schulterbreit deutlich über meinen Kopf hinausragte und so ermöglichte, dass hinter ihm eine weitere Person stehen könnte, ohne von mir im Spiegel gesehen zu werden. Beidseits meines Oberkörpers wären außen am Umhang Ärmel angebracht, durch die nun die Person hinter mir – der „hand helper", wie sie passenderweise von Wegner und seinen Mitarbeitern genannt wurde – ihre Arme nach vorne streckte, deren Hände sich ebenfalls in weißen Einmalhandschuhen aus Gummi befänden. Beide trügen wir Kopfhörer. Darüber erhielte der „hand helper" nun etliche Anweisungen, die er umgehend befolgte. Sie lauteten beispielsweise, mit der rechten Hand „Hallo" zu winken, beide Hände das OK-Zeichen geben zu lassen oder die linke Hand hochzuheben und dabei die Finger zu spreizen. Nicht jede der Instruktionen, die der „hand helper" empfinge, bekäme auch ich. Aber einige davon würden mir doch zeitgleich mit ihm gegeben. Auch dann bliebe ich weiterhin ruhig stehen, betrachtete einfach nur das Spiegelbild.[3] Was zeigte sich darin? Zwei sich bewegende Hände, die, so, wie sie positioniert wären, von mir gesteuert sein könnten, was tatsächlich jedoch nicht zuträfe. Begänne ich irgendwann daran zu zweifeln? Entstünde bei mir der Eindruck, die Hände doch zu kontrollieren – auch wenn ich sie nur sähe, ihre Bewegungen nicht als die meinigen empfände? Gut, die Einmalhandschuhe wären für mich schon spürbar … ließe ich mich täuschen? Wenn ja, machte es einen Unterschied, ob mir Instruktionen vorab zeitgleich mit dem „hand helper" gegeben worden wären oder dies gefehlt hätte?

Auch die Psychologen damals waren neugierig, wie die Teilnehmer ihres Versuchs die Hände, die sie dabei im Spiegel sahen, erlebt hatten. Deshalb stellten sie ihnen anschließend einige Fragen. Zwei davon lauteten: *„Wie viel Kontrolle empfanden Sie über die Armbewegungen?"*[4] und *„In welchem Ausmaß empfanden Sie,*

---

[3] Vgl. Wegner et al. 2004, S. 840.
[4] Ebd., S. 840.

bewusst gewollt zu haben, dass sich die Arme bewegten?"[5] Für ihre Antworten stand den Teilnehmern eine Skala von 1 = „überhaupt nicht" bis 7 = „sehr stark" zur Verfügung, auf der sie sich einstufen sollten.[6] Die Ergebnisse veröffentlichen Wegner und Mitarbeiter in einem Artikel, der 2004 unter dem Titel *Vicarious Agency: Experiencing Control Over the Movements of Others* erschien. Interessanterweise lag keiner der errechneten Mittelwerte über 3,0[7] Auf der Skala von 1 bis 7 tendierten die Antworten der Teilnehmer also im Mittel mehr zu „überhaupt nicht" als zu „sehr stark". Beruhigend, ließe sich jetzt vielleicht sagen. Was, wenn die Antworten deutlich höher ausgefallen wären? Könnten wir uns dann überhaupt noch auf das eigene Urteil verlassen? Liefen wir nicht beständig Gefahr, fälschlicherweise anzunehmen, etwas unter Kontrolle gehabt zu haben, obwohl dies gar nicht der Fall gewesen ist? Das wäre schon ein wenig gespenstig, oder? Doch wer jetzt meint, vor einer solchen Fehleinschätzung sicher zu sein, der sollte einen weiteren Blick auf die Ergebnisse werfen. Denn sie offenbaren durchaus etwas Erstaunliches: Hatten die Teilnehmer vorab die Instruktionen für den „hand helper" über ihren Kopfhörer mitbekommen, stuften sie sich im Mittel deutlich höher ein, als jene, denen sie fehlten.[8] Wurde von ihnen keine Anweisung gehört, betrug der Mittelwert 2,05. Erfolgte sie, lag er bei 3,0.[9] Selbstverständlich nannten nicht alle Teilnehmer genau diesen Wert. Tatsächlich zeigten ihre Antworten sogar eine beträchtliche Streubreite.[10] Ungefähr zwei Drittel der Teilnehmer, die zuvor Instruktionen erhalten hatten, werden sich bei Normalverteilung im Bereich zwischen 1,91 – dem Mittelwert 3,00 minus der Standardabweichung von 1,09 – und 4,09 – dem Mittelwert 3,00 zuzüglich der Standardabweichung von 1,09 – eingeschätzt haben. Damit zeigten sie nicht nur ein durchschnittlich höheres subjektives Kontrollempfinden als jene, die ohne Anweisung geblieben waren, sondern einige von ihnen tendierten mit einem Wert deutlich über 3,5 sogar dazu, mehr davon überzeugt gewesen zu sein, die Handbewegungen im Spiegelbild sehr stark gesteuert zu haben, als dass dies von ihnen ausgeschlossen wurde. Wohl gemerkt. Auch diesen Teilnehmern war bewusst, keineswegs die eigenen Hände gesehen zu haben. Ihnen wäre also prinzipiell möglich gewesen, dieses Wissen zu nutzen, um ein angemesseneres Urteil darüber zu fällen, welche Dinge sie sich tatsächlich zuschreiben durften. Aber das Wissen wirkte sich kaum auf ihre Urteilsbildung aus. In Kenntnis der tatsächlichen Gegebenheiten schrieben sie sich Dinge zu, die sie nicht getan hatten. Ohne zu wissen, was tatsächlich vor sich geht, gelingt das sogar noch viel besser, wie das nächste Beispiel zeigen wird …

Stellen Sie sich vor, es ist Hochsommer. Eine ganze Weile sind Sie schon mit dem Fahrrad an Feldern vorbeigefahren, auf denen das goldgelbe Getreide kurz vor der Ernte steht. Die Sonne brennt vom Himmel. Wochenlang hat es nicht mehr geregnet. Der Boden ist staubtrocken. Zwar verschafft der Fahrtwind etwas Kühlung.

---

[5] Ebd., S. 840.

[6] Vgl. ebd., S. 840.

[7] Vgl. ebd., S. 841.

[8] Vgl. ebd., S. 838, 841, 845.

[9] Vgl. ebd., S. 841.

[10] Vgl. ebd. S. 841.

Doch inzwischen sind Sie sehr durstig geworden. Wie gut, dass es in unmittelbarer Nähe einen Biergarten gibt. Dort beabsichtigen Sie im Schatten hoher Bäume etwas Erfrischendes zu trinken. Leider müssen Sie ziemlich lange auf die Bedienung warten. Zum Zeitvertreib schauen Sie sich deshalb auf dem Smartphone einen kurzen Film an. Darin wird unterschwellig – subliminal wie der Fachbegriff dafür lautet – ein bestimmtes Getränk, das auch auf der Karte des Biergartens steht, eingeblendet. Die Botschaft blitzt nur für wenige Millisekunden auf, viel zu kurz, als dass Sie sie bewusst verarbeiten könnten. Wirkt sie sich trotzdem aus? Werden Sie geneigter sein, dieses Getränk zu bestellen? So scheint es tatsächlich zu sein. Dafür sprechen die Ergebnisse einer wissenschaftlichen Studie, die genau das untersuchte.[11] Hierbei zogen die durstigen Probanden das zuvor kurz eingeblendete Getränk der ihnen ebenfalls angebotenen Alternative ganz klar vor.[12] Angenommen, Sie wären aber gar nicht durstig, sondern wollten einfach nur mit Freunden ein wenig Zeit im Biergarten verbringen. Beeinflusste die unterschwellige Botschaft dann auch Ihre Getränkewahl? Interessanterweise versagte sie nun.[13] Wie die Ergebnisse der wissenschaftlichen Studie zeigen, hängt ihr Effekt nämlich davon ab, ob Sie schon motiviert sind, etwas zu tun (beispielsweise ein Getränk zu sich zu nehmen), das dem subliminalen Angebot entspricht.[14] Ohne diese Motivation ist jede unterschwellige Botschaft verlorene Liebesmüh. Wer schon Sorge hatte, subliminaler Einflussnahme schutzlos ausgeliefert zu sein, der dürfte jetzt aufatmen. Denn wir können uns gegen eine solche wappnen, es einfach an der nötigen Motivation mangeln lassen. Demnächst also noch hungrig in den Supermarkt gehen? Fehlanzeige! Jedenfalls für all jene, die sich nachher nicht darüber ärgern wollen, was und wie viel sie eingekauft haben. Warum eigentlich? Hier werden Artikel doch nur offen und nicht unterschwellig beworben. Das stimmt schon. Und trotzdem passiert dabei dasselbe. Wie das? Erinnern wir uns? Sekündlich wird unser Gehirn allein über die Sinnesorgane mit der nahezu unfassbaren Datenmenge von 11 Millionen Bits bombardiert. Gerade einmal 30–40 Bits davon verarbeiten wir bewusst. Der allergrößte Teil der Werbung erreicht uns also unbewusst. Den Aufwand, sie noch zusätzlich zu verstecken, können sich Werbeagenturen damit getrost sparen. Für uns bedeutet das allerdings: Die geheime Verführung lauert überall – auch in Supermärkten.

Gesetzt den Fall, Ihre Motivation kam der unterschwelligen Botschaft zupass, so dass Sie eine Entscheidung getroffen haben, die von ihr beeinflusst wurde. Ist Ihnen dann wenigstens klar, einer Verführung erlegen zu sein? Leider nein. Denn für solche Verführungen haben wir gewöhnlich einen blinden Fleck. Auch wenn meine Wahl auf ein unterschwelliges Angebot fiel, erlebe ich mich um nichts weniger als mein eigener Herr. Genau genommen ist es sogar noch schlimmer. Stimmt die unterschwellige Botschaft mit dem überein, was ich gewählt habe, *verstärkt* dies obendrein mein subjektives Empfinden von Kontrolle. So jedenfalls fand es eine Arbeitsgruppe um den britischen Neurowissenschaftler Patrick Haggard vom University

---

[11] Vgl. Karremans et al. 2006.

[12] Vgl. ebd., S. 795.

[13] Vgl. ebd., S. 795.

[14] Vgl. ebd., S. 797.

College in London vor wenigen Jahren heraus.[15] Alle Achtung. Wir werden subtil beeinflusst, glauben aber mehr Kontrolle zu haben. Na, wenn das keine Steilvorlage für die Werbeindustrie ist.

Wie im ersten Beispiel, so schrieben sich auch hier Menschen mehr Kontrolle zu, als sie eigentlich in den jeweiligen Situationen hatten. Nur irrten sie sich jetzt nicht wider besseres Wissen, sondern ihnen fehlte der Zugang zu ihrer subtilen Beeinflussung. Zuschreiben können wir uns übrigens sehr viel – nicht nur mehr Kontrolle, wovon das folgende Beispiel zu berichten weiß …

Nehmen wir einmal an, Ihnen wäre, noch bevor Sie in diesem Buch gelesen hätten, die Frage gestellt worden: „Wieviel meinen Sie von dem, was sie tun, bewusst zu kontrollieren?" Hand aufs Herz – was wäre Ihre Antwort gewesen? Wahrscheinlich hätten Sie sich zugunsten Ihrer bewussten Kontrolle ziemlich verschätzt. Denn häufig habe man, wie der amerikanische Neurowissenschaftler Christof Koch erklärt, so gut wie keine Ahnung, warum man tue, was man gerade tue.[16] Doch wir merken fast nie etwas davon. Stattdessen erscheint uns das eigene Tun bewusst beabsichtigt, aus gutem Grund geschehen. Aber in Wirklichkeit wissen wir gar nicht, was uns veranlasste, zu tun, was wir taten. Und wenn uns jemand nach unseren Motiven fragte? Zuckten wir einfach mit den Achseln und gestanden ein, sie nicht zu kennen? Wie kämen wir uns dann vor? Vor allem, wenn es häufig passierte? Entstünde bei uns nicht der Eindruck – wenn überhaupt – nur sehr wenig unter Kontrolle zu haben? Träfe das aber zu? Tatsächlich ist doch das Gegenteil der Fall. Wir kontrollieren immens viel – nur eben ohne uns dessen bewusst zu sein. Was also tun? Ganz einfach. Wir erfinden Gründe. Der Drang zu erklären sei, so Koch, derart stark, dass man aus dem Stegreif eine Geschichte erfinde und konfabuliere, ohne es zu realisieren.[17] Kaum zu glauben? Doch es lässt sich nicht leugnen, wie die Ergebnisse wissenschaftlicher Studien zeigen. Eine Arbeitsgruppe um die Psychologen Petter Johansson und Lars Hall stellte dazu in ihrem Forschungslabor an der schwedischen Universität Lund aufschlussreiche Untersuchungen an.[18] Dabei handelte es sich eigentlich nur um einen harmlosen Kartentrick. Ihren gemischtgeschlechtlichen Studienteilnehmern wurden zugleich zwei Fotos im Spielkartenformat gezeigt, auf denen je ein weibliches Gesicht abgebildet war. Für das attraktivere der beiden sollten sie sich entscheiden. Hinter jeder Karte verbarg sich jedoch eine zweite Karte mit dem jeweils anderen Gesicht. Davon wussten die Teilnehmer selbstverständlich nichts. Nachdem sie ihre Wahl getroffen hatten – was in der Regel nur wenige Sekunden dauerte –, wurden die Karten mit den Gesichtern nach unten vor ihnen auf den Tisch gelegt. Die vorderen Karten hatte der Versuchsleiter zuvor jedoch unbemerkt verschwinden lassen. So schob er ihnen nun nicht etwa jene Karte zu, die diese zuvor gewählt hatten, sondern genau die andere. Jetzt wurden die Teilnehmer gebeten, die Karte in die Hand zu nehmen und zu erklären,

---

[15] Chambon et al. 2012, S. 1031, 1033; vgl. Wenke et al. 2010, S. 26, 31, 34 f.; vgl. Schüür und Haggard 2011, S. 1700; vgl. Haggard 2017, S. 201 ff.

[16] Vgl. Koch 2013, S. 154.

[17] Vgl. ebd., S. 154.

[18] Johansson und Hall 2005; Johansson et al. 2006.

warum sie genau dieses Gesicht attraktiver gefunden hatten. Wer meint, dass ihm die Täuschung doch sofort aufgefallen wäre, der befindet sich wahrscheinlich auf dem Holzweg. Fast drei Viertel der Teilnehmer bemerkten sie nämlich nicht.[19] Und es kommt noch dicker. Die „falsche" Wahl wurde überdies von ihnen gerechtfertigt.[20] Dabei kamen sogar Gründe zur Sprache, die im Widerspruch dazu standen, wie sie sich zuvor entschieden hatten. So erklärte ein Teilnehmer, die Person auf dem Bild wegen ihrer dunklen Haare attraktiver gefunden zu haben. Gewählt hatte er aber eine Blondine.[21]

Die gute Nachricht: Ein missglückter erster Eindruck lässt sich anscheinend korrigieren. Für ihn gibt es wohl tatsächlich eine zweite Chance. Allerdings nur, weil uns häufig die Gründe verborgen bleiben, warum wir Entscheidungen getroffen haben, was als unproblematisch empfunden wird, weil wir die Lücken kreativ zu füllen wissen. Um nicht dumm dazustehen, schreiben wir uns einfach Dinge zu, die wir nicht getan haben. Das ist jedoch nicht die einzige Möglichkeit, wie etwas bei uns schief gehen kann. Wir können auch anders daneben liegen, dann …

5.2   … tun wir Dinge, die wir uns nicht zuschreiben

Eine zuweilen sehr spektakuläre Art, Dinge zu tun und sich diese nicht zuzuschreiben, geschieht in Hypnose. Im Kap. 8 dieses Buches werden wir noch ausführlich auf sie zurückkommen. Was ist unter ihr zu verstehen? Viele würden darauf wohl antworten, dass Hypnose bedeute, willenlos den Anweisungen eines Hypnotiseurs Folge zu leisten, der sie dabei wie Marionetten an unsichtbaren Fäden führe. Wir steuern dann nicht mehr die Dinge, die wir tun, sondern der Andere, der – um in diesem Bild zu bleiben – als Puppenspieler das Spielkreuz in seinen Händen hält. Ihm wird eine besondere Macht zugeschrieben. Doch sind dem Hypnotiseur wirklich magische Kräfte zu eigen, denen sich kaum jemand entziehen kann? Wenn ja, wie übt er sie aus? Über seinen Blick? Dass von ihm ein besonderes Fluidum ausgeht, wird von einigen Menschen ja durchaus geglaubt. Und tatsächlich gibt es Methoden zur Tranceinduktion, bei denen der Hypnotiseur seinem Klienten in die Augen schaut.

Diese sogenannte Faszinationsmethode dürfte vielen Kindern bestens bekannt sein. Wird sie doch von der Schlange Kaa im Dschungelbuch erfolgreich bei dem kleinen Jungen Mogli angewendet. Walt Disney produzierte den Zeichentrickfilm vor über 50 Jahren. Generationen von Kindern haben ihn inzwischen gesehen und so schon früh einen Eindruck gewonnen, wie Hypnose offensichtlich funktioniert. Kaa bringt Mogli dazu, ihr tief in die Augen zu schauen, sich von ihrem Blick faszinieren zu lassen. Dabei geht er in Trance. Begleitend flüstert sie ihm in Liedform ein, ihr zu vertrauen und sanft einzuschlafen. In Trance leistet Mogli diesen Suggestionen, wie sie der Fachkundige nennen würde, scheinbar willenlos Folge. Obwohl

---

[19]Vgl. Johansson und Hall 2005, S. 118; vgl. Johansson et al. 2006, S. 675.

[20]Vgl. Johansson et al. 2006, S. 673.

[21]Vgl. Johansson und Hall 2005, S. 118.

er sich zuvor noch heftig gegen Kaa zur Wehr gesetzt hat, macht der Junge nun widerstandslos, was die Schlange will. Vertrauensvoll schläft Mogli ein und ließe sich sogar brav von ihr verspeisen, würde er nicht in letzter Sekunde gerettet. Was lernen die kleinen und großen Zuschauer hier über jene Prozedur, die von Kaa selbst im Film als Hypnose bezeichnet wird? Sei vorsichtig, denn sie macht uns willenlos. Wir reagieren dann quasi fremdgesteuert. Das, was von uns getan wird, geschieht nur, weil ein anderer es will. Dieser ist der eigentliche Urheber. Ihm haben wir unser Tun zuzuschreiben.

Erleben es Menschen unter Hypnose tatsächlich so? Was würde beispielsweise geschehen, wenn sie darin die Suggestion erhielten, dass ihre Hand an einem Luftballon hinge, der mit Helium gefüllt sei und sie nun einfach nach oben ziehe?[22] Hebte sie sich? In den meisten Fällen schon.[23] Wodurch wäre dann für die Betroffenen die Bewegung zustande gekommen? Hierzu erklärt der Psychologe und Hypnotherapeut Burkhard Peter, Mitbegründer der Milton Erickson Gesellschaft für Klinische Hypnose, dass dabei über ein Erleben von Unwillkürlichkeit relativ schnell der Eindruck der „Fremdkontrolle" erzeugt werde als Voraussetzung dafür, die eigene „Autorenschaft" bzw. das Verursachergefühl für das hypnotische Geschehen aufgeben und einem anderen Verursacher anvertrauen zu können.[24] In Hypnose *meinen* wir also, nicht selbst zu kontrollierten, was dabei geschieht.[25] Aber stimmt das tatsächlich? Haben wir das Ruder dabei wirklich aus der Hand gegeben? Kann die Schlange Kaa mit Mogli unter Hypnose echt machen, was sie will? Ihn sogar dazu bringen, sich genüsslich von ihr verspeisen zu lassen? Dieser Frage gingen der Neurowissenschaftler Patrick Haggard und seine Kollegen am University College in London nach. Gemeinsam mit dem dortigen Leiter der „Hypnosis Unit", dem inzwischen emeritierten Psychologen David A. Oakley, von dem ja im letzten Kapitel bereits die Rede war, führten sie eine Studie durch, bei der die Teilnehmer ihre rechten Zeigefinger aktiv, passiv und unter der hypnotischen Suggestion von „unwillentlich" bewegen sollten. Die Ergebnisse ihrer Untersuchung veröffentlichten sie 2004 in einem wissenschaftlichen Artikel, der den Titel *Anomalous control: When ‚free-will' is not conscious* trug. Was hatten sie festgestellt? Interessanterweise beurteilten die Versuchspersonen ihre Fingerbewegungen zutreffend als aktiv bzw. passiv, unabhängig davon, ob sie dabei in Hypnose waren oder nicht.[26] Diese ist also keineswegs grundsätzlich mit dem subjektiven Erleben von Kontrollverlust verbunden. Es sei denn, die Teilnehmer erhielten vorab eine entsprechende Suggestion. Sagte man ihnen nämlich unter Hypnose, dass ihr Zeigefinger sich nun „von selbst" bewegen würde und sie keine Kenntnis davon hätten, wann dies geschähe,[27] dann nahmen die Versuchspersonen tatsächlich an, deutlich weniger willentlich ge-

---

[22] Vgl. Peter 2015, S. 179.

[23] Vgl. ebd., S. 184.

[24] Vgl. ebd., S. 182.

[25] Vgl. ebd., S. 179.

[26] Vgl. Haggard et al. 2004, S. 650 ff.

[27] Vgl. ebd., S. 649.

handelt zu haben,[28] verneinten aber zugleich, dass ihr Tun gänzlich passiv gewesen wäre.[29] Auf einer Skala von 0 = „komplett willentlich" bis 100 = „komplett passiv" schätzten die Teilnehmer ihre aktiven Bewegungen im Mittel bei 9, passive bei 97 und suggeriert „unwillentliche" bei 87 ein.[30] Auch wenn sie beide – sowohl ihre aktiven als auch die suggeriert „unwillentlichen" Bewegungen – vollkommen eigenständig durchführten, werteten die Versuchspersonen nur erstere als selbst kontrolliert.[31] Unbestritten wurde die eine wie die andere von ihnen gesteuert, nur hatten die Teilnehmer im zweiten Fall davon offenbar keine Ahnung. Sie taten Dinge, die sie sich nicht wirklich zuschrieben. Wir können also mit dem rechten Zeigefinger selbstständig einen Knopf drücken, ohne uns als Urheber dieser Bewegung zu erfahren. Folglich ist davon auszugehen, dass die Entscheidung, etwas tun zu wollen, und die Wahrnehmung, sie selbst getroffen und umgesetzt zu haben, wohl zwei Paar Schuhe sind.[32] Müssen für die beiden dann nicht auch unterschiedliche Zentren im Gehirn zuständig sein? Das stimmt tatsächlich. Haggard und seine Mitarbeiter sagen es in ihrem Artikel ausdrücklich. Eine Handlung zu wollen, beanspruche andere Hirnregionen als sie als selbst gewollt und ausgeführt zu erkennen.[33] Bei den Teilnehmern ihrer Versuchsreihe beeinflussten die Suggestionen nur jene neuronalen Zentren, die beteiligt sind, wenn wir uns Dinge zuschreiben, ließen aber die anderen unbehelligt, die Aktivität zeigen, während Entscheidungen getroffen werden.[34]

Was bedeutet das nun für unseren kleinen Mogli, der, fasziniert vom Blick der Schlange Kaa, in Trance geht? Verliert er damit wirklich die Kontrolle? Macht sie ihn durch die Hypnose in der Tat willenlos? Reagiert Mogli ab jetzt nur noch fremdgesteuert? Die Antwort lautet ganz klar „Nein!". In Hypnose kann Mogli zwar Dinge tun, die er sich nicht zuschreibt. Gewollt hat er sie aber immer – auch wenn ihm nicht klar ist, dass es sich so verhält. Ausgeschlossen also, dass die Schlange den hypnotisierten Jungen gegen seinen Willen dazu bringen konnte, in ihrem Beisein seelenruhig einzuschlafen, um von ihr allmählich immer enger umschlungen, erdrückt und schließlich verspeist zu werden. Trance hin oder her, spätestens, mit dem ersten „Vertraue mir!" wären bei Mogli, der sich Kaa vorab heftig widersetzt hatte und ihr von Grund auf misstraute, die Alarmanlagen angegangen. Im Nu wäre er wieder „voll da" gewesen und hätte Reißaus genommen. Keiner kann in Hypnose etwas mit uns machen, was wir nicht wollen. Schlechte Nachrichten also für Würgeschlangen mit faszinierendem Blick. Selbst wenn ihnen gelingt, Mogli zu hypnotisieren, wird er so kein Wachs in ihren Händen – pardon: Körpern. Aber hätte das zur Dramaturgie des Dschungelbuches gepasst? Mogli wäre durch seine Hypnose niemals wirklich in Gefahr gewesen. Viel Spannung bedeutete das freilich nicht. Dafür

---

[28] Vgl. ebd., S. 650.

[29] Vgl. ebd., S. 650 f.

[30] Vgl. ebd., S. 651.

[31] Vgl. ebd., S. 651.

[32] Vgl. ebd., S. 652.

[33] Vgl. ebd., S. 652; vgl. Brass et al. 2013, S. 4 f.

[34] Vgl. ebd., S. 652.

hätte es hernach im Kopf zahlreicher kleiner und großer Zuschauer weniger unbegründete Vorurteile gegenüber Hypnose gegeben. Wir brauchen keine Angst zu haben, dass sie uns willenlos macht. Und doch können wir in Hypnose Dinge tun, die wir uns nicht zuschreiben. Umgekehrt geht es aber auch. Dann schreiben wir uns Dinge zu, die wir nicht getan haben. Das war in den ersten drei Beispielen der Fall. Vielleicht fragt sich jetzt der eine oder andere Leser, wie es denn eigentlich dazu kommen kann?

5.3   Was bringt uns auf die schiefe Bahn?

Soviel ist klar. An einer psychiatrischen Erkrankung muss dafür keiner leiden. Es kann jedem passieren. Das haben uns die Studienteilnehmer klar vor Augen geführt. An ihrer Stelle hätten wir Vergleichbares erlebt. Doch wieso?

Rufen wir uns noch einmal in Erinnerung, warum wir uns überhaupt Dinge zuschreiben. Der Neurogenetiker Björn Brembs erklärte, dass hierfür die Erfahrung, etwas tun zu wollen und dies dann erfolgreich auszuführen, absolut zentral sei.[35] Damit beschreibt er einen Prozess, der in zwei Abschnitte unterteilt werden kann: Einer liegt vor dem Tun, der andere dahinter. Wie Wissenschaftler erst vor wenigen Jahren feststellten, rechnen wir uns Dinge nicht allein im zweiten Abschnitt – also *retrospektiv* im Hinblick auf unser Tun – zu, sondern bereits *prospektiv*, im ersten Abschnitt, wenn das Tun noch ansteht.[36] Hier wird zunächst einmal die Entscheidung getroffen, etwas tun zu wollen. Daran sind, wie es schon im Beispiel Hypnose anklang, besondere Hirnzentren beteiligt, auf die wir im siebten Kapitel noch ausführlich zu sprechen kommen werden. Sie liegen vorn – *frontal* – im sogenannten Stirnlappen des Gehirns. Hand in Hand mit der Entscheidung erfolgt der Entwurf eines Erwartungsmodells für die sensomotorische Rückmeldung auf das beschlossene Tun. Auch das wissen wir bereits. Dabei entsteht die Vorstellung, was voraussichtlich geschieht, wenn wir unseren Entschluss in die Tat umsetzen. Bevor es zu ihr gekommen ist, schreiben wir dem „Ich" also bereits Dinge zu, die wir zwar noch nicht getan haben, aber tun wollen.[37] Jedoch bietet, allein etwas tun zu wollen, noch keine Gewähr dafür, es unter den gegebenen Umständen auch erfolgreich tun zu können. Dies vorab zu prüfen, wäre sicher von Vorteil, um unliebsame Überraschungen zu vermeiden. Und das geschieht tatsächlich. Dafür ist im Gehirn eine eigene Region zuständig, die sozusagen im „Dreiländereck" zwischen Scheitel-, Hinterhaupts- und Schläfenlappen liegt. Um ihre Aufgabe zu erfüllen, könnte sie keine bessere Position haben. Denn hier laufen Informationen aus der Innen- und Außenwelt zusammen. Sie wird unterer Scheitellappen, im Fachjargon *inferiorer Parietallappen* oder einfach nur kurz „iPL" genannt. Abb. 5.1 auf der nächsten Seite zeigt seine Lage im Gehirn.

---

[35] Vgl. Brembs 2011, S. 936
[36] Vgl. Haggard 2017, S. 202 f.; vgl. Voss et al. 2017, S. 2226.
[37] Vgl. Blakemore 2009, S. 148; vgl. Haggard 2017, S. 201; vgl. Voss et al. 2017, S. 2227 f.; vgl. Subramaniam et al. 2018, S. 7.

Abb. 5.1 Lage des inferioren Parietallappens (iPL) im Gehirn (laterale Ansicht)

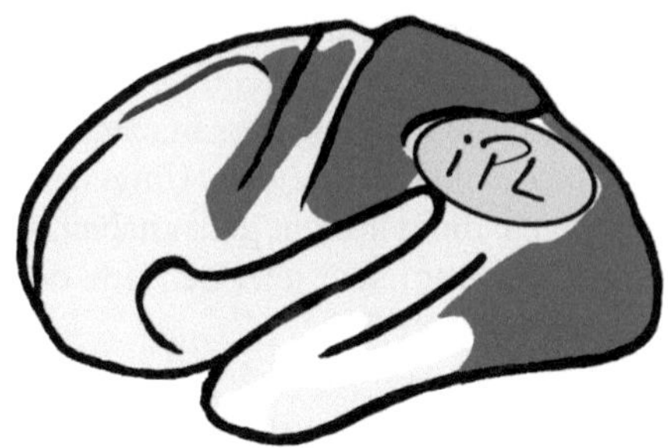

Zwischen ihm und den frontal im Gehirn liegenden Zentren, die feuern, wenn Entscheidungen getroffen werden, bestehen funktionelle Verbindungen.[38] Fallen dort die Würfel, bekommt der iPL das mit. Ihm obliegt bereits im ersten Abschnitt des von Brembs beschriebenen Prozesses das Monitoring[39] – die Überwachung, ob das Gewollte vom „Ich" unter den gegebenen Umständen auch wirklich getan werden kann.[40] Wenn äußere Faktoren am Werk sind, die dem zuwiderlaufen könnten, was das Erwartungsmodell voraussagt, schlägt er Alarm. Dann signalisiert der iPL den Zentren im Frontalhirn: „Das *kann* ich so nicht machen!"[41] Dabei verstärkt sich sogar seine funktionelle Verbindung zu den frontalen Zentren, die beteiligt sind, wenn Entscheidungen getroffen werden.[42] So ist sichergestellt, dass sie ihn auch „hören".

Wie wir im zweiten Beispiel erfahren haben, können unterschwellige Botschaften unsere Entscheidungsfindung beeinflussen. Allerdings hängt ihr Effekt davon ab, ob zuvor eine entsprechende Motivation bestanden hat. Läuft ihr die unterschwellige Botschaft zuwider, kann sie sich nicht auswirken. Jetzt können wir uns auch erklären, warum. Dann signalisiert der iPL den frontalen Zentren, die bei der Entscheidungsfindung feuern: „Vorsicht, es sind äußere Faktoren am Werk, die in eine andere Richtung gehen." Und was machen die Entscheidungszentren daraufhin? Sie drosseln ihre Aktivität.[43] Jetzt erst einmal die Lage sondieren und später einen neuen Anlauf nehmen, der dann hoffentlich besser zu den aktuellen Gegebenheiten passt. Geheime Verführer müssen also geschickt sein. Einfach so drauflos zu werben, wird nichts bringen. Die Botschaft ist richtig zu platzieren, um genau bei den Menschen anzukommen, die bereits entsprechend motiviert sind. Nur dann hat sie Chancen, deren Entscheidungen zu beeinflussen. Oft bekommen diese dann nicht einmal etwas davon mit. Auch das kam im zweiten Beispiel zur Sprache. Für unterschwellige Botschaften, denen wir auf den Leim gehen, haben wir einen

---

[38] Vgl. Haggard 2017, S. 203 f.

[39] Vgl. ebd, S. 203; vgl. Subramaniam et al. 2018, S. 1.

[40] Vgl. Chambon et al. 2012, S. 1031, 1035 f.; vgl. Haggard 2017, S. 203, S. 206.

[41] Vgl. Chambon et al. 2012, S. 1034.

[42] Vgl. Voss et al. 2017, S. 2226, 2233; vgl. Haggard 2017, S. 203.

[43] Vgl. Voss et al. 2017, S. 2234, 3336.

blinden Fleck. Wieso eigentlich? Mit ihnen läuft es doch wie geschmiert.[44] Und das ist das Problem. Hier spricht nichts dagegen, dass wir das Gewollte erreichen können. Alle Ampeln stehen dafür auf Grün. Was signalisiert das Monitoring des iPL folglich den frontalen Zentren? Nichts.[45] Denn voraussichtlich wird das Ganze ja so ablaufen, wie geplant. Böse Überraschungen werden uns – soweit es der iPL „überblicken" kann – erspart bleiben. Deshalb schweigt er, was so viel bedeutet wie: „Das kann ich so machen!". Getrost schreiben wir unserem „Ich" dann zu, alles bestens im Griff zu haben. Entsprechend gaben die Studienteilnehmer im zweiten Beispiel an, bei unterschwelligen Botschaften, die ihrer Motivation entsprachen, ein stärkeres Kontrollempfinden gehabt zu haben.[46]

Prospektiv – vor dem Tun – schreiben wir uns also bereits Dinge zu. Hier kann es freilich nur darum gehen, was wir tun *können*. Denn im ersten Abschnitt des von Brembs beschriebenen Prozesses ist von uns ja noch kein Handschlag gemacht. Und das ist auch gut so. Denn über das Monitoring des iPL wird erst einmal geprüft, ob sich das Gewollte unter den gegebenen Umständen überhaupt erreichen lässt. Dadurch können wir unliebsame Überraschungen vermeiden, die uns ansonsten kalt erwischten.

Sind wir dann endlich zur Tat geschritten, stellt sich – jetzt retrospektiv – wieder eine Frage: Waren wir mit ihr erfolgreich? Um das herauszufinden, wird die sensomotorische Rückmeldung auf das eigene Tun mit dem vorab entworfenen Erwartungsmodell verglichen.[47] Daran ist ebenfalls der iPL mit seinem Monitoring beteiligt.[48] Sind die Abweichungen, die sich dabei ergeben, gering, gibt es von seiner Seite aus nichts zu melden. Denn alles lief offensichtlich so ab, wie geplant. Der iPL bleibt still.[49] Getrost darf angenommen werden: „Das war ich!". Mir ist zuzuschreiben, was gerade geschah, selbst getan zu haben.

Nun kann auch in diesem zweiten Abschnitt des von Brembs beschriebenen Prozesses wieder etwas schief gehen, Das wurde im ersten Beispiel deutlich. Dort war bei einigen Teilnehmern der Eindruck entstanden, Hände einer anderen Person, die sie im Spiegelbild sahen, mehr selbst zu kontrollieren, als dass sie es nicht taten. Dies war allerdings nur dann der Fall, wenn sie vorab zeitgleich über den Kopfhörer dieselben Instruktionen wie der „hand helper" hinter ihnen erhalten hatten. Wie konnten sich diese Teilnehmer so täuschen? Fragen wir uns zunächst, was das Hören der Aufforderungen bei ihnen bewirkt haben kann. „Winken Sie mit der rechten Hand „Hallo"!", „Geben Sie mit beiden Händen das OK-Zeichen!", „Heben Sie die linke Hand hoch und spreizen die Finger!". Wer wollte diesen Anweisungen nicht schon automatisch Folge leisten? „Klar, mach ich." Traf dies auch bei einigen

---

[44] vgl. Wenke et al. 2010, S. 35 f.; vgl. Chambon et al. 2012, S. 1031; vgl. Haggard 2017, S. 201.

[45] Vgl. Chambon et al. 2012, S. 1034.

[46] Vgl. Haggard 2017, S. 203.

[47] Vgl. Blakemore 2009, S. 145; vgl. Schüür und Haggard 2011, S. 1700; vgl. Haggard 2017, S. 201.

[48] Vgl. Farrer et al. 2008, S. 254, 260; vgl. Chambon et al. 2012, S. 1031; vgl. Haggard 2017, S. 203, 206; vgl. Voss et al. 2017, S. 2227.

[49] Vgl. Chambon et al. 2012, S. 1034.

Teilnehmern zu, hätten sie augenblicklich ein entsprechendes Erwartungsmodell für die sensomotorische Rückmeldung entworfen. Dann sahen sie im Spiegelbild die sich entsprechend bewegenden Hände. Dieses visuelle Feedback entsprach durchaus ihrer Voraussage. Wird es dem Monitoring des iPL einen Grund geliefert haben, Alarm zu schlagen? Wohl kaum. In diesem Punkt war alles so abgelaufen, wie geplant. Auch meldeten die Hände zurück, in Gummihandschuhen zu stecken. Und doch. Es stimmte keineswegs alles. Das wird auch dem iPL nicht entgangen sein. Denn das Feedback aus der Tiefensensibilität – der Propriozeption –, die Bewegung und Haltung unseres Körpers im Raum wahrnimmt, war ein anderes als erwartet. Sie übermittelte, dass die Hände der Teilnehmer unten geblieben waren. Da fehlte die Passung. Aber wie stark wird diese Unstimmigkeit beim Monitoring ins Gewicht gefallen sein? Hierzu führten die beiden Psychiater Matthew Botvinik und Jonathan Cohen von der Universität in Pittsburgh ein aufsehenerregendes Experiment durch, dessen Ergebnisse sie 1998 in der Zeitschrift Nature veröffentlichten. Den Wissenschaftlern war es gelungen, ihre Studienteilnehmer dazu zu bringen, eine Gummihand für ihre eigene zu halten. Wie hatten sie das geschafft? Die Probanden waren von ihnen gebeten worden, ihre linke Hand auf einen Tisch zu legen. Neben dieser wurde ein schmaler Sichtschutz aufgestellt, hinter dem sie vollständig aus dem Blickfeld ihres Besitzers verschwand. Stattdessen platzierten die Versuchsleiter vor ihm eine linke Hand aus Gummi, die er während des gesamten Experiments anzuschauen hatte. Beide Hände – die echte und die künstliche – wurden nun mit einem Pinsel zur selben Zeit und in der derselben Weise gestreichelt. Was geschah? Nach einer Weile empfanden die Teilnehmer die Gummihand als die ihrige. Sie waren davon überzeugt, die Pinselstriche hier zu spüren. So sehr glaubten die Getäuschten, einen Teil des eigenen Körpers vor sich zu sehen, dass sie tatsächlich versucht hätten, ihn durch Wegziehen zu schützen, wenn der Versuchsleiter einen Hammer genommen und unvermittelt ausgeholt hätte, um auf ihn einzuschlagen. Auch das zeigten Folgeversuche. Was ergibt sich daraus für unsere Frage, wie stark die Tiefensensibilität beim Monitoring des iPL gegenüber dem visuellen Feedback ins Gewicht fällt? Eines scheint klar. Dort hat sie im wahren Sinne des Wortes das Nachsehen. Widersprechen sich sensorische Rückmeldungen, wird das Gesehene höher gewertet als die Wahrnehmungen aus dem Körperinneren.[50] Im Vergleich zu ihnen wiegt es deutlich schwerer. Kein Wunder also, dass einige Teilnehmer im ersten Beispiel trotz anderslautender Auskünfte ihrer Tiefensensibilität stärker dazu tendierten, Kontrolle über die Handbewegungen im Spiegelbild gehabt zu haben, als diese für sich auszuschließen. Was sie sahen, passte zu ihrem Erwartungsmodell. Und weil diese Übereinstimmung auf dem Sehsinn beruhte, zählte sie einfach mehr, als jene widersprüchlichen Meldungen aus dem Körperinneren, dass die eigenen Hände regungslos geblieben waren. So konnten sie sich etwas zuschreiben, was tatsächlich ein anderer – nämlich der „hand helper" hinter ihnen – getan hatte.

Doch es kann auch das Umgekehrte schief gehen. Dann tun wir Dinge, die wir uns nicht zuschreiben. So kann es in Hypnose geschehen. Aber warum?

---

[50]Vgl. Lenggenhager et al. 2007, S. 1096; vgl. Longo und Haggard 2012, S. 143.

Im zweiten Abschnitt jenes Prozesses, den Brembs mit seinem Satz skizziert, wird die sensomotorische Rückmeldung nach der Tat mit dem vorab entworfenen Erwartungsmodell verglichen. Diesen Vorgang überwacht ebenfalls der iPL. Stimmt beides überein, lehnt er sich beruhigt zurück. Denn alles ist so abgelaufen, wie geplant. Es darf bedenkenlos angenommen werden: „Das war ich!". Anders allerdings, wenn sich größere Abweichungen ergeben. Jetzt ist der iPL alarmiert. Äußere Faktoren müssen am Werk gewesen sein. Mit seiner Aktivität[51] signalisiert er: „Das war ich nicht!".[52] Zu ihm unterhalten die frontalen Zentren, die feuern, wenn Entscheidungen getroffen werden, in der Regel enge funktionelle Verbindungen.[53] So wird dem iPL nicht nur das entworfene Erwartungsmodell übermittelt. Schlägt dieser Alarm, weil sich Unstimmigkeiten ergeben, passen sie ihre Aktivität entsprechend an. Aber manchmal bricht die funktionelle Verbindung zwischen ihnen auch vorübergehend ab.[54] Dann erhält der iPL keinen Zugang zum Erwartungsmodell.[55] Abgeschnitten von dem, was wir tun wollen, kann er uns das Getane nicht mehr zuordnen. So geschieht es beispielsweise in Hypnose. Hier können wir eigenes Tun als von außen widerfahren erleben. Denken wir nur an die Hand, die sich dabei hebt, als hinge sie an einem mit Helium gefüllten Luftballon, der sie sanft nach oben zieht. Tatsächlich gibt es gar keinen Luftballon. Nur wissen wir es nicht. Denn der iPL kann bei seinem Vergleich nicht auf das Erwartungsmodell zurückgreifen. Könnte er es, würde umgehend von ihm festgestellt: „Ach, das war ja ich!". Hier tat kein Heliumballon sein Werk, sondern die Hand wurde von mir selbst gehoben.

Diese Erkenntnis hätte zwar etwas Ernüchterndes. Aber wäre es nicht trotzdem besser, sie zu haben? Immerhin wollen wir in der äußeren Wirklichkeit bestehen. Dann täten wir doch gut daran, solche Fehleinschätzungen möglichst zu vermeiden, oder? Keineswegs. Denn, wie das letzte Kapitel noch zeigen wird, lohnt es sich für unsere Anpassung an die Außenwelt durchaus, die Fähigkeit zu besitzen, in Welten einzutauchen, die wir selbst kreieren, ohne darum zu wissen, dass es so ist. Sie erlauben, unterschiedlichste Szenarien durchzuspielen, als fänden sie tatsächlich statt, ohne entsprechende Konsequenzen befürchten zu müssen. Den Zugang des iPL zum Erwartungsmodell in Hypnose gezielt unterbrechen zu können, schadet uns also nicht, sondern wir ziehen – im Gegenteil – Nutzen daraus. Auch wenn wir dabei Dinge tun, die wir uns fälschlicherweise nicht zuschreiben, sondern beispielsweise einem Heliumballon. Doch er ist es nicht gewesen. Wir wollten und taten es. Denn Hypnose bedeutet nicht, willenlos zu werden, Tür und Tor dafür zu öffnen, nur noch fremdgesteuert zu reagieren. Hier geschieht tatsächlich nur, was wir wollen. Die neuronalen Zentren, die an der Entscheidungsfindung beteiligt sind, funktionieren einwandfrei. Aber es fehlt die Erkenntnis der eigenen Urheberschaft.

---

[51] Vgl. Spence et al. 1997, S. 1997; vgl. Blakemore et al. 2003, S. 1063 f; vgl. Blakemore 2009, S. 149; vgl. Farrer et al. 2003, S. 324; vgl. Farrer et al. 2008, S. 260; vgl. Haggard et al. 2004, S. 652; vgl. Brass et al. 2013, S. 5.

[52] Vgl. Schüür und Haggard 2011, S. 1700; vgl. Haggard 2017, S. 203.

[53] Vgl. Haggard 2017, S. 203 f.

[54] Dass dies möglich ist, s. Voss et al. 2017, S. 2236, 2238.

[55] Vgl. Blakemore et al. 2003, S. 1063 f.

So verlieren wir in Hypnose zwar zuweilen das subjektive Kontrollgefühl, niemals jedoch die willentliche Kontrolle. Auch wenn wir nicht darum wissen, dass es so ist. Der Heliumballon hebt meine Hand. Dass wir selbst es waren, bleibt uns verborgen. Sei's drum. Denn wie dichtete schon Johann Wolfgang von Goethe?[56] „Was ich nicht weiß, macht mich nicht heißt." Stimmt. Aber wie wäre es, wenn wir mit unserer Unwissenheit konfrontiert würden? Wenn uns jemand die Augen öffnete, indem er sagte: „Hey, Du machst das selbst, aber Du weißt nichts davon"? Diese Erkenntnis könnte unser Selbstverständnis schon ein wenig ins Wanken bringen, oder? Welcher gesunde Mensch wäre nicht fest davon überzeugt, zu wissen, was er tut? Und das ist keineswegs alles. Wir glauben auch die Gründe dafür zu kennen, warum wir tun, was wir tun. In den allermeisten Fällen jedenfalls. Schon gar, wenn wir eine Entscheidung getroffen haben. Was, wenn uns plötzlich klar werden müsste, keinen blassen Schimmer zu haben, weshalb die eigene Wahl so ausfiel? Das fühlte sich nicht angenehm an, oder? Forscher sprechen davon, dass es einen „aversiven Affekt" in uns auslöse[57] – ein emotionales Unbehagen, das zu empfinden, wir unbedingt vermeiden wollten. Darum erfänden wir eher „gute Gründe",[58] als in diese Gefühlslage zu geraten.[59] So machten es wohl auch knapp drei Viertel der Versuchspersonen im dritten Beispiel. Sie konfabulierten irgendwelche Erklärungen, wieso ihnen das eine Gesicht attraktiver als das andere erschienen wäre. Damit umgingen die Versuchspersonen das unangenehme Gefühl, überhaupt keine Ahnung zu haben, warum sie dem einen der beiden den Vorzug gaben. Das einzugestehen, hätte nicht in ihr Bild von sich gepasst. Es wäre inkonsistent – in sich widersprüchlich – geworden. Dieser Schaden konnte verhütet werden,[60] indem halbwegs plausible Gründe für das eigene Tun erfunden wurden.[61] Damit blieb ein in sich schlüssiges – kohärentes – „Ich" gewahrt, auch wenn ihm dafür im Nachhinein Dinge zugeschrieben wurden, die es nicht getan hatte. Wie wir gesehen haben, geht es allerdings auch umgekehrt. Dann tun wir Dinge, die wir uns nicht zuschreiben. In beiden Fällen verfehlt das „Ich", die tatsächlichen Gegebenheiten widerzuspiegeln. Es ist etwas schief gegangen.

Wir können mehr Kontrolle empfinden, als wir haben – weil uns Befehle gegeben werden für Handbewegungen, die tatsächlich ein anderer im Spiegel ausführt, unterschwellige Botschaften unserer eigenen Motivation zupasskommen bzw. Widersprüche im Selbstbild vermieden werden sollen – oder wir verneinen, etwas kontrolliert zu haben, was wir selbst taten, wie es in Hypnose geschehen kann. Und was sagt uns das? Ja, wir können uns in unserem subjektiven Kontrollempfinden gewaltig täuschen – doch ist der freie Wille deshalb eine Illusion? So ließe sich nur argumentieren, wenn das „Ich" selbst die Entscheidungen träfe. Das ist aber nicht der Fall. Es entsteht erst durch die getroffenen Entscheidungen. Fälschliche Zuschreibungen bedeuten

---

[56] 1827, S. 259.

[57] Vgl. Gantman et al. 2017, S. 1571.

[58] Vgl. ebd., S. 1565, 1568 f.

[59] Vgl. ebd., S. 1571.

[60] Vgl. ebd. S. 1564.

[61] Vgl. ebd., S. 1568.

deshalb lediglich, dass unser „Ich" ein Update braucht – sofern es mit ihnen schlechtere Voraussagen machte. Das ist alles. Denn bei ihm handelt es sich um ein „End-Produkt". „Ich bin, also will ich!", gilt nicht, auch wenn den meisten Menschen dieser Satz intuitiv richtig zu sein scheint. Vielmehr stimmt das Gegenteil: „Ich will, also bin ich!" – besser noch „Wollend bin ich!". Nicht der freie Wille ist eine Illusion, sondern, dass es ein gesondertes „Ich" gibt, das diesen Willen ausübt.

Erst der freie Wille macht uns zu dem, was wir sind. Ein uralter Gedanke. Er wurde schon vor Jahrtausenden von dem Weisen Sâṇḍilya geäußert, wie die Chândogya-Upanishad zu berichten weiß …

Literatur

Blakemore, S. J. (2009). How we recognize our own actions. In N. Murphy, G. Ellis, & T. O'Connor (Hrsg.), *Downward causation and the neurobiology of free will* (S. 145–151). Berlin/Heidelberg: Springer.

Blakemore, S. J., Oakley, D. A., & Frith, C. D. (2003). Delusions of alien control in the normal brain. *Neuropsychologia, 41*(8), 1058–1067.

Botvinick, M., & Cohen, J. (1998). Rubber hands ,feel' touch that eyes see. *Nature, 391*(6669), 756.

Brass, M., Lynn, M. T., Demanet, J., & Rigoni, D. (2013). Imaging volition: What the brain can tell us about the will. *Experimental Brain Research, 229*(3), 301–312.

Brembs, B. (2011). Towards a scientific concept of free will as a biological trait: Spontaneous actions and decision-making in invertebrates. *Proceedings of the Royal Society, 278*(1707), 930–939.

Chambon, V., Wenke, D., Fleming, S. M., Prinz, W., & Haggard, P. (2012). An online neural substrate for sense of agency. *Cerebral Cortex, 23*(5), 1031–1037.

Farrer, C., Franck, N., Georgieff, N., Frith, C. D., & Decety, J. J. (2003). Modulating the experience of agency: A positron emission tomography study. *NeuroImage, 18*(2), 324–333.

Farrer, C., Frey, H. S., Van Horn, J. D., Tunik, E., Turk, D., … Grafton, S. T. (2008). The angular gyrus computes action awareness representations. *Cerebral Cortex, 18*(2), 254–261.

Gantman, A. P., Adriaanse, M. A., Gollwitzer, P. M., & Oettingen, G. (2017). Why did I do that? Explaining actions activated outside of awareness. *Psychonomic Bulletin & Review, 24*(5), 1563–1572.

von Goethe, J. W. (1827). *Goethe's Werke: Vollständige Ausgabe letzter Hand* (Bd. 2). Stuttgart/Tübingen: J. G. Cotta.

Haggard, P. (2017). Sense of agency in the human brain. *Nature Reviews Neuroscience, 18*(4), 197–208.

Haggard, P., Cartledge, P., Dafydd, M., & Oakley, D. A. (2004). Anomalous control: When ,freewill' is not conscious. *Consciousness and Cognition, 13*(3), 646–654.

Johansson, P., & Hall, L. S. (2005). Failure to detect mismatches between intention and outcome in a simple decision task. *Science, 310*(5745), 116–119.

Johansson, P., Hall, L., Sikström, S., Tärning, B., & Lind, A. (2006). How something can be said about telling more than we can know: On choice blindness and introspection. *Consciousness and Cognition, 15*(4), 673–692.

Karremans, J. C., Stroebe, W., & Claus, J. (2006). Beyond Vicary's fantasies: The impact of subliminal priming and brand choice. *Journal of Experimental Social Psychology, 42*(6), 792–798.

Koch, C. (2013). *Bewusstsein: Bekenntnisse eines Hirnforschers*. Berlin/Heidelberg: Springer.

Lenggenhager, B., Tadi, T., Metzinger, T., & Blanke, O. (2007). Video ergo sum: Manipulating bodily self-consciousness. *Science, 317*(5841), 1096–1099.

Longo, M. R., & Haggard, P. (2012). What is it like to have a body? *Current Directions in Psychological Science, 21*(2), 140–145.

Marx, K. (2017). *Zur Kritik der Hegelschen Rechtsphilosophie.* Berlin: Contumax GmbH.

Peter, B. (2015). Ideomotorische Hypnoserituale. In D. Revenstorf & B. Peter (Hrsg.), *Hypnose in Psychotherapie, Psychosomatik und Medizin* (S. 175–185). Heidelberg: Springer.

Roth, G. (2010). Lässt sich Willensfreiheit empirisch überprüfen, und welche Konsequenzen hätte das mögliche Resultat. In T. Fuchs & G. Schwarzkopf (Hrsg.), *Verantwortlichkeit – nur eine Illusion?* (S. 147–171). Heidelberg: Universitätsverlag Winter GmbH.

Schüür, F., & Haggard, P. (2011). What are self-generated actions? *Consciousness and Cognition, 20*(4), 1697–1704.

Spence, S. A., Brooks, D. J., Hirsch, S. R., Liddle, P. F., Meehan, J., & Grasby, P. M. (1997). A PET study of voluntary movement in schizophrenic patients experiencing passivity phenomena (delusions of alien control). *Brain: A Journal of Neurology, 120*(11), 1997–2011.

Subramaniam, K., Kothare, H., Mizuiri, D., Nagarajan, S. S., & Houde, J. (2018). Reality monitoring and feedback control of speech production are related through self-agency. *Frontiers in Human Neuroscience, 12*(82), 1–8.

Voss, M., Chambon, V., Wenke, D., Kühn, S., & Haggard, P. (2017). In and out of control: Brain mechanisms linking fluency of action selection to self-agency in patients with schizophrenia. *Brain, 140*(8), 2226–2239.

Wegner, D. M., Sparrow, B., & Winerman, L. (2004). Vicarious agency: Experiencing control over the movements of others. *Journal of Personality and Social Psychology, 86*(6), 838–848.

Wenke, D., Fleming, S. M., & Haggard, P. (2010). Subliminal priming of actions influences sense of control over effects of action. *Cognition, 115*(1), 26–38.

> Dieses Kapitel deckt auf, dass die Kernaussage dieses Buches – wonach uns erst der freie Wille zu dem macht, was sind sind – eigentlich ein alter Hut ist. Die Chândogya-Upanishad lehrt schon seit Jahrtausenden dasselbe ...

In Ausübung unseres freien Willens sind wir zugleich beides – Autoren und Charaktere der eigenen Geschichten.
(Robert Kane)[1]

Die Überlieferung der ältesten indischen Lehren – der Veden[2] – reicht weit zurück. Vor mindestens 4000 Jahren soll sie ihren Anfang genommen haben.[3] Ihre Weitergabe erfolgte ursprünglich nur mündlich. Der Schüler saß nahe beim Lehrer und lauschte dessen Unterweisung. Die Bezeichnung „Upanishad" für eine Textsammlung der Veden spiegelt diese Situation wider, indem es sich aus den Silben „upa" (nahe), „ni" (nieder) und „shad" (sitzen) zusammenfügt.

Eine der ältesten Upanishaden trägt den Namen Chândogya, was übersetzt so viel wie die der Sâmaveda-Sänger – der Chândogayas – bedeutet.[4] Sie besteht aus acht Kapiteln, die im Sanskrit Prapâṭhakas heißen. Jedes ist wiederum in verschiedene Abschnitte – sogenannte Khaṇḍas – unterteilt. Im vierzehnten Abschnitt des dritten Kapitels findet sich die Lehre des Śâṇḍilyas.[5] Er gilt im Hinduismus als einer der berühmtesten Philosophen, die sich mit den „letzte Fragen" – *Wo kommen wir her? Wo gehen wir hin? Wer sind wir?* – beschäftigten. Die Essenz dessen, was sich ihm auf seiner Suche offenbarte, fasst der erste Vers des vierzehnten Abschnitts im dritten Kapitel der Chândogya-Upanishad zusammen. Er hat es echt in sich. Drei

---

[1] 2013, S. 271.

[2] Skrt. „veda" wird mit dt. „Wissen" übersetzt.

[3] Vgl. van Quekelberghe 2005, S. 163.

[4] Vgl. Michel 2007, S. 104.

[5] Vgl. ebd., S. 107 f.

Worte, die dort zu lesen sind, dürften uns besonders erstaunen. Genau genommen sollte ihr Inhalt eigentlich nicht überraschen. Immerhin bringen sie in aller Kürze auf den Punkt, wofür dieses Buch bis hierher schon etliche Seiten gebraucht hat. Was im ersten Vers dieses Abschnitts der Chândogya-Upanishad geschrieben steht, ist dem aufmerksamen Leser also durchaus nicht neu. Und doch bleibt uns wahrscheinlich der Mund darüber offenstehen, dass es schon vor so langer Zeit gelehrt wurde. Oder hätte tatsächlich jemand gedacht, dass die Quintessenz dieses Buches, die – zugegeben – dem Bauchgefühl der meisten Menschen vermutlich auf Anhieb gegen den Strich zu gehen scheint, bereits seit Jahrtausenden in einer der ältesten Upanishaden vermittelt wird?

Vor ungefähr 200 Jahren hielt der französische Philosoph Maine de Biran dem cartesischen „Ich denke, also bin ich!" energisch sein „Ich will, also bin ich!" entgegen. Lange her, wird der eine oder andere wohl gedacht haben, als er davon im 4. Kapitel dieses Buches erfuhr. Dabei war sein „Ich will, also bin ich!" nicht einmal so gemeint, wie wir es hier gebrauchen. Anscheinend hatte Maine de Biran damals eher im Sinn, mit diesem Satz zum Ausdruck zu bringen, dass die für Willensentscheidungen aufzubringende Kraftanstrengung uns zuvorderst spüren ließe, dass wir individuelle Personen wären. Dennoch lohnte es sich für uns, seine Formulierung aufzugreifen, weil sie kurz und bündig die Quintessenz dieses Buches wiederzugeben vermochte:

„Ich will, also bin ich!" – besser noch „Wollend bin ich".

Nun finden wir in einer der ältesten Upanishaden drei Worte des weisen Śâṇḍilyas, die nicht nur ungefähr gleich lauten, sondern – anders als bei Maine de Biran – offensichtlich auch noch dasselbe bedeuten sollen. Verblüffend, oder? Aber schauen wir uns den Textausschnitt erst einmal an. Dort heißt es:

… कतुमयः पुरुषो (kratu-mayaḥ-puruṣaḥ) … (Chând Up. 3, 14, 1).

Gut, damit können jetzt vielleicht die wenigsten auf Anhieb etwas anfangen. Denn wer beherrscht schon Sanskrit? Wir brauchen also jemanden, der uns den Text zumindest ins Englische übersetzt. Glücklicherweise haben es angesehene Gelehrte wie der 1895 in Bengalen geborene Swami Nikhilananda getan.[6] Doch nicht nur das. Sein Zeitgenosse, T. V. Kapali Sastry, ebenfalls eine Autorität auf dem Gebiet der Veden und des Sanskrit, kommentierte überdies die Weisheiten des Śâṇḍilya – die Śâṇḍilya Vidyā – die die Eingangsverse des vierzehnten Abschnitts im dritten Kapitel der Chândogya-Upanishad kundtun, in englischer Sprache.[7] Ausgezeichnet – aber was heißt nun *kratu-mayaḥ-puruṣaḥ*? Swami Nikhilananda übersetzt es so:

„Now, verily, a man consists of will" – „Nun wahrlich, der Mensch besteht aus Wollen."[8]

---

[6] Übersetzung der Chândogya-Upanishad ins Englische von Swami Nikhilananda; Download unter http://www.swamij.com/upanishad-chandogya.htm. Zugegriffen am 02.04.2018.

[7] Sastry, 2004, S. 66–84.

[8] Vgl. Śatapatha Brāhmaṇa 10.6.3.1 (altindischer Brāhmana-Text, noch etwas älter als die Chândogya-Upanishad; engl. Übersetzung s. Edelmann 2017, S. 3).

Wer hätte das gedacht? Näher könnten die drei Sanskrit-Worte unserem „Wollend bin ich!" kaum sein. Doch meinen sie auch dasselbe?

कत *kratu* steht laut Swami Nikhilananda im Englischen für „will" – Wille. Einer der höchst respektierten Kenner der heiligen Sprache der Hindus, T. V. Kapali Sastry, bestätigt seine Übersetzung: कत *kratu* bedeute im Englischen tatsächlich „will" – Wille –, wenn es Teil eines alten Textes sei, der – wie die Chândogya-Upanishad – das frühe Sanskrit gebrauche. Später werde das Wort dort allerdings anders verwendet. Dann meine es generell „sacrifice" – Opfer.[9] Swami Nikhilananda und T.V. Kapali Sastry stimmen also darin überein, dass कत kratu mit „will" – Wille – ins Englische übersetzt werden darf. Damit bleibt allerdings die Frage, wie die Śāṇḍilya Vidyā dieses Wort versteht. Denn „Wille" ist nicht immer gleich „Wille". An ihm scheiden sich ja bekanntlich die Geister. Für den französischen Philosophen Maine de Biran war er vorrangig die Willenskraft und weniger ein Akt der Freiheit, der Wahl aus verschiedenen Möglichkeiten. Was verbirgt sich hinter dem Begriff „Wille" in der Chândogya-Upanishad? Interessanterweise spricht T.V. Kapali Sastry ausdrücklich davon, dass कत *kratu* hier für „free choice" – die Wahlfreiheit – stehe, die der Mensch habe, sich in die eine oder andere Richtung entscheiden zu können.[10] Es ist schon faszinierend, nicht wahr? Statt „Wollend bin ich" dürften wir tatsächlich auch „kratu-mayaḥ-puruṣaḥ" sagen. Drei Worte in unterschiedlichen Sprachen zwischen denen Jahrtausende liegen und die doch dasselbe bedeuten:

> Der Mensch besteht aus Wollen. Wollend bin ich.

Trifft das zu, was hier steht, dann hängt von unseren Entscheidungen einiges ab. Sie machen uns zu dem, was wir sind. Sollten wir dann wirklich aufhören, von Freiheit zu reden, wie es der renommierte Neurophysiologe Wolf Singer in der Frankfurter Allgemeinen Zeitung empfahl?[11] Keineswegs. Stattdessen täten wir gut daran, den Rat Śāṇḍilyas zu befolgen, den er uns nur wenige Worte nach dem „kratu-mayaḥ-puruṣaḥ" am Ende des ersten Verses im vierzehnten Abschnitt des dritten Kapitels der Chândogya-Upanishad mit auf den Weg gibt. Dort heißt es:

> … स कतुं कुवीत (sa kratum kurvīta) ॥ १ ॥ (Chând Up. 3, 14, 1)

Wieder müssen wir Swami Nikhilananda als Dolmetscher bemühen, auch wenn wir das Wort „kratu" schon kennen. Er übersetzt die abschließenden Worte des Eingangsverses der Śāṇḍilya Vidyā, wie folgt, ins Englische:

> „Let him form his will."[12]
> „Er sollte seinen Willen bilden."

---

[9] Vgl. Sastry 2004, S. 67; vgl. Edelmann 2017, S. 3.

[10] Vgl. Sastry 2004, S. 81 f.

[11] 2004, S. 33.

[12] Seine vollständige Übersetzung lautet: „Let him with this knowledge in mind form his will." „With this knowledge in mind" gibt aber der Ausdruck „sa kratum kurvīta" streng genommen nicht her, sondern es stellt eine Interpretation von Swami Nikhilananda dar und wurde daher von der Autorin weggelassen.

Gilt das, was Śâṇḍilya hier sagt, dann dürften wir auf gar keinen Fall aufhören, von Freiheit zu reden, sondern täten gut daran, unseren Willen zu bilden. Ist er es doch, der uns zu denen macht, die wir sind. Was könnte folglich wichtiger sein, als Experten im Gebrauch des freien Willens zu werden? „Skill your will"[13] muss wohl ab jetzt unsere Devise lauten – jedenfalls wenn wir auf die Weisheit Śâṇḍilyas vertrauen.

Und wie machen wir das? Indem wir uns in Achtsamkeit und Selbsthypnose üben. Sie sind ein wahres „dream team" für dieses „Skill your will" …

Literatur

Edelmann, J. (2017). Seeing in eternal return: Hermeneutical perspectives on karma and rebirth. *Religions, 8*(250), 1–13.

Kane, R. (2013). Can a traditional libertarian or incompatibilist free will be reconciled with modern science? Steps toward a positive answer. In A. Suarez & P. Adams (Hrsg.), *Is science compatible with free will?* (S. 255–272). New York: Springer.

Michel, P. (2007). *Upanishaden – Die Geheimlehre des Veda.* Wiesbaden: Matrix.

van Quekelberghe, R. (2005). *Transpersonale Psychologie und Psychotherapie – Grenzenlose Grenze des Bewusstseins.* Eschborn bei Frankfurt a. M./Magdeburg: Klotz.

Sastry, K. T. (2004). *Lights on the Upanishads.* Bangalore: Sri Aurobindo Kapli Stastry Institute of Vedic Culture.

---

[13] Das Wort „skill" wird hier in Anlehnung an das gleichlautende engl. Verb gebraucht, das übersetzt so viel bedeuten kann, wie persönliches Wissen, praktische Kenntnis zu haben, versiert bzw. geübt, ein Experte oder geschickt zu sein. Bei dem Ausdruck „Skill your will" handelt es sich um eine sprachliche Neuprägung der Verf., die als „Werde Experte im Gebrauch Deines Willens" zu verstehen ist.

> In diesem Kapitel geht es darum, wie wir unseren freien Willen bilden
> können. Und das ist etwas knifflig. Immens viele unserer Entscheidungen
> werden nämlich unbewusst – sozusagen im Autopilot-Modus – getroffen. Doch wir sind seiner Steuerung nicht auf Gedeih und Verderb ausgeliefert. Denn wir haben ihn – den bewussten freien Willen. Dieser lässt
> sich trainieren, indem wir uns in Achtsamkeit und Selbsthypnose üben.
> Die beiden sind ein wahres „dream team" für dieses „Skill your will". Mit
> ihnen lässt sich unser bewusster freier Wille aus dem Dornröschenschlaf
> des Mindwanderings – Gedankenwanderns – wecken, um automatisierte Muster und damit auch unser „Ich" zu verändern …

Jeder von uns wählt buchstäblich,
  welche Art Universum ihm erscheinen soll,
  um es zu bewohnen. (William James)[1]

Der Mensch besteht aus Wollen, wie uns altindische Texte lehren. Und nicht nur er, ließe sich ergänzen, wenn wir das zweite Kapitel dieses Buches gelesen haben. Leben an sich besteht aus Wollen. Um mit den Worten des russisch-kanadischen Biologen Abir U. Igamberdievs zu sprechen, sind Lebewesen natürliche Quantencomputer.[2] Kraft ihrer *choosing autonomy* nehmen sie gemäß der Standardinformation der Quantenphysik Messungen vor. Dadurch wird Mögliches zu etwas Tatsächlichem. Neue Information entsteht. Auf diese Weise konstruieren sich Lebewesen letztlich selbst, wovon im dritten Kapitel dieses Buches bereits die Rede war. Anders ausgedrückt ließe sich auch sagen: in Akten der Selbst-Messung bewirken sie

---

[1] Vgl. James 1950, Vol. 1, S. 424. Das vollständige Zitat lautet im englischsprachigen Original: „Each of us literally chooses, by his ways of attending to things, what sort of universe he shall appear to himself to inhabit." Für James erfolgt die Wahl, welche Art Universum erscheinen soll, durch Ausrichtung der eigenen Aufmerksamkeit. Dass dies für ihn ein fundamentaler Akt des Willens ist, s. James 2001, S. 317, 319.

[2] Igamberdiev 2012, S. 27.

ihr eigenes *In-Forming* – ein Begriff, den der Biologe und Philosoph Francisco Varela, wie wir wissen, wählte, um ihre Autopoiesis – ihr Sich-selbst-Erzeugen – zu umschreiben. Gleich allen Lebewesen so besitzen auch wir einen freien Willen, der uns zu dem macht, was wir sind. Anders ausgedrückt ließe sich auch sagen „Ich will, also bin ich" oder besser noch „Wollend bin ich". Denn das „Ich" trifft keine Entscheidungen, sondern es kommt erst durch sie zustande, wie wir im vierten Kapitel dieses Buches erfuhren. Ganz nutzlos ist das „Ich" allerdings nicht. Sind in ihm doch alle Pfade gespeichert, die schon erfolgreich von mir begangen wurden – oft sogar weit häufiger als nur einmal. Damit erleichtert es meine künftigen Willensentscheidungen ungemein. Sie können nun unbewusst – sozusagen im Autopilot-Modus – getroffen werden. Wenn es um uns selbst geht, feuert im Gehirn nämlich das Default Mode Network. Auch das kam im vierten Kapitel dieses Buches bereits zur Sprache. Und genau dieses Netzwerk ist besonders aktiv und verstärkt mit anderen Hirnzentren verbunden, wenn wir automatisiert handeln. Das fand eine Arbeitsgruppe um den britischen Neurowissenschaftler Deniz Vatansever von der University of Cambridge kürzlich heraus.[3] Darin erkannten die Forscher die entscheidungsrelevante Rolle, die das Default Mode Network für den Autopiloten spiele.[4] Was wir wiederholt tun wollen und dann erfolgreich getan haben, wird, wie uns noch bekannt sein dürfte, fester Bestandteil diese Netzwerks. Dessen Voraussagen machen es möglich, so Vatansever und seine Kollegen, Entscheidungen in ähnlichen Situationen künftig ohne bewusste Kontrolle – also im Autopilot-Modus – zu treffen.[5] Dieser kann sich jetzt bei seiner Entscheidungsfindung maßgeblich an den im Default Mode Network gespeicherten Informationen orientieren.

Und das geschieht überaus häufig. Denn immens viele unserer Entscheidungen werden unbewusst getroffen. Das menschliche Gehirn verarbeitet die nahezu unglaubliche Informationsmenge von ca. 20 Billionen Bits pro Sekunde – aber nur 30–40 davon bewusst. Bildlich ließe sich von einem gigantischen Eisberg sprechen, der bis auf seine klitzekleine Spitze fast vollständig unterhalb der Schwelle des Bewusstseins – also im Unbewussten – bleibt. Glücklicherweise, könnten wir sagen, denn durch das unbewusste Treffen von Entscheidungen ergeben sich für uns erhebliche Vorteile.[6] Reflexartig, instinktiv oder automatisiert zu reagieren, geht beispielsweise sehr viel schneller. Müssten wir in Gefahrensituationen, die eine unmittelbare Reaktion erfordern, vorab erst einmal nachdenken, was jetzt zu tun ist, könnte dies nicht selten verheerende Folgen haben, schlimmstenfalls tödlich enden. Auch ist das unbewusste Treffen von Entscheidungen weit weniger anstrengend und energieaufwändig. Handelt es sich bei unseren Gehirnen doch ohnehin um ziemliche Energiefresser. Zwar bringen sie mit ca. 1,5 kg nur ungefähr 2 % des durchschnittlichen Köpergewichts auf die Waage, verbrauchen dafür aber immerhin 20 %

---

[3] Vgl. Vatansever et al. 2017, S. 12821; vgl. Provost und Monchi 2015, S. 835; vgl. Shamloo und Helie 2016, S. 324, 331.

[4] Vgl. Vatansever et al. 2017, S. 12821; vgl. ebd. S. 12825.

[5] Vgl. ebd., S. 12825.

[6] Vgl. Tononi 2004, S. 11.

des energetischen Grundumsatzes.[7] Im Vergleich mit den anderen Organen hat das menschliche Gehirn also beim Energieverbrauch die Nase ganz weit vorn. Und ein erheblicher Anteil der Glucose, die ihm die notwendige Energie liefert, geht allein auf das Konto des Bewusstseins.[8] Spätestens jetzt dürfte wohl jedem einleuchten, warum sich in der Evolution die Neigung durchgesetzt hat, Entscheidungen möglichst unbewusst zu treffen. Zumal uns der Autopilot auch noch präzise wie ein Uhrwerk agieren lässt. Es scheint paradox. Aber oft sind wir gerade dann am besten, wenn uns nicht bewusst ist, was wir tun. Vorausgesetzt, die Tätigkeit wurde vorab lange genug trainiert. Musiker wissen ein Lied davon zu singen. Mit ausreichender Übung laufen ihre Bewegungen automatisch ab. Sie gelingen ihnen beinahe mühelos mit hoher Genauigkeit. Aber wehe, diese Musiker fangen – etwa bei einer Aufführung – an, ihre Bewegungsabläufe bewusst zu überwachen. Damit erreichen die Bedauernswerten genau das Gegenteil des Beabsichtigten. Der ansonsten reibungslose Fluss ihrer Bewegungen wird empfindlich gestört, und sie machen mehr Fehler. Mit genug Übung geht es irgendwann wie von selbst. Was vorher nur bewusst geschehen konnte, läuft nun im Autopilot-Modus ab.

7.1 Das, was damals und dort geschah …

Zum allergrößten Teil wird unser Erleben und Verhalten also unbewusst – per Autopilot – gesteuert. Das ist nicht erst eine Erkenntnis der modernen Hirnforschung, sondern bereits eine Kernaussage der Psychoanalyse und mit ihr aller psychodynamischen Therapien. Im Rückgriff auf eine Formulierung[9] des Begründers der tiefenpsychologisch fundierten Psychodramatherapie, des deutschen Psychiaters und Psychoanalytikers Andreas Ploeger, lässt sie sich folgendermaßen auf den Punkt bringen: Das, was „Damals und Dort" geschah, hat sich in fixierten Mustern niedergeschlagen, die uns unbewusst dazu drängen, ähnliche Situationen immer wieder so zu erleben, auf sie zu reagieren, wie wir es in der Vergangenheit erfahren und getan haben.

Außerordentlich viele dieser Muster werden im Laufe unseres Lebens Bestandteile des eigenen Default Mode Networks. Auf sie greift der Autopilot vorzugsweise zurück, wenn es darum geht, künftig in ähnlichen Situationen Entscheidungen zu treffen. Denn jede einzelne dieser Situationen immer wieder bewusst zu erleben und auf sie zu reagieren, als geschähe sie zum allerersten Mal, stellte, angesichts des dafür notwendigen hohen energetischen Aufwands zweifellos eine enorme Energieverschwendung dar. Doch, wo Licht ist, ist auch Schatten. Zwangsläufig erweisen sich nämlich nicht alle Muster, die wir im „Damals und Dort" erworben haben, auch im „Hier und Jetzt" als hilfreich.

Stellen wir uns beispielsweise ein Kind vor, das in einem familiären Klima aufwächst, in dem es zu sehr behütet und andauernd mit übertriebener, elterlicher

---

[7] Vgl. Clarke und Skoloff 1999, S. 651.
[8] Vgl. Northoff 2014, S. 94 f.; vgl. Pepperell 2018, S. 7 f.
[9] Vgl. Ploeger 1983, S. 26.

Sorge vor vermeintlichen Gefahren konfrontiert wird. Wunderte es, wenn ein solcher Mensch später unter starken Ängsten litte, sich den Herausforderungen seines Alltags allein nicht gewachsen fühlte? Doch ist seine gegenwärtige Umwelt wirklich so bedrohlich und er so hilflos, wie es ihm aufgrund seiner Kindheitserfahrungen scheint? Wohl kaum.

Oder nehmen wir ein Kind, das nur mit seiner Mutter groß wird, die es vernachlässigt, wenn sie betrunken ist, was leider ziemlich häufig vorkommt, und zu dem sein Vater im Anschluss an die Trennung der Eltern den Kontakt vollständig abgebrochen hat, nachdem er mit seinem Versuch gescheitert ist, es durch seine Versprechen, ihm alles durchgehen zu lassen, dazu zu bewegen, zu ihm zu ziehen. Überraschte uns, wenn dieser Mensch später befürchtete, die Zuneigung seiner Partnerin zu verlieren, alles unternähme, damit sie sicher bei ihm bliebe, ihr kaum Freiheit zugestände, sich sogar schlecht von ihr behandeln ließe und den Ärger darüber runterschluckte, nur um die Beziehung nicht zu gefährden? Vermutlich trüge er mit seinem Verhalten gerade dazu bei, dass sie ihn verließe. Doch würde es auch dazu kommen, wenn er sich anders benähme?

Die Liste der Beispiele ließe sich problemlos fortsetzen. Sie veranschaulichen, dass Muster, die wir im „Damals und Dort" erworben haben, keineswegs immer hilfreich und nützlich sein müssen, sondern uns zuweilen auch zu einem Erleben und Verhalten „drängen", das den tatsächlichen Gegebenheiten des „Hier und Jetzt" erschreckend zuwiderlaufen kann. Ist letzteres der Fall, liegt bei dem Betroffenen ein maladaptives – unangepasstes – Muster vor. Nicht schon immer hat es sich derart negativ ausgewirkt. Ganz im Gegenteil: Denn, was heute maladaptiv ist, war früher einmal adaptiv. So stellen es die Psychoanalytiker Wolfgang Wöller und Johannes Kruse völlig zu Recht fest.[10] Mag ein Muster aus heutiger Sicht noch so unangemessen erscheinen, unter den widrigen, ja mitunter traumatischen Umständen des „Damals und Dort" hat es dem Betroffenen genützt, geholfen, manchmal sogar sein Überleben gesichert. In der Vergangenheit war dieses Erleben und Verhalten eine erfolgreiche Strategie.[11] In der Gegenwart bewirken sie sein Scheitern.

Mit einem solch fehlerhaften Kompass steuern wir per Autopilot immer wieder verhängnisvollen Klippen entgegen. Und zwar blitzschnell. Noch bevor uns bewusst wird, was gerade geschieht, sind wir schon mittendrin, haben den Rubikon überschritten, ohne zu wissen, dass es so ist. Die Würfel sind gefallen. Per Autopilot wurde entschieden, wie die Lage einzuschätzen und was jetzt zu tun ist. Dabei orientiert er sich an den im Default Mode Network gespeicherten Mustern. Wenn sich etwas bewährt hat, wird es vorzugsweise wiedergewählt. Warum das Rad ständig neu erfinden? Dies zu tun, hätte uns schnell zum Auslaufmodell in der Evolution gemacht. Insofern legen, wie Ploeger erläutert, die fixierten Muster in mehr oder weniger weiten Grenzen unser späteres Erleben und Verhalten fest.[12] Wir könnten auch sagen, sie beschränken die Freiheitsgrade unserer Willensentscheidungen. So erklärt es auch der Neurowissenschaftler Christof Koch. Gewohnheit und die

---

[10] Vgl. Wöller und Kruse 2015, S. 153.

[11] Vgl. ebd., S. 185.

[12] Vgl. Ploeger 1983, S. 38.

Konsequenzen der Entscheidungen, die wir in der Vergangenheit getroffen hätten, schränkten unsere Freiheit ein.[13] Sie engen sie zwar ein, machen uns jedoch nicht gänzlich unfrei. Denn auch unbewusst getroffene Entscheidungen sind frei. Etwas, das bereits der Biologe Martin Heisenberg erkannte und uns im zweiten Kapitel dieses Buches vielleicht noch in Erstaunen versetzt hat. Entscheidungen müssen nicht bewusst gefällt werden, um frei zu sein. Nur sind, wenn wir uns per Autopilot entscheiden, die Wahlmöglichkeiten natürlich deutlich begrenzter. Denn vorzugsweise werden mit ihm immer wieder Wege einschlagen, die die fixierten Muster vorgeben. Auf Altbewährtes zurückzugreifen, wirkt sich ja in der Regel sehr günstig für uns aus. Noch dazu, wenn es blitzschnell, sehr präzise und ohne höheren Energieaufwand vonstattengeht. Was aber, wenn wir jetzt mit den erfolgreichen Strategien von gestern scheitern? Lassen sie sich einfach so ändern? Leider nein. Nun erweist sich ironischerweise gerade das, was vorteilhaft erschien, dass wir blitzschnell wie gewohnt erleben und reagieren können, als außerordentlich schwer zu überwindendes Hindernis. Wir sind rascher in dem alten Film, als uns bewusst ist, dass wir drin sind. Aus seiner Perspektive mutet das eigene Erleben und Verhalten dann richtig, ja geradezu unumgänglich an.[14] Sind wir in dem alten Film, besteht deshalb für uns keine Veranlassung, bewusst über den Tellerrand zu schauen. Schlimmer noch. Wir fühlen uns sogar wohl dabei, es nicht zu tun – selbst wenn der alte Film mit Leid für uns verbunden ist. Denn beim Abspulen von Gewohnheiten werden endogene Opioide ausgeschüttet, so der Biologe und Philosoph Gerhard Roth in dem gemeinsam mit der Neurobiologin und Psychologin Nicole Strüber verfassten Buch *Wie das Gehirn die Seele macht*.[15] So schnell, wie wir in dem alten Film sind, so richtig, wie er uns dann erscheint und so wohl, wie wir uns trotz allem in ihm fühlen – wie kann es dann überhaupt möglich sein, künftig in den entsprechenden Situationen ein anderes Erleben und Verhalten an den Tag zu legen? Tappen wir nicht immer wieder in dieselben Fallen und scheinen nichts dagegen tun zu können?

7.2   Der Steuerung per Autopilot auf Gedeih und Verderb ausgeliefert?

Tatsächlich mag bei uns der Eindruck entstanden sein, wir seien der Steuerung per Autopilot auf Gedeih und Verderb ausgeliefert. Namhafte Wissenschaftler würden dem wohl zustimmen. Sprechen sie uns doch, wie wir im ersten Kapitel dieses Buches bereits erfuhren, den freien Willen ab, weil unser Bewusstsein stets zu spät komme, um noch einen – im wahren Sinne des Wortes – entscheidenden Beitrag leisten zu können. Unbewusst seien die Würfel immer schon gefallen. Träfe dies zu, könnten wir jetzt einpacken. Abrupt risse jener rote Faden ab, der sich von den ersten Zeilen dieses Buches bis hierher verfolgen ließ: Wir haben einen freien Willen,

---

[13] Vgl. Koch 2013, S. 169.
[14] Vgl. Ginot 2015, S. 124.
[15] Vgl. Roth und Strüber 2014, S. 362.

der von allergrößter Bedeutung für uns ist. Denn durch ihn werden wir zu denen, die wir sind. Was könnte also wichtiger sein, als unseren Willen zu bilden? Skill your will – Experte im Gebrauch des eigenen Willens zu werden – sollte unsere Devise lauten, wozu das sechste Kapitel aufforderte. Doch wie kann uns das gelingen, wenn Entscheidungen nur unbewusst getroffen werden? Gleich dem Hasen im Märchen der Gebrüder Grimm hätte der Igel unentwegt die Nase vorn, ohne dass wir ihn je überholen – einmal bewusst Entscheidungen treffen zu könnten. Per Autopilot wären die Würfel stets vorab gefallen.

Aber dem ist glücklicherweise nicht so. Wie uns aus dem ersten Kapitel dieses Buches noch bekannt sein dürfte, hatte der amerikanische Physiologe Benjamin Libet bei seinem berühmten Experiment besondere Hirnaktivität – ein sogenanntes Bereitschaftspotenzial – feststellen können, das durchschnittlich schon weit vor dem Zeitpunkt begann, für den seine Versuchspersonen angaben, einen Drang verspürt zu haben, ihr Handgelenk oder einen Finger zu bewegen. Daraus zogen Wissenschaftler den folgenreichen Schluss, ein bewusstes Treffen von Entscheidungen sei schlicht nicht möglich. Heute wissen wir, dass das Bereitschaftspotenzial in Wirklichkeit gar keine „Entscheidungen trifft". Und wir wissen noch mehr. Wenn das Bereitschaftspotenzial länger andauert und dabei flacher ansteigt, dann weist das indirekt auf ein bewusstes Planen unter Einbeziehung des Arbeitsgedächtnisses hin, das begleitend stattgefunden haben kann. Entscheidungen bewusst zu treffen, ist durch die Libet-Experimente also keineswegs vom Tisch. So zu verfahren, braucht einfach nur mehr Zeit – und kosten mehr Energie, wie sich an dieser Stelle noch ergänzen ließe. Denn allen Unkenrufen namhafter Wissenschaftler zum Trotz haben wir ihn – den *bewussten freien Willen.*

7.3   Bewusst Entscheidungen treffen

Denken wir an die Spitze des Eisberges, ist der Anteil bewusst getroffener Entscheidungen am freien Willen zwar klein, aber oho. Denn er erhöht unsere Freiheitsgrade ungemein. Mit ihm gelingt, was beinahe unmöglich schien. Wir sind der Steuerung unseres Autopiloten nicht auf Gedeih und Verderb ausgeliefert, sondern können in entsprechenden Situationen künftig ein anderes Erleben und Verhalten an den Tag legen. In unseren bewussten Willensentscheidungen liegt ein faszinierendes Potenzial. Doch nicht jeder schöpft es auch aus. Bei dem einen oder anderen mag es noch in einer Art Dornröschenschlaf vor sich hinschlummern, nur darauf wartend, endlich wachgeküsst zu werden. Das können wir tun. Dann sind die Klippen künftig zu umschiffen, denen wir per Autopilot in bestimmten Situationen immer wieder zielsicher entgegensteuern. Könnte es eine stärkere Motivation geben, unser faszinierendes Potenzial zu wecken?

Erwacht der bewusste freie Wille aus seinem Dornröschenschlaf, dann wird im Gehirn ein besonderes Netzwerk aktiv. Wir kennen es noch nicht. Doch das wird sich gleich ändern.

Auch wenn wir nichts zu tun haben, einfach nur so dasitzen, scheint unser Gehirn ganz besonders aktiv zu sein. 60–80 % seines Energiebudgets verbraucht es gerade jetzt. Das, was dabei in ihm geschieht, nennen Neurowissenschaftler *resting state activity* – Ruhezustandsaktivität. Vielleicht legen wir das Buch einmal kurz zur Seite, schließen die Augen[16] und achten darauf, was sich in unserem Geist tut …

Erscheinen uns nicht beständig irgendwelche Welten? Sie kommen und gehen in einem fortwährenden Fließen. Deshalb sprach der amerikanische Psychologe und Philosoph William James in seinem Werk *Psychology – The Briefer Course* auch von einem *stream of consciousness* – einem Strom des Bewusstseins.[17] Bewusstsein ist ein dynamisches Geschehen – ein permanenter Zustandswandel –, oder wie es der amerikanische Psychiater und Schlafforscher John Allan Hobson formuliert, *a continously changing state.*[18] Vereinfacht ließe sich sagen, wir browsen dabei durch die beiden Netzwerke, die wir schon aus dem vierten Kapitel dieses Buches kennen – das Default Mode Network und das Dorsal Attention Network. Ersteres zeigt Aktivität, wenn es um das eigene „Ich" geht. Beschäftigen wir uns hingegen mit der „Außenwelt" feuert letzteres. Abb. 7.1 verdeutlicht uns noch einmal, wo diese beiden Netzwerke im Gehirn liegen.

Während medial – auf der Innenseite der Hirnhälften – das Default Mode Network stärker vertreten ist als das Dorsal Attention Network, verhält es sich lateral – auf der Außenseite – genau umgekehrt. In der Regel zeigen beide Netzwerke jeweils entgegengesetzte Aktivitäten. Sie sind antikorreliert, wie die Neurowissenschaftler sagen. Feuert das eine, schweigt das andere. Während sie dies tun, erscheinen uns unterschiedliche Welten. Doch geschieht dies einfach so? Wenn ja, dann wäre das eine schlechte Nachricht. Denn wie gelänge es uns künftig, gezielt aus alten Filmen aus- und stattdessen in angemessenere einzusteigen, um die verhängnisvollen Klippen zu umschiffen, denen wir per Autopilot in bestimmten Situationen immer wieder entgegensteuern? Dazu müsste bewusst zu entscheiden sein, welche Welten uns

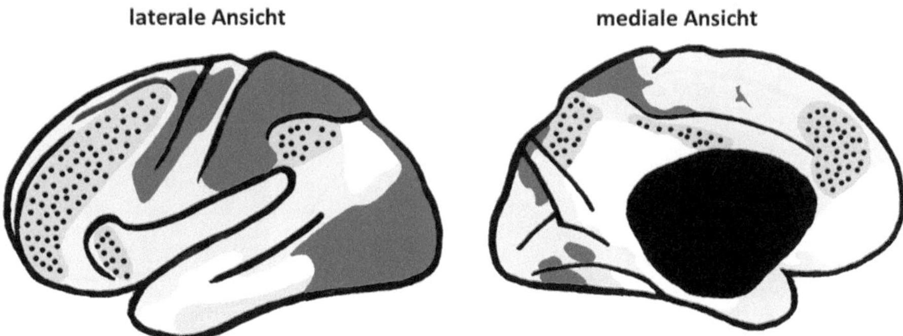

Abb. 7.1 Darstellung des frontoparietalen Kontrollsystems als gepunktete Fläche, des Dorsal Attention Networks in Dunkelgrau und des Default Mode Networks in Weiß

---

[16] Dass zum Ableiten der *resting state activity* die Augen geschlossen werden, s. Northoff 2014, S. 75.

[17] 2001, S. 26.

[18] Hobson et al. 2000, S. 841.

erscheinen. Daran geht kein Weg vorbei. Erfreulicherweise können wir das tatsächlich – dank eines weiteren Netzwerkes in unserem Gehirn. Seine Entdeckung gelang vor kaum mehr als einem Jahrzehnt an der Harvard University in Cambridge Massachusetts. Dort machte der amerikanische Psychologe Justin L. Vincent zusammen mit seiner Forschungsgruppe ein drittes Netzwerk aus,[19] das ziemlich genau zwischen dem Dorsal Attention Network und dem Default Mode Network liegt. Dabei schließt es weite Bereiche des hinter unserer Stirn gelegenen Frontalhirns bis zum parietalen Cortex – dem Scheitellappen – ein. Daher wurde dieses neu entdeckte Netzwerk von den Wissenschaftlern *frontoparietales Kontrollsystem* (s. Abb. 7.1) genannt.

Schon aufgrund seiner zwischengelagerten Position scheint es bestens geeignet, die Aktivitäten in den beiden angrenzenden Netzwerken zu regulieren.[20] Doch übt das frontoparietale Kontrollsystem diese Funktion tatsächlich aus? Genau das ließ sich in wissenschaftlichen Experimenten demonstrieren.[21] Zwei Bereiche in ihm spielen dabei eine zentrale Rolle. Es handelt sich um den *dorsolateralen präfrontale Cortex* – kurz: DLPFC – und den *anterioren cingulären Cortex* – kurz: ACC.[22] Der Einfachheit halber werden wir nachfolgend die Abkürzungen gebrauchen, wenn von ihnen die Rede ist. Abb. 7.2 gibt die Lage dieser beiden Zentren innerhalb des frontoparietalen Kontrollsystems wieder.

Beide befinden sich in seinem vorderen – frontalen – Abschnitt. Während der DLPFC dort auf der lateralen – nach außen gewandten – Seite der jeweiligen Hirnhälften anzutreffen ist, liegt der ACC medial – auf deren Innenseite. Jedes dieser zwei Zentren ist auf seine Art wesentlich an der regulierenden Funktion des frontoparietalen Kontrollsystem beteiligt. Und was für uns besonders wichtig ist: Sie werden aktiv, wenn wir bewusst Entscheidungen treffen. So jedenfalls ist es dem Buchbeitrag des britischen Neurowissenschaftlers Christopher Donald Frith zu entnehmen,

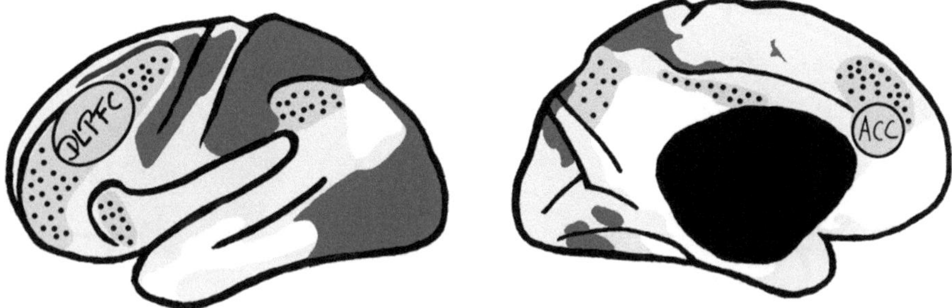

Abb. 7.2 Darstellung des DLPFC und des ACC. Links die laterale Ansicht des Gehirns, rechts dessen mediale

---

[19] Vincent et al. 2008.

[20] Vgl. ebd., 2008, S. 3334.

[21] Vgl. Gao und Lin 2012, S. 7 ff.

[22] Vgl. Harding et al. 2015, S. 144.

der 2009 unter dem Titel *Free Will and Top-Down Control in the Brain* erschien. Dort heißt es, dass, Entscheidungen zu treffen, Menschen unterschiedlich leichtfalle, je nachdem, worum es dabei gehe. Zwischen dem Anheben des rechten oder linken Zeigefingers zu wählen, sei ziemlich einfach. Viel komplizierter werde es hingegen bei moralischen oder ökonomischen Entscheidungen. Dabei stellen sich beispielsweise Fragen wie folgende: Opfere ich das Leben eines einzelnen, um fünf andere zu retten? Teile ich mit meinem Gegenüber einen Geldbetrag in der Erwartung, dass er es später auch mit mir tut? Doch egal wie leicht eine Entscheidung auch falle, so Frith weiter, immer seien zwei Zentren aktiv, wenn sie getroffen werde – und zwar der DLPFC und der ACC.[23]

Welche Aufgaben übernehmen die beiden Zentren dabei im Einzelnen? Um diese Frage zu klären, sollten wir uns zunächst einmal damit beschäftigen, was es überhaupt bedeutet, sich bewusst zu entscheiden. Im Gegensatz zu unbewussten Entscheidungen stellen die Möglichkeiten, die dabei in Erwägung gezogen werden, höhergradig integrierte Informationen dar. Ganze Welten treten dabei in Erscheinung, um die Definition des deutschen Philosophen Thomas Metzinger für Bewusstsein aufzugreifen, die er in seinem 2010 erschienenen Buch *Der Ego Tunnel – Eine neue Philosophie des Selbst: Von der Hirnforschung zur Bewusstseinsethik* gibt.[24] Rufen wir uns nur das Beispiel für kompliziertere, ökonomische Entscheidungen in Erinnerung. Wie können sie erfolgreich getroffen werden? Damit uns dies gelingt, ist es, sofern keine geeigneten Automatismen verfügbar sind, wovon wir bei diesen schwierigen Fragestellungen in der Regel ausgehen dürfen, unerlässlich, innerlich zumindest zwei Szenarien zur Probe „befahren" zu haben. Eines, in dem wir mit unserem Gegenüber den Geldbetrag teilen und ein anderes, in dem wir es nicht tun. Erst dann zu entscheiden, was getan wird, erhöht unsere Chancen zweifellos beträchtlich, eine angemessene Wahl zu treffen. Schließlich sind die Würfel gefallen. Wir haben uns bewusst entschieden. Doch welche Rolle spielen der ACC und der DLPFC dabei? Kurz gesagt lautet die Antwort: Der DLPFC ist aktiv, während mögliche Welten entworfen, für eine gewisse Zeit aufrechterhalten und durchgespielt werden,[25] der ACC, wenn eine von ihnen gewählt wird.[26] Da schauen wir jetzt einmal genauer hin …

Die Erfahrung, etwas tun zu wollen und dies dann erfolgreich auszuführen, wird im Default Mode Network gespeichert. Dessen Informationen machen es möglich, Entscheidungen künftig in ähnlichen Situationen ohne bewusste Kontrolle – also im Autopilot-Modus – zu treffen. Davon war ja schon die Rede. In den allermeisten Fällen ist uns der Erfolg damit auch sicher. Doch überraschend[27] stellt sich manch-

---

[23] Vgl. Frith 2009, S. 206; vgl. Broche-Pérez et al. 2016, S. 321.

[24] Metzinger definiert Bewusstsein hier als das Erscheinen einer Welt. Die Essenz des Phänomens des bewussten Erlebens bestehe darin, dass eine einzige und einheitliche Wirklichkeit in die Gegenwart trete (vgl. Metzinger 2010, S. 31).

[25] Vgl. Haggard 2017, S. 200.

[26] Vgl. Tse 2013, S. 20, 134 (Text zu Abb. 7.1).

[27] Vgl. Brown 2017, S. 264.

mal ein anderes Ergebnis ein, als geplant, oder der Erfolg bleibt gänzlich aus.[28] Auch mag es sein, dass zwar das Erwartete eintritt, aber nicht zur rechten Zeit.[29] In all diesen Fällen lag die Vorhersage des Default Mode Network falsch. Jetzt besteht Handlungsbedarf. Der ACC schaltet sich ein. Doch das tut er nicht nur re-aktiv – nach „missglücktem" Tun – sondern auch pro-aktiv – bevor es überhaupt zum Handeln kommt.[30] Freilich nicht vor jedem. Denn der Autopilot leistet in der Regel gute Arbeit. Zuweilen kann aber Unentschlossenheit darüber entstehen, was überhaupt getan werden soll, weil etwas vielleicht vollkommen neu[31] für uns ist, Konflikte[32] und Widersprüchlichkeiten[33] auftreten, ein Scheitern mit den bisherigen Mitteln nahe liegt[34] oder Risiken gegeneinander abgewogen werden müssen. Nun tritt der ACC ebenfalls auf den Plan. Vereinfachend ließe sich sagen, dass er feuert, wenn aus unklarer Lage entschieden wird, was wir in diesem Fall erreichen wollen. Stünden wir also vor der Frage, einen Geldbetrag mit unserem Gegenüber zu teilen, bildete sich, während der ACC aktiv ist, die Entschlossenheit heraus, sich dabei eigennützig, fair oder gar selbstlos zu verhalten. Dieser Entschluss entsteht jedoch nicht einfach so. Schließlich muss er zu uns passen. Wir ahnen es wahrscheinlich schon. Auch hier spielt das Default Mode Network eine wichtige Rolle und wird nun zur Entschlussfindung gezielt hinzugeschaltet.[35]

Doch festgelegt zu haben, *was* wir erreichen wollen, heißt noch nicht, sich auch darüber im Klaren zu sein, *wie* wir dorthin gelangen. Bekanntlich führen ja viele Wege nach Rom. Um einen von ihnen wählen zu können, sollten wir sie durchgespielt haben. Dafür bedarf es der Aktivität im DLPFC. Was erreicht werden soll, gibt ihm der ACC vor, und er entwirft geeignete Möglichkeiten, wie wir dorthin kommen.[36] Denn eine seiner Funktionen ist das Arbeitsgedächtnis. Es hält zugeleitete Informationen über einen begrenzten Zeitraum präsent und arbeitet währenddessen mit ihnen. So können geeignete Möglichkeiten entworfen und durchgespielt werden. Dadurch lässt sich, um das obige Beispiel für komplizierte ökonomische Entscheidungen aufzugreifen, innerlich vorab erleben, wie wir mit unserem Gegenüber teilen oder dies unterlassen. Um verschiedene Möglichkeiten zu generieren, ist auch der DLPFC nicht allein auf sich gestellt. Je nach Aufgabenstellung greift er nicht nur auf Informationen aus dem Default Mode Network,[37] sondern auch dem

---

[28] Vgl. ebd., S. 262.

[29] Vgl. ebd., S. 266.

[30] Vgl. ebd., S. 268.

[31] Vgl. ebd., S. 269.

[32] Vgl. ebd., S. 260, 263, 266, 269.

[33] Vgl. ebd., S. 260.

[34] Vgl. ebd., S. 262, 269.

[35] Vgl. Reniers et al. 2012, S. 207.

[36] Vgl. Ridderinkhof et al. 2004, S. 133; vgl. Eckert 2009, S. 2538.

[37] Vgl. Spreng et al. 2010, S. 303, 314 f.; vgl. Gerlach et al. 2011, S. 1822; vgl. Gerlach et al. 2014, S. 1948.

Dorsal Attention Network[38] zurück. [39] Bei seiner Arbeit dient der DLPFC also mehreren Herren. Zum einen hat er die Vorgabe dessen, was erreicht werden soll, zu beachten, die der ACC liefert. Zum anderen sind von ihm aber auch die Begrenzungen zu berücksichtigen, die die äußere Wirklichkeit und das „Ich" ihm auferlegen. Denn nicht immer ist für uns an jedem Ort, jederzeit alles möglich. Das wäre zu schön, um wahr zu sein. Damit der DLPFC allen Seiten gerecht werden und seine Aufgabe gut erfüllen kann, ist es sicher günstig, wenn die Vorgabe des ACC nicht nur am Anfang seiner informationsverarbeitenden Prozesse einmal kurz aufblitzt, sondern ihm im gesamten Verlauf seiner Berechnungen kontinuierlich zu Abstimmungszwecken zur Verfügung steht. So verhält es sich tatsächlich. Das zeigen Untersuchungsergebnisse des deutschen Neurowissenschaftlers Nico Dosenbach und seiner Kollegen von der Washington University School of Medicine, St. Louis. Der ACC hält das, was erreicht werden soll, solange parallel zu den Berechnungen des DLPFC aufrecht, bis ein angemessenes „Wie" gefunden ist.[40]

Dann sind die Würfel gefallen. Nun steht fest, was wir tun wollen – beispielweise mit unserem Gegenüber teilen, um uns fair zu verhalten. Wir haben eine bewusste Entscheidung getroffen. Das können wir nämlich – allen Unkenrufen einiger Wissenschaftler zum Trotz. Das faszinierende Potenzial, bewusst Entscheidungen zu treffen, ist uns tatsächlich zu eigen. Doch nicht jeder schöpft es auch aus. Bei einigen mag es noch in einer Art Dornröschenschlaf vor sich hinschlummern, nur darauf wartend, endlich wachgeküsst zu werden. Ist es unsere Absicht, künftig die verhängnisvollen Klippen zu umschiffen, denen wir per Autopilot immer wieder entgegensteuern, dann wird es höchste Zeit, es zu wecken…

7.4   Das Erwachen eines faszinierenden Potenzials

Nicht alle unbewusst getroffenen Entscheidungen wirken sich segensreich für uns aus. Zuweilen steuern wir per Autopilot immer wieder verhängnisvollen Klippen entgegen. Doch das lässt sich ändern. Wir können *uns* ändern. Denn wir haben die Wahl – die *bewusste* Wahl.[41] Der Schlüssel zu unserer Veränderung liegt in dem faszinierenden Potenzial, sich bewusst entscheiden zu können. Mit ihm gelingt, immer wieder gezielt aus alten Filmen aus- und in neue, angemessenere einzusteigen. So lassen sich maladaptive Muster deautomatisieren und adaptive automatisieren. Dadurch legen wir überholte Erlebens – und Verhaltensweisen ab und gewinnen realitätsgerechtere hinzu.[42] Statt des alten Films tritt künftig ein situationsadäquates – den Erfordernissen im Hier und Jetzt entsprechendes – Erleben und Verhalten in Erscheinung. Ein ziemlich simples Kochrezept für den persönlichen Wandel,

---

[38] Vgl. Vincent et al. 2008, S. 315.

[39] Vgl. Northoff 2016, S. 45.

[40] Vgl. Dosenbach et al. 2006, S. 799; vgl. Dosenbach et al. 2007, S. 11076 f.; vgl. Sridharan et al. 2008, S. 12569; vgl. Eckert et al. 2009, S. 2538; vgl. Badre und D'Esposito 2009, S. 662.

[41] Vgl. Tse 2013, S. 141 f.

[42] Vgl. Ploeger 1983, S. 132.

nicht wahr? Doch Vorsicht, wir sollten den Aufwand für seine Umsetzung nicht unterschätzen.[43] Es wird enorme Willenskraft erfordern. Sind wir nachlässig, zu gestresst oder haben einfach zu wenig Energie, geraten wir blitzschnell wieder in den alten Film. Das sollte uns klar sein: Wir werden uns beständig bewusst gegen die Macht der Gewohnheit entscheiden. Das ist wahrlich kein Hexenwerk, kostet aber viel Kraft – Willenskraft.[44] Erfreulicherweise bleibt das nicht so. Sind die mal-adaptiven Muster erst einmal deautomatisiert und adaptive automatisiert, zeigen wir angemessenes Erleben und Verhalten, ohne uns dafür anstrengen zu müssen. Es geht sozusagen „im Schlaf". Dann ist geschafft, was wir erreichen wollten. Doch bis dahin haben wir noch eine Wegstrecke vor uns …

Zunächst einmal gilt es, unser faszinierendes Potenzial zu wecken. Und wie geschieht das? Indem wir uns in Achtsamkeit und Selbsthypnose üben. Sie entpuppen sich als ein wahres „dream team" für all jene, die beabsichtigen, Experte im Gebrauch des freien Willens zu werden. Doch warum können wir mit ihnen überhaupt unseren bewussten Willen trainieren? Ganz einfach. Welche beiden Zentren im frontoparietalen Kontrollsystems sind maßgeblich daran beteiligt, wenn wir bewusst Entscheidungen treffen? Der DLPFC und der ACC, wir erfuhren bereits davon. Und genau diese beiden Zentren werden aktiv, wenn wir uns in Achtsamkeit und Selbsthypnose üben.

Der DLPFC und der ACC haben sozusagen die Zügel in der Hand, wenn es darum geht, sich bewusst zu entscheiden, welche Welten uns erscheinen. Der Plural wird verwendet, weil tatsächlich verschiedene Welten gemeint sind. Legen wir das Buch ein weiteres Mal kurz zur Seite und schließen die Augen …

Was nehmen wir wahr? Ein fortwährendes Fließen, in dem beständig irgendwelche Welten kommen und gehen. Dass sie tatsächlich nicht nur einer Kategorie angehören, ist schon dem Schweizer Psychiater und Begründer der Analytischen Psychologie, Carl Gustav Jung aufgefallen. In seinem Werk *Symbole der Wandlung* grenzt er deshalb zwei Formen des Denkens gegeneinander ab: das gerichtete und das Träumen oder Fantasieren. Ersteres sei mühsam und erschöpfend. Dafür imitiere es die Wirklichkeit, schaffe Neuerwerb und Anpassung. Letzteres vollziehe sich hingegen mühelos, sozusagen spontan, wende sich allerdings von der Wirklichkeit weg und sei hinsichtlich der Anpassung unproduktiv.[45] Folgen wir Jung, gibt es also zwei Arten von Welten, die im Strom unseres Bewusstseins in Erscheinung treten können. Die einen imitieren die Wirklichkeit, während sich die anderen von dieser entfernen. Und noch etwas können wir seinen Ausführungen entnehmen: Welten erscheinen zu lassen, ist nicht immer gleich anstrengend. Mal kann es mühsam und erschöpfend sein. Dann wiederum geschieht es mühelos, sozusagen spontan. Nicht immer darf sich darin das eine frei zum anderen fügen. Sollen innere Welten der Anpassung dienen, müssen sie dem „Ich" und der Wirklichkeit entsprechen. Das kostet Kraft und geht nicht von selbst. Wie anders verhält es sich

---

[43] Vgl. Ginot 2015, S. 122.
[44] Vgl. Baumeister und Tierney 2014, S. 300 ff.
[45] Jung 1973, S. 38.

hingegen beim Tagträumen und Fantasieren! Unsere Gedanken gleiten mühelos dahin, treiben weg von der Wirklichkeit, zuweilen ganz weit weg…

Mindwandering – Gedankenwandern – nennen das die Neurowissenschaftler. Der Geist huscht von einem Gedanken zum nächsten, leicht und flüssig.[46] Auch dabei ist vorrangig das Default Mode Network aktiv.[47] Dass unser Geist spontan zum Gedankenwandern, Tagträumen und Fantasieren tendiert, stellte 2003 schon der amerikanische Psychologe Arne Dietrich von der University of Georgia fest.[48] Und das kommt am Tag ziemlich häufig vor. Der amerikanische Psychologe Mathew A. Killingsworth ermittelte im Rahmen seiner Doktorarbeit bei Daniel Gibert an der Harvard University, dass wir uns knapp die Hälfte unseres Wacherlebens gedanklich treiben lassen.[49] Die Psychologen Kalina Christoff und Dylan Stan von der University of Bristish Columia in Vancouver, Kanada, bezweifeln allerdings in ihrem gemeinsam unter dem Titel *The mind wanders with ease: low motivational intensity is an essential quality of mind-wandering* veröffentlichten Beitrag zum *Oxford Handbook of Spontaneous Thought*, dass das Gedankenwandern in dieser Studie tatsächlich so oft auftrat. Killingsworth und Gilbert wären davon ausgegangen, dass man bei ihren Probanden das Mindwandering mit deren Antwort auf die Frage, ob sie an etwas anders dachten, als sie gerade taten, hätte erfassen können. Angesichts unseres Alltagsstresses bestünde jedoch eine gewisse Wahrscheinlichkeit, dass etliche Studienteilnehmer nicht bei der Sache gewesen wären, weil sie Probleme gewälzt oder Pläne geschmiedet hätten, was aber etwas anderes sei, als sich gedanklich treiben zu lassen. Hier fehle einfach die Leichtigkeit, die das Mindwandering kennzeichne.[50] In den letzten Jahren rückte nun das Auftreten spontaner Gedanken verstärkt in den Fokus des wissenschaftlichen Interesses. Angesichts der Forschungsarbeit, die inzwischen auf diesem Gebiet geleistet wurde, kann mittlerweile davon ausgegangen werden, dass wir – trotz aller individuellen und situativen Unterschiede, die sicherlich bestehen – durchschnittlich 25–50 % unseres Wacherlebens im Mindwandering verbringen.[51]

Überraschend oft am Tag befindet sich unser faszinierendes Potenzial, bewusst Entscheidungen zu treffen, im Dornröschenschlaf. Dann lassen der ACC und der DLPFC die Zügel schleifen. So werden wir wahrlich kaum weiterkommen, wenn es unser Ziel ist, maladaptive Muster zu deautomatisieren und adaptive zu automatisieren. Dazu müssen der DLPFC und der ACC die Zügel schon in die Hand nehmen. Und das ist anstrengend. Es braucht Willenskraft. Bringen wir sie auf, sind der DLPFC und/oder der ACC aktiv. Das ließ sich inzwischen sogar in Untersuchungen zeigen.[52] Also noch einmal: Um unser Ziel zu erreichen, können wir uns

---

[46] Vgl. Christoff et al. 2016, S. 719; vgl. Stan und Christoff 2018, S. 47 f.

[47] Vgl. Mason et al. 2007, S. 393; vgl. Christoff et al. 2009, S. 8719; vgl. Stawarczyk et al. 2011, S. 10.

[48] Vgl. Dietrich 2003, S. 246.

[49] Vgl. Killingsworth und Gilbert 2010, S. 932.

[50] Vgl. Stan und Christoff 2018, S. 51.

[51] Vgl. Northoff 2018, S. 55; vgl. D'Argembeau 2018, S. 18.

[52] Vgl. Crockett et al. 2013, S. 391; vgl. Brass et al. 2013, S. 315 f.; vgl. Brown 2017, S. 266.

nicht erlauben, nachlässig, zu gestresst zu sein oder zu wenig Energie zu haben. Willentliche Höchstleistungen erwarten uns. Denn es geht gegen die Macht der Gewohnheit an.

Dafür trainieren wir den DLPFC und den ACC, die Zügel in die Hand nehmen. Mit ihnen gelingt, bewusst zu entscheiden, welche Welten uns erscheinen. *Je integrierter die Information dieser Welten, umso bewusster die getroffene Entscheidung.* Nicht immer sind an ihrem Auftauchen der DLPFC und der ACC zugleich beteiligt. Im frontoparietalen Kontrollsystem gehören sie nämlich verschiedenen, horizontal verlaufenden Schichten an,[53] die, je nach Aufgabenstellung, flexibel zusammenarbeiten. Dabei ist dann entweder nur eine von ihnen aktiv oder es feuern beide gemeinsam.[54] Je nachdem, ob sie getrennt voneinander oder gemeinsam agieren, unterscheiden sich auch die Welten, die dann in unserem Geist entstehen. Doch nicht nur das. Die Art der erscheinenden Welt wird zudem davon bestimmt, mit welchem Netzwerk das frontoparietale Kontrollsystem oder ein Teil von ihm gerade zusammen aktiv ist. Auch hier gibt es wieder verschiedene Möglichkeiten: Es kann funktionell entweder nur mit dem Default Mode Network oder dem Dorsal Attention Network verknüpft sein[55] oder aber mit beiden zusammen.[56] Puh. Wundert sich jetzt noch jemand, dass uns tagtäglich so verschiedene Welten erscheinen können?

Und noch etwas ist interessant. Nicht in jeder dieser Welten kommen wir vor. Unmöglich? Keineswegs. Wir können tatsächlich in einen Zustand der *Selbstvergessenheit* geraten. Wahrscheinlich ist es uns allen schon einmal passiert. Wenn wir einen spannenden Film schauen, ein fesselndes Buch lesen, ein aufregendes Spiel spielen oder uns von glitzernden Sonnenstrahlen auf einer Wasseroberfläche faszinieren lassen, dann sind wir einfach hin und weg – und zwar im wahren Sinne des Wortes. So jedenfalls belegen es Forschungsergebnisse israelischer Neurowissenschaftler vom Weizmann Institute of Science, die 2006 veröffentlicht wurden. Die Teilnehmer ihrer Studie hatten Aufgaben auszuführen, die sie kognitiv so stark beanspruchten, dass kein Raum mehr blieb, sich als „Ich" zu erfahren. So wurde ihnen unmöglich gemacht, noch darüber nachzudenken, was das für sie bedeutete, was sie gerade taten, ob es angenehm oder unangenehm für sie war, ob sie es weiterhin tun oder lieber wieder lassen wollten. Ihre Gehirne waren derart stark in die Aufgabe vertieft, dass sich ihr „Ich" dabei verlor. Das Default Mode Network, das ja aktiv wird, wenn es um uns selbst geht, und Teile des frontoparietalen Kontrollsystems einschließlich des ACC schalteten sich quasi ab,[57] während das Dorsal Attention Network mit dem Rest des frontoparietalen Kontrollsystems inklusive dem DLPFC hohe Aktivität zeigte.[58] Nicht nur vertieft in die Außenwelt, sondern auch gänzlich „abgeschnitten" von ihr, wenn unser Gehirn computersprachlich

---

[53] Vgl. Parlatini et al. 2017, S. 373.

[54] Vgl. Vincent et al. 2008, S. 3328, FN 1; vgl. Gao und Lin 2012, S. 200 f; vgl. Dixon et al. 2017, S. 15; vgl. Parlatini et al. 2017, S. 367.

[55] Vgl. Dixon et al. 2017, S. 13; vgl. Christoff et al. 2016, S. 721.

[56] Vgl. Dixon et al. 2017, S. 15.

[57] Vgl. Goldberg et al. 2006, S. 331 f, S. 336.

[58] Vgl. ebd., S. 334.

ausgedrückt „offline" – ohne Input von außen – ist, erscheinen uns komplette Welten.[59] Sie werden aus Gedächtnisinhalten konstruiert, die über das Default Mode Network zugänglich sind[60] und können die Wirklichkeit imitieren.[61] Sind wir in ihnen unterwegs, lässt sich trefflich die persönliche Zukunft planen, wo beispielsweise unser nächster Urlaub stattfinden soll, wie Probleme zu lösen und Konflikte zu klären sind. Wir machen dabei Erfahrungen, die hernach höchstwahrscheinlich auch die Realitätsprobe bestehen, weil sie in einer Welt stattgefunden haben, die der Wirklichkeit entspricht. Während wir sie durchlaufen, ist neben Teilen des Default Mode Networks, die mit dem Gedächtnis zu tun haben, vom frontoparietalen Kontrollsystem zumindest die untere Schicht mit dem ACC aktiv.

Sei es nun eine Welt der Selbstvergessenheit – wie wir sie in der Achtsamkeit kennenlernen werden – oder eine, die die Wirklichkeit ohne Input von außen imitiert – was in der Selbsthypnose der Fall sein wird –, sie erscheinen zu lassen, bedarf immer einer gewissen Anstrengung. Denn dabei muss stets zumindest einer von beiden – entweder der DLPFC oder der ACC – die Zügel fest in der Hand halten.

Lassen die Zwei sie schleifen, stellt sich sofort das Mindwandering ein. Dann gleiten unsere Gedanken mühelos dahin. Leicht und flüssig fügt sich eins zum anderen. Zuweilen erscheinen fantastische Welten, weit weg von der Wirklichkeit … ganz weit weg …

Wer jetzt verführt sein sollte, noch mehr Zeit im Mindwandering zu verbringen, dem sei gesagt, dass, dies zu tun, durchaus nicht immer angenehm für uns ist. Ziellos durch das Default Mode Network zu browsen, kann unsere Gefühlslage sogar deutlich verschlechtern. So stellten es auch Killingsworth und Gilbert fest.[62] Die Teilnehmer ihrer Studie fühlten sich insgesamt unglücklicher, wenn sie in Gedanken statt bei der Sache waren. Das verblüfft weit weniger, wenn wir bedenken, dass fast 60 % ihres Mindwanderings um unangenehme bzw. neutrale Inhalten kreisten. Nun ließe sich einwenden, dass die düstereren Gedanken der Teilnehmer ebenfalls hätten von ihren schlechteren Gefühlen hervorgerufen werden können. Was war also zuerst da, die Henne oder das Ei? Auch diese Frage konnten die Wissenschaftler beantworten. Aus ihren Berechnungen ging ganz klar hervor, dass die Gedanken die Gefühle verursacht hatten und nicht umgekehrt. Sich gedanklich treiben zu lassen, kann also gefährlich für all jene werden, die glücklich sein wollen.[63] Es sei denn, mein Autopilot ist auf das Erzeugen angenehmerer, spontaner Gedanken gepolt. Dann kann uns, so der Psychologe Jonathan Schooler und seine Kollegin Claire Zedelius von der University of California, Santa Barbara, in ihrem gemeinsamen Beitrag zum *Oxford Handbook of Spontaneous Thought*, durchaus glücklich machen, gedanklich spazieren zu gehen, unseren Geist „in the clouds" – in den Wolken – zu haben, wie sich die beiden ausdrücken.[64] Es kommt also auf die Qualität unseres Autopiloten an.

---

[59] Vgl. Dietrich 2003, S. 249; vgl. Nir und Tononi 2010, S. 88; vgl. Metzinger 2010, S. 52.

[60] Vgl. Gerlach et al. 2011, S. 1816.

[61] Vgl. Spreng et al. 2010, S. 303 f., 315; Gerlach et al. 2011, S. 1816, 1823.

[62] Vgl. 2010, S. 932.

[63] Vgl. Zedelius und Schooler 2018, S. 237.

[64] Vgl. ebd., 2018, S. 237, 241; vgl. Stawarczyk 2018, S. 209; vgl. Klinger et al. 2018, S. 222.

Und die wird maßgeblich bestimmt durch Erfahrungen, die wir im Laufe unseres Lebens gemacht haben. Sie schlagen sich in den neurodynamischen Mustern nieder, die während der Ruhezustandsaktivität des Gehirns – und damit auch des Mindwanderings – immer wieder spontan in Erscheinung treten.[65] Auf diese Weise können sich schlechte Kindheitserfahrungen ungünstig auf die Gefühlslage auswirken, die späteres Gedankenwandern in uns auslöst.[66] Glücklicherweise sind die neurodynamischen Muster unserer Ruhezustandsaktivität nicht in Stein gemeißelt, wie Georg Northoff in seinem Buch *Neuro-Philosophy and the Healthy Mind* feststellt, sondern lassen sich verändern.[67] Genau das haben wir vor zu tun. Solange aber unser Ziel noch nicht erreicht und unser Autopilot noch mit maladaptiven Mustern unterwegs ist, gilt es, beim Mindwandering Vorsicht walten zu lassen. Ansonsten kann es sogar depressiv machen. Das jedenfalls legen wissenschaftliche Untersuchungen nahe, die zeigen, dass Menschen mit Depressionen verstärkt zu Mindwandering neigen. Bei ihnen scheint das Default Mode Network überaktiv[68] und in sich besonders eng verknüpft zu sein.[69] Ein Grund mehr, den DLPFC und den ACC durch Achtsamkeit und Selbsthypnose zu trainieren. Nehmen sie die Zügel in die Hand, bekommen wir unser Mindwandering in den Griff. Schon das wird sich wahrscheinlich günstig auf unsere Gefühlslage auswirken.[70]

Doch mit Achtsamkeit und Selbsthypnose gelingt weit mehr. Durch sie wecken wir unser faszinierendes Potenzial, bewusst Entscheidungen zu treffen und damit aus alten Filmen aus- bzw. in angemessenere einsteigen zu können. So lassen sich maladaptive Muster deautomatisieren und adaptive automatisieren. Die Idee, achtsamkeitsbasierte Ansätze und Hypnose zu diesem Zweck kombiniert – „in tandem" – anzuwenden, brachte vor etwas mehr als einem Jahrzehnt der amerikanische Psychologe Steven Jay Lynn von der Binghamton University im US-Bundesstaat New York auf.[71] Wecken wir mit diesem „dream team" unser faszinierendes Potenzial, bewusst Entscheidungen zu treffen, kann künftig der Vergangenheit angehören, per Autopilot immer wieder verhängnisvollen Klippen entgegenzusteuern.

Doch genug der erklärenden Worte. Jetzt wird es wirklich Zeit, sich ans Üben zu machen. Gehen wir's an …

Literatur

Badre, D., & D'Esposito, M. (2009). Is the rostro-caudal axis of the frontal lobe hierachical? *Nature Reviews Neuroscience, 10*, 659–669.

Baumeister, R., & Tierney, J. (2014). *Die Macht der Disziplin – Wie wir unseren Willen trainieren können*. München: Goldmann.

---

[65] Vgl. Northoff 2016, S. 183.

[66] Vgl. Duncan et al. 2015, S. 4632 f.

[67] Vgl. 2016, S. 188.

[68] Vgl. Smallwood und Schooler 2015, S. 498; vgl. Northoff 2016, S. 104 f, 111; vgl. Böker und Northoff 2016, S. 84; vgl. Brakowski et al. 2017, S. 151.

[69] Vgl. Northoff 2018, S. 66.

[70] Vgl. Zedelius und Schooler 2018, S. 237.

[71] Vgl. Lynn et al. 2006, S. 143, 153, 159.

Böker, H., & Northoff, G. (2016). Dreidimensionales neuropsychodynamisches Modell psychischer Krankheit. In H. Böker, P. Hartwich & G. Northoff (Hrsg.), *Neuropsychodynamische Psychiatrie* (S. 67–84). Berlin/Heidelberg: Springer.

Brakowski, J., Spinelli, S., Dörig, N., Bosch, O. G., Manoliu, A., Holtforth, M. G., & Seifritz, E. (2017). Resting state brain network function in major depression–Depression symptomatology, antidepressant treatment effects, future research. *Journal of Psychiatric Research, 92*, 147–159.

Brass, M., Lynn, M. T., Demanet, J., & Rigoni, D. (2013). Imaging volition: What the brain can tell us about the will. *Experimental Brain Research, 229*(3), 301–312.

Broche-Pérez, Y., Jiménez, L. H., & Omar-Martínez, E. (2016). Neural substrates of decision-making. *Neurología (English Edition), 31*(5), 319–325.

Brown, J. W. (2017). Models of anterior cingulate cortex function in cognitive control. In T. Egner (Hrsg.), *The Wiley handbook of cognitive control* (S. 259–273). Chichester: Wiley.

Christoff, K., Gordon, A. M., Smallwood, J., Smith, R., & Schooler, J. W. (2009). Experience sampling during fMRI reveals default network and executive system contributions to mind wandering. *Proceedings of the National Academy of Sciences, 106*(21), 8719–8724.

Christoff, K., Irving, Z. C., K, F., Spreng, R. N., & Andrews-Hanna, J. R. (2016). Mind-wandering as spontaneous thought: A dynamic framework. *Nature Reviews Neuroscience, 17*(11), 718–731.

Clarke, D. D., & Skoloff, L. (1999). Circulation and energy metabolism of the brain. In G. J. Siegel, B. W. Agranoff, R. W. Albers, S. K. Fisher & M. D. Uhler (Hrsg.), *Basic neurochemistry: Molecular, cellular and medical aspects* (S. 638–640). Philadelphia: Lippincott-Raven.

Crockett, M. J., Braams, B. R., Clark, L., Tobler, P. N., Robbins, T. W., & Kalenscher, T. (2013). Restricting temptations: Neural mechanisms of precommitment. *Neuron, 79*(2), 391–401.

D'Argembeau, A. (2018). Mind-wandering and self-referential thought. In K. C. Fox & K. Christoff (Hrsg.), *The Oxford handbook of spontaneous thought* (S. 181–191). New York: Oxford University Press.

Dietrich, A. (2003). Functional neuroanatomy of altered states of consciousness: The transient hypofrontality hypothesis. *Consciousness and Cognition, 12*, 231–256.

Dixon, M. L., De La Vega, A., Mills, C., Andrews-Hanna, J., Spreng, R. N., Cole, M., & Christoff, K. (2017). Heterogeneity within the frontoparietal control network and its relationship to the default and dorsal attention networks. *bioRxiv, 178863*, 1–28.

Dosenbach, N., Visscher, K., Palmer, E., Miezin, F., Wenger, K., Kang, H., … Petersen, S. (2006). A core system for the implementation of task sets. *Neuron, 50*, 799–812.

Dosenbach, N., Fair, D., Miezin, F., Cohen, A., Wenger, K., Dosenbach, R., … Petersen, S. (2007). Distinct brain networks for adaptive and stable task control in humans. *PNAS, 104*(26), 11073–11078.

Duncan, N. W., Hayes, D. J., Wiebking, C., Tiret, B., Pietruska, K., Chen, D. Q., … Northoff, G. (2015). Negative childhood experiences alter a prefrontal-insular-motor cortical network in healthy adults: A preliminary multimodal rsfMRI-fMRI-MRS-dMRI study. *Human Brain Mapping, 36*(11), 4622–4637.

Eckert, M., Menon, V., Walczak, A., Aflstrom, J., Denslow, S., Horwitz, A., & Dubno, J.(2009). At the heart of the ventral attention system: The right anterior insula. *Human Brain Mapping, 30*(8), 2530–2541.

Frith, C. D. (2009). Free will and top-down control in the brain. In N. Murphy, G. F. Ellis & T. O'Connor (Hrsg.), *Downward causation and the neurobiology of free will* (S. 199). Berlin/Heidelberg: Springer.

Gao, W., & Lin, W. (2012). Frontal parietal control network regulates the anti-correlated default and dorsal attention networks. *Human Brain Mapping, 33*(1), 192–202.

Gerlach, K. D., Spreng, R. N., Gilmore, A. W., & Schacter, D. L. (2011). Solving future problems: Default network and executive activity associated with goal-directed mental simulations. *NeuroImage, 55*(4), 1816–1824.

Gerlach, K. D., Spreng, R. N., Madore, K. P., & Schacter, D. L. (2014). Future planning: Default network activity couples with frontoparietal control network and reward-processing regions during process and outcome simulations. *Social Cognitive and Affective Neuroscience, 9*, 1942–1951.

Ginot, E. (2015). *The neuropsychology of the unconsciousness – Integrating bain and mind in psychotherapy*. New York: W. W. Norton & Company.

Goldberg, I. I., Harel, M., & Malach, R. (2006). When the brain loses its self: Prefrontal inactivation during sensorimotor processing. *Neuron, 50*(2), 329–339.

Haggard, P. (2017). Sense of agency in the human brain. *Nature Reviews Neuroscience, 18*(4), 197–208.

Harding, I. H., Yücel, M., Harrison, B. J., Pantelis, C., & Breakspear, M. (2015). Effective connectivity within the frontoparietal control network differentiates cognitive control and working memory. *NeuroImage, 106*, 144–153.

Hobson, J. A., Pace-Schott, E. F., & Stickgold, R. (2000). Dreaming and the brain: Toward a cognitive neuroscience of conscious states. *Behavioral and Brain Sciences, 23*(6), 793–842.

Igamberdiev, A. U. (2012). *Physics and logic of life*. New York: Nova Science.

James, W. (1950). *The principles of psychology, Vol 1 u. 2. (republication of the work first published by Henry Holt and Company 1890)*. New York: Dover.

James, W. (2001). *Psychology: The briefer course (republication of the work first published by Henry Holt and Company 1892)*. New York: Dover.

Jung, C. G. (1973). *Symbole der Wandlung – Analyse des Vorspiels zu einer Schizophrenie*. Olten: Walter.

Killingsworth, M. A., & Gilbert, D. T. (2010). A wandering mind is an unhappy mind. *Science, 330*(6006), 932.

Klinger, E., Koster, E. H., & Marchetti, I. (2018). Spontaneous thought and goal pursuit. In K. C. Fox & K. Christoff (Hrsg.), *The Oxford handbook of spontaneous thought* (S. 215–231). New York: Oxford University Press.

Koch, C. (2013). *Bewusstsein: Bekenntnisse eines Hirnforschers*. Berlin/Heidelberg: Springer.

Lynn, S. J., Surya Das, L., Hallquist, M. N., & Williams, J. C. (2006). Mindfulness, acceptance, and hypnosis: Cognitive and clinical perspectives. International Journal of Clinical and Experimental Hypnosis, 54, 2, S. 143-166.

Mason, M. F., Norton, M. I., Van Horn, J. D., Wegner, D. M., Grafton, S. T., & M. C. (2007). Wandering minds: the default network and stimulus-independent thought. Science, 315, 5810, S. 393-395.

Metzinger, T. (2010). *Der Ego Tunnel – Eine neue Philosophie des Selbst: Von der Hirnforschung zur Bewusstseinsethik*. Berlin: Berlin Verlag GmbH.

Nir, Y., & Tononi, G. (2010). Dreaming and the brain: From phenomenology to neurophysiology. *Trends in Cognitive Sciences, 14*(2), 88–100.

Northoff, G. (2014). *Unlocking the brain: Vol. I. Coding*. New York: Oxford University Press.

Northoff, G. (2016). *Neuro-philosophy and the healthy mind: Learning from the unwell brain*. New York: W. W. Norton & Company.

Northoff, G. (2018). How does the brain's spontaneous activity generate our thoughts? The spatiotemporal theory of task-unrelated thought (STTT). In K. C. Fox & K. Christoff (Hrsg.), *The Oxford handbook of spontaneous thought* (S. 55–70). New York: Oxford University Press.

Parlatini, V., Radua, J., Dell'Acqua, F., Leslie, A., Simmons, A., Murphy, D. G., … de Schotten, M. T. (2017). Functional segregation and integration within fronto-parietal networks. *Neuroimage, 146*, 367–375.

Pepperell, R. (2018). Consciousness as a physical process caused by the organization of energy in the brain. *Frontiers in Psychology, 9*(2091), 1–11.

Ploeger, A. (1983). *Tiefenpsychologisch fundierte Psychodramatherapie*. Stuttgart: Kohlhammer.

Provost, J. S., & Monchi, O. (2015). Exploration of the dynamics between brain regions associated with the default-mode network and frontostriatal pathway with regards to task familiarity. *European Journal of Neuroscience, 41*(6), 835–844.

Reniers, R. L., Corcoran, R., Völlm, B. A., Mashru, A., Howard, R., & Liddle, P. F. (2012). Moral decision-making, ToM, empathy and the default mode network. *Biological Psychology, 90*(3), 202–210.

Ridderinkhof, K., van den Wildenberg, W., Segalowitz, S., & Carter, C. (2004). Neurocognitive mechanisms of cognitive control: The role of prefrontal cortex in action selection, response inhibition, performance monitoring, and reward-based learning. *Brain and Cognition, 56*(2), 129–140.

Roth, G., & Strüber, N. (2014). *Wie das Gehirn die Seele macht.* Stuttgart: Klett-Cotta.

Shamloo, F., & Helie, S. (2016). Changes in default mode network as automaticity develops in a categorization task. *Behavioural Brain Research, 313*, 324–333.

Smallwood, J., & Schooler, J. W. (2015). The science of mind wandering: Empirically navigating the stream of consciousness. *Annual Review of Psychology, 66*, 487–518.

Spreng, R. N., Stevens, W. D., Chamberlain, J. P., Gilmore, A. W., & Schacter, D. L. (2010). Default network activity, coupled with the frontoparietal control network, supports goal-directed cognition. *NeuroImage, 53*(1), 303–317.

Sridharan, D., Levitin, D., & Menon, V. (2008). A critical role of the right fronto-insular cortex in switching between ventral-executive and default-mode networks. *PNAS, 105*(34), 12569–12574.

Stan, D., & Christoff, K. (2018). Unconstrained attention as a way into and a way out of psychological disharmony. In K. C. Fox & K. Christoff (Hrsg.), *The Oxford handbook of spontaneous thought* (S. 479–492). New York: Oxford University Press.

Stawarczyk, D. (2018). Phenomenological properties of mind-wandering and daydreaming: A historical overview and functional correlates. In K. C. Fox & K. Christoff (Hrsg.), *The Oxford handbook of spontaneous thoughts* (S. 193–213). New York: Oxford University Press.

Stawarczyk, D., Majerus, S., Maquet, P., & D'Argembeau, A. (2011). Neural correlates of ongoing conscious experience: Both task-unrelatedness and stimulus-independence are related to default network activity. *PLoS One, 6*(2), e16997, 1–14.

Tononi, G. (2004). An information integration theory of consciousness. *BMC Neuroscience, 5*(42), 1–22.

Tse, P. U. (2013). *The neural basis of free will – Critical causation.* Cambridge, MA: MIT Press.

Vatansever, D., Menon, D. K., & Stamatakis, E. A. (2017). Default mode contributions to automated information processing. *Proceedings of the National Academy of Sciences, 114*(48), 12821–12826.

Vincent, J. L., Kahn, I., Snyder, A. Z., Raichle, M. E., & Buckner, R. L. (2008). Evidence for a frontoparietal control system revealed by intrinsic functional connectivity. *Journal of Neurophysiology, 100*(6), 3328–3342.

Wöller, W., & Kruse, J. (2015). Maladaptive Verhaltensmuster waren einmal adaptiv. In W. Wöller & J. Kruse (Hrsg.), *Tiefenpsychologisch fundierte Psychotherapie – Basisbuch und Praxisleitfaden* (S. 152–159). Stuttgart: Schattauer.

Wöller, W., Kruse, J., & Albus, C. (2015). Von der Klärung zur Deutung. In W. Wöller & J. Kruse (Hrsg.), *Tiefenpsychologisch fundierte Psychotherapie – Basisbuch und Praxisleitfaden* (S. 181–195). Stuttgart: Schattauer.

Zedelius, C. M., & Schooler, J. W. (2018). Unraveling what's on our minds. In K. C. Fox & K. Christoff (Hrsg.), *The Oxford handbook of spontaneous thought* (S. 233–247). New York: Oxford University Press.

Machen wir uns auf den Weg …

> Dieses Kapitel enthält Anleitungen, wie sich Achtsamkeit und Selbsthypnose üben lassen, um zu Experten im Gebrauch des freien Willens zu werden. Dadurch gelingt, die Qualität des eigenen Autopiloten zu verbessern. Doch nicht nur das. Mit ihnen sind Veränderungen möglich, die wir vielleicht nicht für möglich gehalten hätten …

Das Glück ist Deine Wahl,
nicht die Konsequenz Deiner Lebensumstände.
(Daniel Gilbert).[1]

Bevor wir mit den Übungen beginnen, gilt es, erst einmal genau zu ergründen, wohin die Reise denn eigentlich für uns gehen soll. Denn, wer das Ziel nicht weiß, kann den Weg nicht haben, so der deutsche Dichter Christian Morgenstern.[2] Was genau will ich an mir verändern? Will ich überhaupt etwas verändern? Es mag überraschen. Aber die Antwort liegt oft gar nicht so klar auf der Hand. Sie herauszufinden, kann womöglich etwas knifflig für uns werden. Doch der Reihe nach.

Was „Damals und Dort" geschah, hat sich in fixierten Mustern niedergeschlagen, die uns künftige Situationen immer wieder so erleben, auf sie reagieren lassen, wie wir es in der Vergangenheit erfahren und getan haben. Das kann dann passen oder eben nicht. Die Muster laufen trotzdem ab. Und zwar blitzschnell. Noch bevor uns

---

Elektronisches Zusatzmaterial Die elektronische Version dieses Kapitels enthält Zusatzmaterial, das berechtigten Benutzern zur Verfügung steht https://doi.org/10.1007/978-3-662-59827-6_8. Die Videos lassen sich mit Hilfe der SN More Media App abspielen, wenn Sie die gekennzeichneten Abbildungen mit der App scannen.

---

[1] 2012. Gilbert sagt wörtlich in seinem Vortrag: „Happiness is your choice, not what the circumstances give you."
[2] 1914, S. 40.

bewusst wird, was gerade geschieht, sind wir schon mittendrin, haben den Rubikon überschritten, ohne es zu wissen. Per Autopilot wurde unbewusst entschieden, wie die Lage einzuschätzen und was jetzt zu tun ist. Das kann von Vorteil sein, weil unbewusstes Wollen weniger kraftaufwändig ist und schneller geht. Häufig liegen wir damit richtig. Zuweilen lässt es uns scheitern. Dann entsprechen die Erlebens- und Verhaltensweisen des alten Films nicht der gegenwärtigen zwischenmenschlichen Realität. Infolgedessen verhalten wir uns für die anderen Menschen unangepasst, befremdlich, mitunter störend oder gar verletzend.[3] Selbst leiden wir gewöhnlich auch, nicht selten wohl am allermeisten. Manchmal stellte sich tatsächlich ein permanenter Leidensdruck bei uns ein, so der deutsche Psychiater und Psychoanalytiker Andreas Ploeger.[4] Die Krux: Zwar bemerken wir zumeist die gegenwärtigen Schwierigkeiten. Uns ist aber leider nicht klar, weshalb diese zustande kommen,[5] dass es die eigenen Muster sind, die sie bewirken. Stattdessen machen wir äußere Gegebenheiten dafür verantwortlich. Denn aus der Perspektive des Films, in dem wir stecken, fühlt sich unser jetziges Erleben und Verhalten durchaus richtig an.

Erinnern wir noch den Mann aus unserem Beispiel im letzten Kapitel (s. Abschn. 7.1), der seiner Partnerin kaum Freiheit zugesteht, sich sogar schlecht von ihr behandeln lässt und den Ärger darüber runterschluckt, aus ständiger Furcht davor, dass sie sich von ihm trennt? Fragten wir ihn, ob er angemessen finde, was er tue, wahrscheinlich bekämen wir die Antwort, dass seine Frau ihn mit ihrem Verhalten dazu zwinge, so zu handeln. Aus der Perspektive des alten Films sind wir oft betriebsblind dafür, dass das eigene Erleben und Verhalten – und nicht das der anderen – unangemessen ist. Was kann uns die Augen öffnen?

Es mag widersinnig scheinen. Aber die Ursache für die Schwierigkeiten, ist auch der Schlüssel zu ihrer Lösung.[6] Denn die Diskrepanz zwischen den tatsächlichen Erfordernissen in der gegenwärtigen Situation und dem, was die verzerrte Sichtweise durch die Brille der fixierten Muster aus der Vergangenheit vorgibt, nun erforderlich zu sein, lässt uns zum einen leiden, kann zum anderen aber auch ein „Aha-Erlebnis" provozieren.[7] Dabei leuchte, so der deutsche Psychiater und Psychoanalytiker Andreas Ploeger, vor dem Hintergrund emotionaler Betroffenheit[8] die Einsicht auf, dass das eigene Erleben und Verhalten gar nicht aus einer Notwendigkeit in der gegenwärtigen, zwischenmenschlichen Realität entstand,[9] wie es zuvor schien.

Solange wir im alten Film stecken, wird uns eine solche Erkenntnis sicher schwerfallen. Doch es gibt ein paar Tricks, die dabei unterstützen, sie zu gewinnen. Kurzum: Alles, was unseren Fokus auf die Diskrepanz lenkt, die sich zwischen den

---

[3] Vgl. Ploeger 1983, S. 26.

[4] Vgl. ebd., S. 27.

[5] Vgl. ebd., S. 26.

[6] Vgl. Ginot 2015, S. 24.

[7] Vgl. Ploeger 1983, S. 133.

[8] Vgl. ebd., S. 133.

[9] Vgl. ebd., S. 25.

tatsächlichen Erfordernissen der gegenwärtigen Situation und der verzerrten Sichtweise durch die Brille der fixierten Muster auftut, ist dafür hilfreich.

Dazu können wir uns beispielsweise folgende Fragen stellen:

- *Wie beurteilten wir die Situation, wenn wir einmal einen Schritt zurückträten und mit Distanz auf sie schauten?*
- *Welches Erleben und Verhalten hätte ein Anderer darin an unserer Stelle gezeigt?*
- *Was, wenn wir währenddessen in den Schuhen unseres Gegenübers gegangen wären? Wie würde es sich aus dessen Perspektive dargestellt haben?*

Oft gelingt uns mit diesen Fragen schon einzusehen, dass das eigene Erleben und Verhalten nicht der aktuellen Situation entsprach. Manchmal bleibt diese Einsicht auch aus. Dann braucht es Anstöße von außen, die die Diskrepanz in den Fokus rücken, damit wir unsere Betriebsblindheit überwinden. Hier können gute Freunde hilfreich sein, wenn wir nicht weiterkommen. Sie sind oftmals in der Lage, uns auf Widersprüchlichkeiten aufmerksam machen, weil ihnen nicht unsere verzerrende Brille auf der Nase sitzt. Allerdings kann auch hier der Erfolg ausbleiben. Dann wäre es günstig, professionelle Hilfe in Anspruch zu nehmen, um den eigenen, maladaptiven Mustern auf die Spur zu kommen. Das sollte ich auf jeden Fall tun, wenn diese beispielsweise aufgrund massiver Traumata entstanden sind und in entsprechenden Situationen immer wieder heftige Gefühle in mir auslösen, zu denen ich kaum Abstand gewinnen kann. Treten derart schwerwiegende, seelische Probleme auf, empfiehlt es sich, einen Psychotherapeuten aufzusuchen. Dies sollte auch unbedingt geschehen – und zwar noch bevor ich mit den Übungen in diesem Buch beginne – wenn ich schon einmal an einer schizophrenen Psychose erkrankt war, einer tiefgreifenden seelischen Störung, bei der zeitweilig und weitreichend der Bezug zur Realität verloren geht. Die Übungen zielen darauf ab, die eigene Wirklichkeitskonstruktion zu verändern. Das könnte, wenn krankheitsbedingt eine Neigung besteht, den Bezug zur Realität zu verlieren, in der Tat eine erneute Psychose auslösen. Insofern wird bei Vorliegen dieser Erkrankung sehr kritisch zu prüfen sein, ob die Übungen dieses Buches überhaupt für mich in Frage kommen. Dies gilt auch für schwere Persönlichkeitsstörungen, die das Erleben der Realität strukturbedingt stark verzerren.[10] Vertrauen wir uns dann einem in Achtsamkeit und Hypnose erfahrenen Psychotherapeuten an.

Gesetzt, wir haben die Einsicht gewonnen, dass für unser Erleben und Verhalten in der gegenwärtigen zwischenmenschlichen Realität keine Notwendigkeit bestanden hat, die aktuelle Situation einfach nicht herleitet, wie missachtet, unterdrückt, allein gelassen, wütend, traurig oder ängstlich wir uns darin beispielweise erfahren haben. Auch der Mann in unserem Beispiel sieht inzwischen ein, dass ihm seine Frau gar keinen Anlass gibt, zu befürchten, von ihr verlassen zu werden. Wie geht

---

[10]Vgl. Sedlmeier 2016, S. 103, S. 193.

es nun aber weiter? Sicher, wir haben ein maladaptives Muster erkannt. Doch wissen wir damit schon, woher es stammt?

Das lässt sich aufdecken, indem wir jetzt die *biographische Kehre* vollziehen. So heißt dieser Vorgang in der von Ploeger begründeten tiefenpsychologisch fundierten Psychodramatherapie. Er wird mit der Frage eingeleitet, ob wir uns durch das Geschehene an irgendeine Begebenheit der eigenen Lebensgeschichte erinnert fühlen.[11] Woher kennen wir also jenes Erleben und Verhalten, von dem wir jetzt wissen, dass es unangemessen ist? Wo führt es uns hin, wenn wir in der Zeit zurückgleiten? Welche Antwort hätte der Mann aus unserem Beispiel wohl hierauf gegeben? Wahrscheinlich wäre ihm spontan die Beziehung zu seinen Eltern nach deren Trennung eingefallen. Mit Vollzug der biographischen Kehre wird vielen oft auch bewusst, dass sie sich, wenn sie das unangemessene Erleben und Verhalten an den Tag legen, gar nicht wie Erwachsene, sondern eher wie das Kind von damals fühlen.

8.1 Einsicht allein reicht nicht

Im günstigsten Fall kennen wir jetzt unser maladaptives Muster und wissen auch, woher es stammt. Oft genug verhindert diese Einsicht aber leider nicht, dass wir auch künftig immer wieder blitzschnell in denselben, alten, aktuell unpassenden Film rutschen.[12] Noch bevor uns bewusst wird, was gerade geschieht, sind wir schon mittendrin. Eigentlich wissen wir dann, dass unangemessen ist, was wir gerade erleben oder tun. Aber es geschieht trotzdem. Irgendwie fühlt es sich doch richtig an.[13] Wider besseres Wissen tappen wir permanent in dieselbe Falle. Dass Klienten manchmal mehr als 300 professionelle Stunden an ihren Problemen gearbeitet, diese auch sehr gut verstanden, aber sie dennoch keineswegs in der gewünschten Weise geändert hätten, wie der Arzt, Psychotherapeut und Entwickler der hypnosystemischen Konzeption Gunther Schmidt berichtet,[14] dürfte uns inzwischen nicht mehr so sehr in Erstaunen versetzen. Unbeeindruckt von der gewonnenen Einsicht leistet ihr unbewusster Autopilot weiterhin ganze Arbeit. Humorvoll bringt dies ein Witz auf den Punkt, den der Arzt, Psychoanalytiker und Psychodramatherapeut Jochen Peichl in einem seiner Bücher zum Besten gibt: Jahrelang sei ein Mann dreimal die Woche wegen Einnässens in Psychoanalyse gewesen. Am Ende habe ihn ein Freund gefragt: „Na, hat's geholfen, nässt du immer noch ein?" Worauf der Mann geantwortet habe: „Ja, schon, aber ich weiß jetzt, warum."[15]

Soviel scheint klar: Einsicht allein ist nicht genug, um sich zu verändern. Selbst mit immer mehr davon, kämen wir keinen Schritt weiter. Im übertragenen Sinne teilten wir das Schicksal des Betrunkenen in der Geschichte des Psychotherapeuten und Philosophen Paul Watzlawick, der seine Schlüssel unter der Laterne sucht, weil

---

[11] Ploeger 1983, S. 141.

[12] Vgl. Ginot 2015, S. xxxi.

[13] Vgl. ebd., S. 124.

[14] Vgl. Schmidt 2014, S. 69.

[15] Vgl. Peichl 2015, S. 78.

es dort heller sei, obwohl er sie an einer ganz anderen Stelle verloren hat.[16] Nun gut, so wollen wir nicht enden. Allein zu wissen, welche unserer Erlebens- und Verhaltensweisen unangemessen sind und woher sie stammen, ist zwar wichtig, um das Ziel der Reise zu kennen. Einzig mit dieser Einsicht im Gepäck lässt es sich aber nicht erreichen. Dafür gilt es, unser faszinierendes Potenzial zu nutzen, indem wir uns in Achtsamkeit und Selbsthypnose üben. Mit diesem „dream team" kann künftig der Vergangenheit angehören, per Autopilot immer wieder verhängnisvollen Klippen entgegenzusteuern.

8.2 Atembeobachten

Als Erstes werden wir lernen, unseren Atem zu beobachten.[17] Es bedeutet nicht, den Atem zu kontrollieren, sondern lediglich, willentlich und anhaltend auf ihn ausgerichtet zu bleiben. Sobald uns auffällt, dass wir abdriften und nach anderen Inhalten greifen, ist es wichtig, sich umgehend wieder von diesen zu lösen und zum Atem zurückzukehren. Das kann anfangs etwas schwierig sein. Denn gerade zu Beginn sind wir meist nur allzu gern bereit, uns durch äußere Reize ablenken zu lassen.

Deshalb bietet sich an, zum Üben zunächst einen ruhigen Ort aufzusuchen. Vielleicht wird es nötig sein, Vorkehrungen zu treffen, beispielsweise das Telefon lautlos zu stellen und die Fenster zu schließen. Später gelingt das Atembeobachten sogar mitten im Getümmel eines bunten Marktes.

Während unserer Übung können wir sitzen oder liegen. Im Liegen besteht allerdings eine größere Gefahr, dabei einzuschlafen. Das wird wahrscheinlich all jene unter uns freuen, die Probleme damit haben, in den Schlaf zu kommen. Das Atembeobachten ist hier tatsächlich deutlich effektiver als „Schäfchen zu zählen". Zwar erholen wir uns im Schlaf, üben dabei aber eher weniger. Wollen wir das Atembeobachten also zu Trainingszwecken nutzen, ist es besser, währenddessen zu sitzen – und zwar aufrecht. Denn so kann der Atem frei fließen. Selbstverständlich können wir auch in einer anderen Körperhaltung üben, wenn uns körperliche Beschwerden ein aufrechtes Sitzen über einen längeren Zeitraum unmöglich machen. Die Augen sind beim Atembeobachten geschlossen oder halb geöffnet. Ist letzteres der Fall, halten wir sie auf einen Punkt am Boden direkt vor uns gerichtet. Natürlich interessiert uns dabei nicht der Punkt, sondern allein unser Atem. Mit halb geöffneten Augen treten störende Vorstellungen vielleicht etwas seltener auf.[18] Wir erinnern uns? Es reicht, ruhig zu sitzen und die Augen zu schließen. Das Mindwandering wird nicht lange auf sich warten lassen. Die Spitze der Zunge liegt dem Gaumen genau hinter den vorderen Zähnen im Oberkiefer an. Der Mund kann sich dabei ein wenig öffnen. Die Arme hängen gelöst herunter. Dabei ruhen die Hände entspannt auf den Knien, den Oberschenkeln oder im Schoß.

---

[16] Vgl. Watzlawick 2007, S. 27.

[17] Übungsanleitungen und Kommentare dazu im Rückgriff auf Metten 2012.

[18] Vgl. Marx et al. 2003, S. 924, S. 932 f.

Günstig wäre, die Übungszeit als festen Bestandteil wie das Zähneputzen in den Tagesablauf einzuplanen. Denn einfach darauf zu warten, dass sich die Gelegenheit zum Üben irgendwie ergibt, führt häufig dazu, dass wir abends im Bett erschrocken feststellen, den ganzen Tag nicht dazu gekommen zu sein. Bewährt hat sich zudem, die tägliche Übungszeit von Woche zu Woche um je 5 Minuten zu steigern. Weit entscheidender als die Länge der einzelnen Übung ist jedoch, sie – wenn möglich – täglich auszuführen. Um neue Routinen aufzubauen, ist beständige Wiederholung gefragt.

So, nun schreiten wir aber endlich zur Tat. Die erste Übung des Atembeobachtens kann beginnen.

> **Erste Übung: Atembeobachten**
> Dazu nehme ich die beschriebene Körperhaltung ein und lasse mir ruhig noch einige Momente Zeit, sie auf ihre Bequemlichkeit hin zu überprüfen … bin ich bereit … dann bleibe ich ruhig sitzen … wende meine Aufmerksamkeit nach innen … und lenke sie auf den Atem … gebe meine ganze Aufmerksamkeit dem Einatmen … dem Ausatmen … lasse das Atmen dabei ganz von selbst geschehen … beobachte nur … wie der Atem so ganz von selbst ein- und wieder ausströmt … 5 Minuten lang … (Abb. 8.1)

Na? Wie gelang mir die erste Übung? Klar, hatte ich wahrscheinlich den festen Entschluss gefasst, konsequent beim Atem zu bleiben. Aber war ich auch erfolgreich? Nein? Hat sich leider immer wieder das Mindwandering eingeschlichen? Kam dann eins leichtfüßig zum anderen? Oft nicht einmal zusammenhängend? Wie war es mit

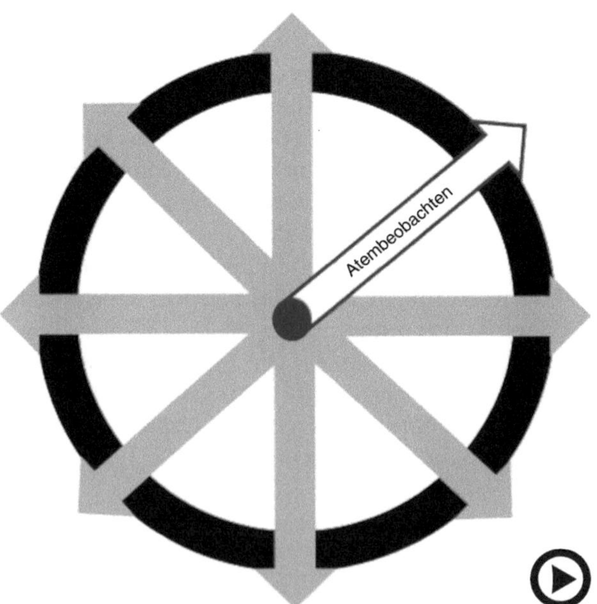

Abb 8.1   Abbildung zur Übung „Atembeobachten" (https://doi.org/10.1007/000-00d)

dem ruhigen Sitzen? Wollte ich meine Haltung ändern, mich räuspern oder mit den Augen blinzeln? Entstand die Absicht, etwas anderes tun zu wollen? Dachte ich vielleicht, dass es mir nie gelingen wird, konsequent beim Atem zu bleiben, weil ich viel zu nervös, angespannt oder ungeduldig bin?

All das ist unvermeidlich und völlig normal. Wenn wir anfangen, den Atem zu beobachten, kann sich ein endloser Strom gedanklicher Vorstellungen ergießen, die uns auch gefühlsmäßig bewegen. Egal wie fest entschlossen wir auch sein mögen, den Atem zu beobachten, plötzlich stellen wir fest, ihn vergessen und uns anderen Inhalten gewidmet zu haben. Einige davon mögen angenehm sein, andere das genaue Gegenteil. In Zeiten großer Belastung sind es vielleicht Ängste und Sorgen, die uns immer wieder in ihren Bann ziehen. Wissenschaftliche Studien zeigen, dass es für Menschen, die unter Depressionen oder starken Ängsten leiden, deutlich schwerer ist, Atembeobachten und Achtsamkeit zu üben. Die gute Nachricht: Wie Gesunde können auch sie mit ihnen Erfolge verzeichnen. Nur sind sie härter erkauft und fallen, solange sie noch in ihren jeweiligen Krankheitsphasen stecken, etwas kleiner aus.[19] Aber auch, wenn wir uns wohl fühlen, gibt es vielleicht etwas, das uns einfach nicht aus dem Kopf geht und hartnäckig vom Atem ablenkt.

Am Anfang kostet es enorme Mühe, entschlossen beim Atem zu bleiben. Also, gütig mit sich umgehen. Sobald uns klar wird, erneut von ihm abgelenkt worden zu sein, kehren wir sanft, aber bestimmt zum Atem zurück – immer und immer wieder.

Fortschritte benötigen ihre Zeit. Wir können sie nicht erzwingen. Gras wächst ja auch nicht schneller, wenn man daran zieht, wie uns ein afrikanisches Sprichwort lehrt. Üben wir nur beständig weiter und geben uns die Zeit, die wir zum Wachsen brauchen.

8.2.1 Atembeobachten reduziert Stress

Wachsen ist nicht nur anstrengend. Wachsen bedeutet auch Veränderung. Möglicherweise stellen wir schon nach kurzer Zeit fest, nun anders zu atmen. Bisher haben wir die Art, wie wir atmen, vielleicht kaum beachtet. Warum auch? Es atmet sich ja von selbst. Leider gar nicht so oft. Denn viele von uns haben sich das natürliche Atmen abgewöhnt. Sie sind einfach zu gestresst. Dann verspannt sich die Bauchmuskulatur, und das Zwerchfell – unser wichtigster Atemmuskel – kann nicht aktiv werden. Es setzt rundum entlang des unteren Rippenbogens an und wölbt sich wie eine Kuppel in den Brustraum hinein, der auf diese Weise vollständig vom Bauchraum getrennt wird. Natürlicherweise zieht sich die Muskulatur des Zwerchfells bei der Einatmung zusammen, wodurch sich seine Kuppel absenkt und die im Brustraum aufgespannte Lunge nach unten und seitwärts entlang des unteren Rippenbogens Ausdehnung erfährt. Das gelingt allerdings nur, wenn die Bauchmuskulatur entspannt ist. Dann kann sich der Bauch beim Einatmen etwas vorwölben und den nach unten gedrückten Eingeweiden Platz machen. Sind wir gestresst, steigt der Muskeltonus unserer Bauchmuskulatur und verbaut dem Atem, frei fließen zu können. Infolgedessen weicht er von der ursprünglichen Bauchatmung in die weniger

---

[19]Vgl. Müller und Ziehen 2012, S. 150; vgl. Sedlmeier et al. 2018, S. 102, 118–120, 371.

effektive Brustatmung aus, verschafft der Lunge nicht nach unten, sondern nach oben hin Raum. Wir heben Brust und Schultern beim Einatmen. Mit der Übung des Atembeobachtens gelingt, die Stressreaktion umzukehren.[20] Damit lässt die Muskelspannung nach und die Bauchatmung stellt sich wieder ein. Die Atmung vertieft und verlangsamt sich. Und nicht nur das: alle Körperfunktionen schalten auf Erholung und Aufbau der Reserven um. Die Hautgefäße weiten sich, Herzfrequenz und Blutdruck sinken. Die Verdauung wird gefördert. Es sollte uns also nicht wundern, wenn unser Darm während des Übens geräuschvoll „ein Wörtchen mitzureden" hat. Wenn wir öfter auf ihn hörten, wären wir wohl weniger gestresst. Sicher, etwas Stress ist wie das Salz in unserer Lebenssuppe. Wer wollte darauf schon verzichten? Leider ist unsere Suppe heutzutage oft versalzen. Wir leiden unter chronischem Stress. Und der senkt nicht nur die Abwehrlage gegenüber schädigenden Einflüssen, sondern begünstigt auch zahlreiche körperliche Erkrankungen wie Infekte, Bluthochdruck, Herzinfarkt, Schlaganfall, Kopf- und Rückenschmerzen, Geschwüre im Magen-Darm-Trakt, Stoffwechselstörungen, Autoimmunerkrankungen oder sogar Krebs. Unser Üben hat also einen gesundheitsförderlichen Nebeneffekt. Na, wenn das kein Ansporn ist, damit fortzufahren.

Auch mit etwas mehr Übung werden wir uns wahrscheinlich zunächst noch schwertun, konsequent beim Atem zu bleiben. Was kann hier helfen? Glücklicherweise hatten schon andere vor uns mit diesem Problem zu kämpfen. So sind einige, bewährte Strategien zusammengekommen, die erleichtern können, beim Atem zu bleiben. Vielleicht probieren wir sie einmal aus …

Zweite Übung: Hilfen
Beispielsweise kann ich damit beginnen, meine Atemzüge zu zählen: „eins" Einatmen … Ausatmen … „zwei" Einatmen … Ausatmen … „drei" Einatmen … Ausatmen … bis „zehn" und dann wieder von vorn … Auch kann ich meinen Atem mit einem Wort oder einem kurzen Satz begleiten: Beim Wort „Ruhe" fände mein Einatmen auf dessen erster Silbe („Ru-") und das Ausatmen auf der zweiten Silbe („-he") statt … Von dem kurzen Satz „Und überall und alle Zeit/ ist Ruhe und Gelassenheit" erklänge innerlich die erste Hälfte während des Einatmens und die zweite beim Ausatmen … Eine bildliche Vorstellung kann ebenfalls helfen, beim Atem zu bleiben. So kann ich mir beispielweise vorstellen, wie eine Ozeanwelle den Atem in meinen Körper hineinspült und wieder mit sich hinausträgt … Schließlich ist auch möglich, sehr genau zu erspüren, welche Körperempfindungen der Atemvorgang in mir auslöst: wie die Luft beim Ein- und Ausatmen an den Nasenlöchern vorbei streicht, sich der untere Rippenbogen weitet, die Bauchdecke hebt und senkt … (Abb. 8.2)

Auch mit diesen Hilfen bleibt das Atembeobachten zumindest zu Anfang meist noch ein schwieriges Geschäft. Ständig können die Gedanken abdriften und neue Gefühle auftauen. Konsequent beim Atem zu bleiben, erscheint uns dann manch-

---

[20]Vgl. Sedlmeier 2016, S. 95.

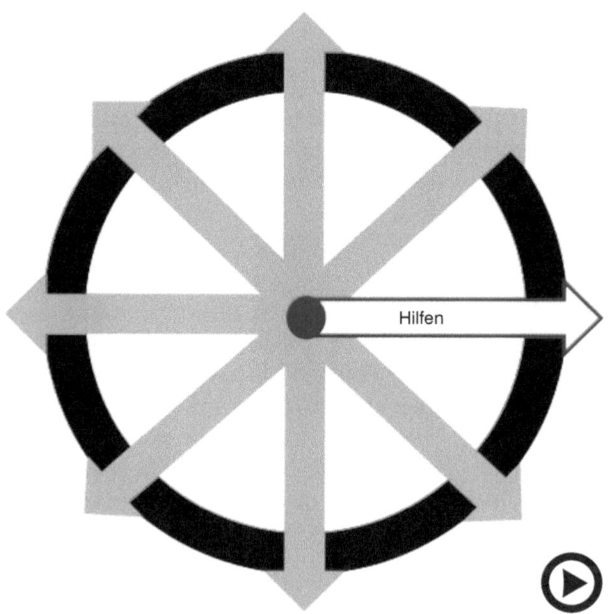

Abb 8.2 Abbildung zur Übung „Hilfen" (https://doi.org/10.1007/000-00e)

mal so anstrengend, als müsse ein Schwarm Mücken in Formationsflug gebracht werden. Also, gütig mit sich umgehen. Mit der Zeit wird es immer besser gelingen, beim Atem zu bleiben. Doch was tut sich dabei in meinem Gehirn?

8.2.2 Was tut sich beim Atembeobachten in meinem Gehirn?

Schon wenn wir über vier Tage je 20 Minuten den Atem beobachten, kann sich unsere Daueraufmerksamkeit verbessern und das Arbeitsgedächtnis vergrößern. So fand es der Neurowissenschaftler Fadel Zeidan von der Wake Forest University School of Medicine in Winston-Salem, North Carolina, zusammen mit seinen Kollegen heraus.[21] Gerade das Arbeitsgedächtnis – bei dem ja der DLPFC (s. Abb. 7.2) aktiv ist – spielt bei bewussten Entscheidungen eine wichtige Rolle. Davon war im siebten Kapitel dieses Buches bereits die Rede. Offenbar sind wir mit unserer Übung auf dem richtigen Weg. Das belegen auch Untersuchungen, die von anderen Wissenschaftlern gemacht wurden. So führten der amerikanische Psychiater Edward Baron Short von der University of South Carolina und seine Kollegen eine wissenschaftliche Studie zum Atembeobachten durch, deren Ergebnisse sie 2010 veröffentlichten. Ihre Studienteilnehmer waren allerdings deutlich geübter. Sie konnten auf eine mindestens vierjährige Übungspraxis zurückblicken. Nicht wenige von ihnen hatten das Atembeobachten sogar mehr als 10 Jahre praktiziert.

---

[21] Vgl. Zeidan et al. 2010, S. 2 f., 6 f.

Was stellten die Wissenschaftler fest? Sie fanden heraus, dass der DLPFC und der ACC (s. Abb. 7.2) offenbar mit zunehmender Übungszeit aktiver werden. Das jedenfalls ergab ein Vergleich der über 10 Jahre Praktizierenden mit den weniger Geübten.[22] Diese Ergebnisse bestätigten, was die amerikanische Neurowissenschaftlerin und Meditationsforscherin Sara Lazar gemeinsam mit ihren Kollegen bereits sieben Jahre zuvor herausgefunden hatte. Die Teilnehmer ihrer Untersuchung beobachteten ebenfalls den Atem. Auch Lazar und Mitarbeiter stellten damals Aktivitätsanstiege im DLPFC und im ACC fest, die mit zunehmender Übungspraxis größer wurden.[23]

Schon mit dem Atembeobachten trainieren wir also den ACC und den DLPFC – unsere „Hirnmuskeln", um bewusst Entscheidungen zu treffen (s. Abschn. 7.3). So gelingt, die eigene Willenskraft zu bündeln, sie, wie der buddhistische Mönch Henepola Gunaratana sagen würde, einspitzig zu machen.[24] Erfahrungsgemäß werden wir bereits nach zwei Wochen (mit einer tägliche Übungszeit von 5 Minuten in der ersten und 10 Minuten in der zweiten) geübt genug sein, um eine Weile beim Atem bleiben und schnell wieder zu ihm zurückzukehren, sobald uns auffällt, ihn verlassen zu haben. Dann darf es einen Schritt weitergehen …

8.3 Achtsamkeit

Der Zeitpunkt ist für uns gekommen, sich dem eigentlichen Achtsamkeitstraining zuzuwenden. Was aber ist Achtsamkeit?

Vielleicht klären wir zunächst einmal, was sie nicht ist. Denn die deutsche Übersetzung des Pāli Begriffes *sati* oder seines Sanskrit Äquivalents *smṛti*[25] ruft leicht Missverständnisse hervor. Wer den Begriff „Achtsamkeit" hört, für den liegt oft nahe, dass sie so viel bedeuten müsse wie, „auf etwas zu achten". Das ist jedoch falsch. Achtsamkeit bedeutet nicht, die Aufmerksamkeit auf etwas zu fokussieren,[26] sondern sie im Gegenteil panoramahaft[27] zu weiten.[28] Um die photographische Analogie des deutschstämmigen, buddhistischen Mönchs Bhikkhu Anālayo zu gebrauchen, verwenden wir bei der reinen *sati*-Praxis statt eines Zooms – dem die anhaltend fokussierte Aufmerksamkeit entspreche – ein Weitwinkelobjektiv.[29] So wird unser Geist offen und empfänglich.[30] Damit breitet sich in ihm meist ein verführerisches

---

[22] Vgl. Baron Short et al. 2010, S. 121, 124.

[23] Lazar 2000, S. 1582.

[24] Vgl. Gunaratana 1996, S. 80, 161.

[25] Vgl. Anālayo 2007, S. 3.

[26] Dass Achtsamkeit nicht als fokussierte Aufmerksamkeit aufzufassen ist, s. Lutz et al. 2008, S. 163 f. Die Autoren verstehen sie dort stattdessen als offenes Monitoring – „open monitoring".

[27] Der tibetische Buddhist Chögyam Trungpa bezeichnete *sati* in seinen Büchern als „panoramahafte Bewusstheit" – „panoramic awareness" (vgl. Trungpa 1972, S. 96).

[28] Vgl. Anālayo 2007, S. 3, 5, 23.

[29] Vgl. ebd., S. 23; vgl. Gunaratana 1996, S. 165.

[30] Vgl. ebd., S. 3, 5, 23.

Angebot aus. Denn, sobald der ACC und der DLPFC die Zügel schleifen lassen, stellt sich – wie wir schon aus dem siebten Kapitel dieses Buches wissen – sofort das Mindwandering ein. Inhalte tauchen auf, die dazu einladen, sich weiter auf sie einzulassen. Dies nun gerade nicht zu tun, heißt, sich in Achtsamkeit zu üben. Dabei gilt es, gleichmütig[31] gegenüber den Inhalten im Strom des Bewusstseins zu bleiben, sie nicht zu bewerten oder gar auf sie zu reagieren, ihnen weder nachzugehen noch sie fortzujagen, sie einfach ziehen zu lassen.

Einfach ist gut. Nur allzu leicht werde ich besonders zu Anfang immer wieder dem Reiz einzelner Inhalte erliegen und weiter auf sie eingehen. Je nach Qualität meines Autopiloten vermögen sie angenehme oder unangenehme Gefühle in mir auszulösen, die mich entweder verführen, mit dem Geist „in the clouds" zu verweilen[32] – wie Schooler und Zedelius es in ihrem Beitrag zum *Oxford Handbook of Spontaneous Thoughts* ausdrücken – oder, sofern es negative Gedanken oder Emotionen sind, dazu einladen, mich mit ihnen eingehender auseinanderzusetzen.[33, 34]

Was können wir dann tun? Jetzt zahlt sich unser Üben aus. Wir haben gelernt, zum Atem zurückzukehren. Wenn wir jetzt abdriften, ist der Atem unser Anker. An ihm finden wir den notwendigen Halt, um uns aus dem Verfangensein in auftauchende Welten zu befreien und danach das Achtsamkeitstraining weiter fortzusetzen.

8.3.1 Achtsamkeit fördert die Gesundheit

Wie schon das Atembeobachten, so hat auch die Achtsamkeit einen gesundheitsfördernden Effekt. Das belegen inzwischen zahlreiche Forschungsergebnisse. Sie zeigen, dass Achtsamkeit dazu beiträgt, negative Affekte – wie Depressionen,

---

[31] Die Autorin schließt sich Sauer (2009, S. 30 ff.) an, der „Gleichmut" gegenüber „Akzeptanz" bevorzugt, um die achtsame Haltung zu beschreiben; vgl. Gunaratana 1996, S. 151.

[32] Vgl. Zedelius und Schooler 2018, S. 237.

[33] Vgl. Sedlmeier 2016, S. 174.

[34] Die von den Psychologen Michael Tremmel und Ulrich Ott in ihrem 2017 gemeinsam verfassten Buchbeitrag beschriebenen negativen Wirkungen der Meditation wie Depressionen, starke Angstgefühle, manische Episoden oder auch psychotische Zustände, traten, so die Autoren, zumeist nur unter extremen Praktiken (mehrtägigen Retreats, Schlafentzug, Fasten) oder bei bereits bestehenden seelischen Vorerkrankungen auf (vgl. Ott 2016). Die Autorin leitet die in diesem Buch beschriebenen Übungen der Achtsamkeit und Selbsthypnose seit 2002 im Rahmen ihrer Tätigkeit als niedergelassene Psychiaterin, Psychotherapeutin und Palliativärztin an. Während dieser Zeit konnte sie keine der genannten negativen Wirkungen bei den nach diesen Anleitungen Übenden feststellen. Stattdessen traten, wie den Ergebnissen der wissenschaftlichen Studie zu entnehmen ist, die sie in Zusammenarbeit mit der Abteilung für Medizinische Psychologie der Uniklinik Köln von 2010 bis 2013 zur Wirksamkeit von Achtsamkeitstraining und Selbsthypnose in der Behandlung von Patienten mit einer Krebsdiagnose durchführte, bei den Probanden signifikante Verbesserungen ihrer Befindlichkeit auf: Symptome der Angst und Depression hatten sich deutlich reduziert und die Lebensqualität war angestiegen. Entsprechende Veränderungen konnten noch 1 Jahr nach der Intervention festgestellt werden. Zu diesem Zeitpunkt berichteten 81,82 % der Probanden, die Übungen noch regelmäßig durchzuführen (vgl. Metten 2014).

Ängste oder Stress – zu mindern und die Lebensqualität zu fördern.[35] Neben dem eigentlichen Ziel, dass wir verfolgen, nämlich maladaptive Muster zu deautomatisieren, kann sich das Üben der Achtsamkeit also auch noch günstig auf unser Wohlbefinden auswirken. Das sollte zusätzlich motivieren es auszuprobieren, oder?

Für das Achtsamkeitstraining wäre es günstig, sich eine Woche lang täglich eine Viertelstunde Zeit dafür zu nehmen und ab dann mindestens 20 Minuten am Tag.

Dritte Übung: Achtsamkeit
Dazu … setze ich mich hin … aufrecht und entspannt … richte meine Aufmerksamkeit nach innen … und lenke sie auf den Atem … gebe meine ganze Aufmerksamkeit dem Einatmen … dem Ausatmen … lasse das Atmen dabei ganz von selbst geschehen … beobachte nur …. wie der Atem so ganz von selbst ein- und wieder ausströmt … Nun werde ich den Atem einmal loslassen … die Blende meiner Aufmerksamkeit panoramahaft weiten … und gleichmütig beobachten … wie Gedanken und Gefühle kommen und gehen …. auftauchen und wieder verschwinden … ich gehe ihnen weder nach … noch treibe ich sie fort … registriere sie nur … und lasse sie ziehen … Sollte ich mich in meinen Gedanken oder Gefühlen verlieren … mich davon tragen lassen … sobald ich es merke, lenke ich meine Aufmerksamkeit sanft, aber bestimmt auf den Atem zurück … und beobachte ihn eine Weile … Dann lasse ich den Atem wieder los … mache die Blende meiner Aufmerksamkeit ganz weit … und beobachte gleichmütig … wie Gedanken und Gefühle kommen und gehen … auftauchen und wieder verschwinden … ich gehe ihnen weder nach … noch treibe ich sie fort … registriere sie nur … und lasse sie ziehen… Was auch immer auftaucht, ziehen lassen … immer wieder nur ziehen lassen … (Abb. 8.3)

Achtsamkeit ist, so der buddhistische Mönch Henepola Gunaratana, nicht mit Gewalt zu entwickeln. Sie wachse einzig durch Loslassen.[36] Auch der tibetische Buddhist Tulku Urgyen Rinpoche spricht davon, dass die Übung darin bestehe, einfach loszulassen, was wir gerade dächten.[37] Dies bedeute allerdings nicht, wie Gunaratana ergänzt, dass Achtsamkeit ganz von selbst komme. Weit gefehlt: Man brauche Energie. Man müsse sich anstrengen. Aber diese Anstrengung sei etwas anderes als Gewalt. Achtsamkeit werde durch eine behutsame Anstrengung entwickelt.[38] Anders verhält es sich jedoch beim Atembeobachten. Hier klingt schon ein wenig Gewalt an, wenn Gunaratana davon spricht, dass unser Geist gezwungen werden müsse, bei einem feststehenden Punkt zu bleiben. Unmittelbar fährt er fort, dass wir das Wort „zwingen" beachten sollten. Denn das, was wir dabei täten, sei wirklich eine weitgehend erzwungene Form von Aktivität.[39] Dreimal hintereinander fällt an

---

[35] Vgl. Grossmann et al. 2004; vgl. Hofmann et al. 2010; vgl. Piet und Hougaard 2011; vgl. Eberth und Sedlmeier 2012; vgl. Khoury et al. 2015; vgl. Schumer et al. 2018; vgl. McClintock et al. 2019.
[36] Vgl. Gunaratana 1996, S. 164.
[37] Vgl. Urgyen 2011, Bd. 1, S. 111.
[38] Vgl. Gunaratana 1996, S. 164.
[39] Vgl. ebd., S. 161.

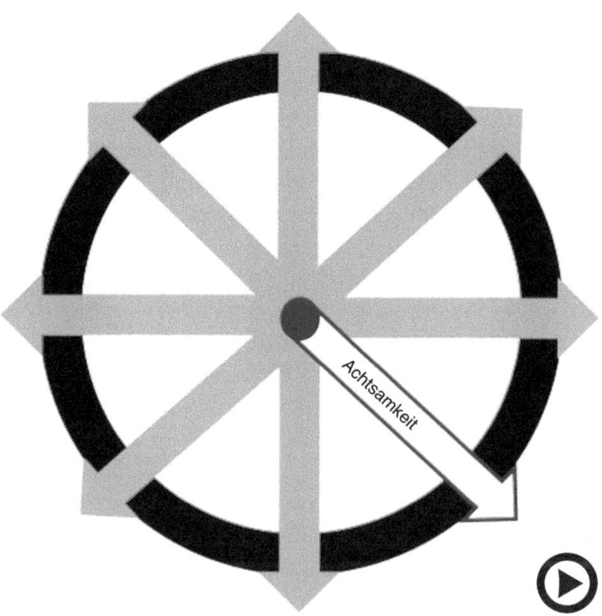

Abb 8.3 Abbildung zur Übung „Achtsamkeit" (https://doi.org/10.1007/000-00f)

dieser Stelle das Wort „zwingen". Und ist es nicht auch so? Gerade Ungeübte haben doch beim Atembeobachten eine gewaltige Anstrengung zu leisten, oder? Erste Erfahrungen konnten wir damit ja wahrscheinlich bereits machen. Wem von uns wird es gelungen sein, konsequent beim Atem zu bleiben, ohne dafür seine gesamte Willenskraft aufzubringen? Wohl keinem. Wie ist es jetzt bei der Achtsamkeit? Die meisten Menschen erleben die Anstrengung, die sie ihnen abverlangt, tatsächlich als deutlich geringer. Und das hat einen guten Grund: Sind der DLPFC bzw. der ACC aktiv, dann spiegelt sich darin die Willenskraft, die gerade aufgebracht wird. Beim Atembeobachten halten beide die Zügel fest in der Hand. Mit Übergang zur Achtsamkeit lässt sie nun einer der Zwei schleifen. Das macht sich für uns offenbar in einem Nachlassen der gefühlten Anstrengung bemerkbar. Doch wer von den beiden zieht die Zügel nicht mehr stramm? Einen kleinen Moment Geduld. Wir werden es sofort erfahren, wenn es jetzt um die Beantwortung der Frage geht, was während der Achtsamkeit in unseren Gehirnen geschieht …

8.3.2   Wie verändert Achtsamkeit mein Gehirn?

Zum Achtsamkeitstraining liegen mittlerweile zahlreiche neurowissenschaftliche Forschungsergebnisse vor. Wir greifen nachfolgend aus der Vielzahl der Studien nur diejenigen heraus, die Veränderungen im ACC, DLPFC und Default Mode Network (s. Abschn. 4.1; s. Abb. 4.1) aufzeigen.

An der dänischen Universität Aarhus führte die Arbeitsgruppe um den Neurowissenschaftler Klaus Baerentsen im Jahr 2003 eine bildgebende Studie zur Achtsamkeit durch. Dabei wurde eine Gruppe von 11 Teilnehmern untersucht, die über einen durchschnittlichen Zeitraum von 8 Jahren täglich die Achtsamkeitsübungen des Zen-buddhismus praktiziert hatte. Mit dem bildgebenden Verfahren wurden die ersten 45 Sekunden der Meditationsphasen der Studienteilnehmer jeweils wiederholt aufge-zeichnet. Währenddessen veränderte sich interessanterweise das Muster ihrer Hirn-aktivität. Während der DLPFC zu Beginn der jeweiligen Meditationsphasen seine Aktivität besonders in der rechten Hirnhälfte steigerte, nahm diese beim ACC deutlich ab.[40] Wie lässt sich dieses Ergebnis interpretieren? Vielleicht erinnern wir uns noch an das, was beim Zustand der Selbstvergessenheit im Gehirn passiert (s. Abschn. 7.4). Der ACC und das Default Mode Network schalteten sich quasi ab, während der DLPFC und das Dorsal Attention Network aktiv wurden. Dasselbe Bild zeigten die beiden neuronalen Zentren auch bei den Teilnehmern der Studie an der dänischen Universität Aarhus. Mit Beginn ihrer Achtsamkeitsmeditation gerieten sie offenbar in einen Zustand der Selbstvergessenheit. Sie waren hin und weg, im wahren Sinne des Wortes. Ihr „Ich" hatte sich verloren.

Existieren weitere bildgebende Studien, die zu dem Ergebnis kommen, dass der ACC unter Achtsamkeit weniger, der DLPFC hingegen stärker aktiv ist? Die gibt es in der Tat. An der University of Toronto führte der kanadische Psychologe Norman Farb mit seinen Kollegen eine wissenschaftliche Untersuchung zur Achtsamkeitsmeditation durch, deren Ergebnisse sie 2007 veröffentlichten. Die Teilnehmer ihrer Studie wurden in zwei Gruppen aufgeteilt. Die eine Gruppe nahm an einem 8-wöchigen Trainings-programm zur achtsamkeitsbasierten Stressreduktion nach Jon Kabat-Zinn teil. Die andere Gruppe diente als Kontrollgruppe. Schwerpunktmäßig wurde bei dieser Studie eine Konnektivitätsanalyse durchgeführt, das heißt die Wissenschaftler untersuchten, ob und ggf. wie Achtsamkeitstraining die Verbindungen beeinflusst, die neuronale Zen-tren zueinander unterhalten. Was fanden sie heraus? Nach dem 8-wöchigen Trainings-programm ließen die funktionellen Verbindungen in den Gehirnen der Teilnehmer, während diese achtsam waren, den ACC weitgehend außen vor.[41] Dieses Ergebnis passt zu den Befunden der Arbeitsgruppe an der dänischen Universität Aarhus. Übereinstim-mend erklärten auch Farb und Mitarbeiter das Ausklammern des ACC damit, dass während der Achtsamkeit Informationen vom Selbst abgelöst – „self-detached" – ver-arbeitet würden.[42] Im Gegensatz zum ACC zeigte der DLPFC bei den Teilnehmern der Studie nach ihrem 8-wöchigen Trainingsproramm stärkere funktionelle Verbindungen. Die Forscher deuteten dies als größeres Gewahrsein.[43] Das passt durchaus. Ist es doch eine Funktion des DLPFC, zugeleitete Informationen über einen gewissen Zeitraum präsent zu halten. Diese Präsenz geschieht jetzt, ohne dass Auflagen des ACC beachtet werden müssen, erlaubt damit eine weniger begrenzte Gegenwärtigkeit, ein reines Ge-wahrsein aus der Perspektive eines distanziertes Beobachters.[44]

---

[40]Vgl. Ritskes et al. 2003, S. 85–89; vgl. Bærentsen et al. 2009, S. 18; vgl. Dickenson 2012, S. 14–16, 18.

[41]Vgl. Farb et al. 2007, S. 318.

[42]Vgl. ebd., S. 319.

[43]Vgl. ebd., S. 319.

[44]Vgl. Manna et al. 2010, S. 48, 51; vgl. Dienes et al. 2016, S. 117.

Nun reagiert unser Gehirn neuroplastisch, was bedeutet, dass Hirnregionen, die stärker beansprucht werden, an Volumen zunehmen. Wie ist das beim DLPFC, wenn wir uns länger in Achtsamkeit üben? Wird er etwa auch größer? Das scheint offenbar so zu sein, wie die amerikanische Meditationsforscherin Sara Lazar und ihre Kollegen herausfanden. Sie verglichen eine Gruppe von 20 in Achtsamkeitsmeditation erfahrenen Teilnehmern, die durchschnittlich zwischen 4–6 Stunden wöchentlich in den letzten 7–9 Jahren praktiziert hatten, mit einer unerfahrenen Kontrollgruppe. Bei den Meditierenden hatte sich der DLPFC tatsächlich signifikant vergrößert.[45]

Bildgebende Studien legen also nahe, dass der ACC während der Achtsamkeit ausgeklammert wird, der DLPFC hingegen verstärkt feuert. Das macht sich in Selbstvergessenheit und einem größeren Gewahrsein für den gegenwärtigen Augenblick bemerkbar. In Selbstvergessenheit auch deshalb, weil bei der Achtsamkeit überdies die Aktivität im Default Mode Network nachlässt, wie zahlreiche Studien zeigen.[46] Wir setzen uns hin, um Achtsamkeit zu üben, und könnten berechtigt sagen: „Ich bin dann mal weg ...“ So erklären es auch die alten Meditationslehren. Achtsam lernen wir, alles loszulassen. Jedwede Anhaftung an was auch immer. Selbst an das eigene „Ich“.[47] Im Zustand reiner Achtsamkeit gäbe es, wie Gunaratana anmerkt, kein „Ich“.[48]

8.3.3 Deautomatisierung durch Achtsamkeit

Wir werden unser „Ich“ verlieren? Jetzt mal ehrlich. Wir wollten Achtsamkeit üben, um maladaptive Muster loszuwerden, aber doch nicht gleich das ganze „Ich“. Dies zu tun, bedeutete doch wohl, das Kind mit dem Bade auszuschütten, oder? Schließlich leistet das „Ich“ im Großen und Ganzen gute Dienste. Wenn es da nicht diese maladaptiven Muster gäbe. Die zu verlieren, wäre schon prima. Und das lässt sich mit Achtsamkeit tatsächlich erreichen. Nun wissen wir allerdings auch, wohin sie sonst noch führt. Es kann durchaus eine spannende Erfahrung sein, mal zu erleben, „wer ich bin“, „wenn ich nicht bin“. Doch jeder mag für sich entscheiden, wie weit er gehen will. Für unsere Zwecke ist indes völlig ausreichend, so achtsam geworden zu sein, dass es uns gelingt, auftauchende Gedanken und Gefühle immer wieder loszulassen. Damit sind maladaptive Muster zu deautomatisieren.

Dieser Gedanke ist nicht neu. Er wurde bereits in den 60er-Jahren von dem amerikanischen Psychiater Arthur J. Deikman aufgebracht.[49] Den Begriff der De-Automatisierung hatten der Psychoanalytiker Merton Max Gill und die Psychologin Margaret Brenman erst 1959 in die Wissenschaft eingeführt. Sie verstanden darunter

---

[45] Vgl. Lazar 2005, S. 1894.

[46] Vgl. Farb et al. 2007; vgl. Farb et al. 2012; vgl. Pagnoni et al. 2008; vgl. Ott et al. 2010; vgl. Brewer et al. 2011; vgl. Hasenkamp et al. 2012.

[47] Vgl. Anālayo 2010, S. 145.

[48] Vgl. Gunaratana 1996, S. 164.

[49] Vgl. Deikman 1963, S. 329 f.

ein Entfernen von Automatisierungen,[50] das durch Aufmerksamkeitsprozesse hervor-gerufen werde.[51] Gerade solche Aufmerksamkeitsprozesse würden aber, so Deik-man, durch meditative Praktiken trainiert. Diese erzeugten nämlich Barrieren, auf Stimuli nicht mehr – wie bisher üblich – anzuspringen.[52] Freilich waren das noch rein theoretische Erwägungen. Um wissenschaftlich untermauern zu können, dass medi-tative Techniken tatsächlich geeignet sind, Deautomatisierungen herbeizuführen, be-durfte es ihrer eingehenden Erforschung. Die hat inzwischen stattgefunden und, wie der kanadische Neurowissenschaftler Amir Raz und sein amerikanischer Kollege Jason Buhle bereits 2006 erklärten, wachsenden Nachweis dafür erbracht, dass es sich wirklich so verhält.[53] Achtsamkeit trainiert, Abstand von automatisierten Ab-läufen zu halten, sie nicht anzustoßen, sondern, sobald sie auftauchen, sofort als solche zu erkennen und umgehend ziehen zu lassen. Sie konsequent nicht zu gebrau-chen, führt schließlich zu ihrer Extinktion.[54] Darunter ist allerdings – wie die Über-setzung des lateinischen Begriffs „extinctio" nahelegen könnte – keine Auslöschung des automatisierten Ablaufs zu verstehen. Vielmehr bildet sich durch den konsequen-ten Nicht-Gebrauch eine neue neuronale Verbindung, welche die Aktivierung des automatisierten Ablaufs nachfolgend blockiert, ihn dadurch deautomatisiert.

Suchen wir also eine Technik, die wir „offline" üben können, um maladaptive Muster zu deautomatisieren, sind wir beim Achtsamkeitstraining an der richtigen Adresse. Allerdings nur dann, wenn wir damit später auch „online" gehen. Und das werden wir tun, wenn uns während des täglichen, 20-minütigen Sitzens gelingt, Ge-danken und Gefühle umgehend wieder loszulassen, sobald sie auftauchen.

Das, was „Damals und Dort" geschah, hat sich in fixierten Mustern niedergeschla-gen, die uns künftige Situationen beständig so erleben, auf sie reagieren lassen, wie wir es in der Vergangenheit erfahren und getan haben. Es ist also eine Illusion anzu-nehmen, dass wir die Wirklichkeit erleben, wie sie ist. Tatsächlich erleben wir sie, wie wir gewohnt sind, sie zu erleben. Das kann dann passen oder eben nicht. Die Muster laufen trotzdem ab. Und zwar blitzschnell. Noch bevor uns bewusst wird, was gerade geschieht, sind wir schon mittendrin. Das mag von Vorteil sein, und zwar dann, wenn die Muster der jeweiligen Situation entsprechen, in der wir uns gerade befinden. Ist dies nicht der Fall, haben wir ein Problem. Sich dann aus ihrer Sichtweise befreien zu können, wäre hilfreich. Und genau das trainieren wir, wenn wir Achtsamkeit im Alltag üben. Wir trainieren, die Brille unserer fixierten Muster im „Hier und Jetzt" unseres Daseins abzunehmen. Dabei lässt sich eine spannende Entdeckung machen. Wir kön-nen mehr davon erfahren, was wirklich ist. Wer wollte das nicht? Für Darth Vader aus dem Film *Die Rückkehr der Jedi-Ritter*, dem letzten Teil der Star-Wars-Serie von Regisseur George Lucas, war es sein allerletzter Wunsch. Sterbend bittet er dort sei-nen Sohn, ihm die Maske abzunehmen, um ihn nur einmal mit seinen eigenen Augen

---

[50] Vgl. Gill 1959, S. 178.

[51] Vgl. ebd., S. 187.

[52] Vgl. Deikman 1966, S. 332.

[53] Vgl. Raz 2006, S. 376; vgl. Moore und Malinowski 2009, S. 177; vgl. Kang et al. 2013, S. 193, S. 195; vgl. Fox et al. 2016, S. 191, 199.

[54] Vgl. Hölzel et al. 2011, S. 546 f.

sehen zu können. Was geschieht, wenn ich die Maske meiner fixierten Muster im Alltag abnehme? Was, wenn mir gelingt, achtsam bei dem zu bleiben, was ich gerade tue? Wenn ich nur das wahrnehme, was ist, nicht was ich denke, was ist?

Dazu werde ich ab jetzt Achtsamkeit nicht nur im Sitzen üben. Das gehört natürlich weiterhin täglich für 20 Minuten zu meinem Programm. Stehe ich dann aber auf, wird meine Übung noch nicht zu Ende sein. Ich werde auch im Alltag Achtsamkeit üben. Es ist günstig, sich dafür zu Beginn nur eine Alltagshandlung herauszugreifen und diese achtsam auszuführen. Das kann beispielsweise das tägliche Zähneputzen sein oder das Trinken einer Tasse Tee.

> **Vierte Übung: Achtsamkeit im Alltag**
> Nun bleibe ich achtsam bei dem, was ich gerade tue … nehme genau wahr … was ich im Moment sehe … höre … körperlich empfinde … rieche … oder schmecke … als erlebte ich es zum allerersten Mal … nehme nur wahr, was gerade ist … nicht, was ich denke, was ist … bleibe achtsam … (Abb. 8.4)

Vielleicht bemerke ich dabei, dass das achtsame Erfahren des Augenblicks intensiver und lebendiger ist, als nur zu erleben, was ich gewohnt bin, zu erleben. Wer schon einmal umgezogen ist und sich dabei neu eingerichtet hat, weiß wahrscheinlich sofort, was gemeint ist. Wie habe ich meinen Wohnraum ganz zu Anfang erlebt, als alles noch ungewohnt war? Wie erschien er mir dann einige Monate später?

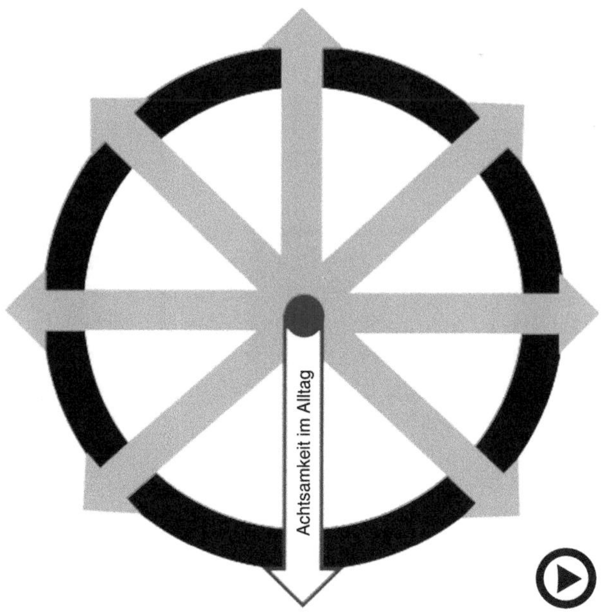

Abb 8.4 Abbildung zur Übung „Achtsamkeit im Alltag"(https://doi.org/10.1007/000-00g)

Habe ich es nun anders erlebt, nach Hause zu kommen? Davon ist auszugehen. Denn jetzt war mir mein neues Zuhause vertraut. In Achtsamkeit gelingt, die Reset-Taste zu drücken. Mit ihr können wir sozusagen „zurück auf Anfang": die Dinge so erleben, als geschähen sie zu allererst Mal. Ich putze meine Zähne, trinke eine Tasse Tee so, als sei es das allererste Mal für mich. Ich sehe, höre, fühle, rieche, schmecke so, als hätte ich das, was ich gerade tue, zuvor noch nie getan. Ohne Vorwissen. Ohne Vorurteil. Ohne Gewohnheiten. Ein solch „reines" Gewahrsein wird im Zenbuddhismus *shoshin* – Anfängergeist – genannt.[55] Zenmeister Shunryu Suzuki, der 1959 in die USA ging und dort das erste Zen-Kloster außerhalb Asiens gründete, beschreibt ihn als frei von den Gewohnheiten des „Experten", bereit anzunehmen, zu zweifeln und allen Möglichkeiten gegenüber offen.[56]

Gelingt mir, einzelne Alltagshandlungen achtsam auszuführen, kann ich schließlich damit beginnen, meine maladaptiven Muster zu deautomatisieren: Gerade in Situationen, die mich bislang veranlasst haben, per Autopilot zielsicher verhängnisvollen Klippen entgegenzusteuerten, werde ich nun besonders achtsam sein, frühzeitig erkennen, wenn mir wieder droht, blitzschnell in den alten Film zu rutschen, und, sofern es leider doch nicht zu verhindern war, umgehend wieder aus ihm aussteigen. Denn Achtsamkeit befähigt mich, Abstand zu auftauchenden Gedanken und Gefühlen zu bewahren, sie nur gleichmütig zu beobachten, auf diese Weise als das zu erkennen, was sie sind – maladaptive Muster aus meiner Vergangenheit – und sie dann loszulassen, ganz so, wie ich es bislang geübt habe. Ich gehe ihnen weder nach, noch jage ich sie fort, registriere sie nur und lassen sie ziehen – immer und immer wieder.

Dies beständig zu tun, wird Spuren in meinem Gehirn hinterlassen. Neue Verbindungen bilden sich aus, die künftig automatisch blockieren, dass ich in den jeweiligen Situationen wieder blitzschnell in den alten Film rutsche. Dann ist die Deautomatisierung des maladaptiven Musters gelungen. Damit habe ich das Ziel schon halb erreicht. Allerdings sind mit der Deautomatisierung maladaptiver Muster noch keine adaptiven entstanden. Und dort wollten wir ja hin. Allein mit Achtsamkeit wird das kaum gelingen. Davon ist, nach all dem, was wir inzwischen über sie wissen, auszugehen.[57] Sie dient der Deautomatisierung und nicht der Automatisierung. Wie geht es also nun für uns weiter?

Wir haben gelernt, konsequent aus alten Filmen auszusteigen, sie immer wieder loszulassen, indem wir achtsam bleiben. So sind maladaptive Muster zu deautomatisieren. Um adaptive zu automatisieren, müssen wir nun genau das Gegenteilige tun – Filme bewusst ergreifen, konsequent in sie einsteigen – immer und immer wieder. Wir formen neue, willentlich gewählte Gewohnheiten.[58] Und wie machen wir das? Indem wir uns in Selbsthypnose üben.

---

[55] Vgl. Suzuki 2000, S. 22.

[56] Vgl. ebd., S. 13; vgl. ebd. S. 22 f.

[57] Vgl. Sedlmeier 2016, S. 86, 119.

[58] Vgl. Fox et al. 2016, S. 191, 199.

8.4 Selbsthypnose

Hypnose ist der konstruierende Gegenspieler zur dekonstruierenden Achtsamkeit –
sozusagen die andere Seite der Medaille. Das lässt sich schon der treffenden Definition entnehmen, die der Psychologe und Hypnotherapeut Burkhard Peter für sie
aufstellte:

> *„Hypnose kann man verstehen als die Kunst, eine alternative Wirklichkeit zu konstruieren,*
> *welche die hypnotisierte Person möglichst lange und intensiv als „wirkliche" Wirklichkeit*
> *erlebt, bis sie in ihr genügend neue Erfahrungen machen und diese in ihre „normale" Wirk-*
> *lichkeit implementieren konnte, sodass sich hier bedeutsame (therapeutische) Veränderun-*
> *gen ergeben."*[59]

Darum geht es jetzt: korrigierende, emotionale Erfahrungen, in einer hypnotisch
konstruierten Wirklichkeit zu machen, die der „normalen" Wirklichkeit entspricht.
Dass dies möglich ist, davon war ja bereits die Rede (siehe Abschn. 7.4). Denn auch
„abgeschnitten" von der Außenwelt, wenn unsere Gehirne „offline" – ohne Input von
außen – sind, können uns komplette Welten erscheinen, die die „normale" Wirklichkeit imitieren. Darin lassen sich Erfahrungen machen, die hernach höchstwahrscheinlich auch die Realitätsprobe bestehen, weil sie in einer Welt stattgefunden haben, die
der „normalen" Wirklichkeit entspricht. Mithilfe der Hypnose werde, so der amerikanische Psychologe und Hypnotherapeut Jeffrey K. Zeig, ein erlebnisbasiertes, thera-
peutisches Drama kreiert, das die Veränderung fördere.[60] Vereinfacht ließe sich auch
sagen, dass wir mittels Hypnose in einen angemessenen Film einsteigen, um dort jene
Erfahrungen zu sammeln, die wir brauchen, damit sich unser Erleben und Verhalten
verändert. Dazu reicht Einsicht allein nämlich nicht aus. Diese Auffassung hatten bereits 1946 die Psychoanalytiker Franz Alexander und Thomas Morton French in ihrem gemeinsam publizierten Werk *Psychoanalytic Therapy* vertreten.[61] Viel wichtiger
als Einsicht sei die korrigierende emotionale Erfahrung, so die beiden.[62] Denn nur sie
könne den Effekt der alten Erfahrung auflösen.[63] So eine korrigierende Erfahrung lässt
sich nun in Hypnose machen. Dafür gilt es, unseren bewussten Willen zu bemühen,
um in angemessene Filme einzusteigen. Moment mal …

8.4.1 Macht Hypnose nicht willenlos?

Liegt das, was in Hypnose geschieht, nicht außerhalb unserer willentlichen Kontrolle? So jedenfalls möchten es uns Bühnenhypnotiseure und die Filmindustrie oft

---

[59] Peter 2015, S. 38 (zitiert mit freundlicher Genehmigung des Springer Verlages); vgl. Peter 2009,
S. 58.

[60] Vgl. Zeig 2015, S. 126.

[61] Vgl. Alexander und French 1946, S. 67.

[62] Vgl. ebd., S. 22. Mit ihrem in der Psychoanalyse lange Zeit umstrittenen Konzept der korrigierenden emotionalen Erfahrung beziehen sich Alexander und French auf Ferenczi und Rank (1925).

[63] Vgl. Alexander und French 1946, S. 22; vgl. Metten 2016, S. 208.

glauben machen. Doch die Wahrheit ist eine andere, wie diejenigen inzwischen wissen, die das Buch bis hierher gelesen haben. In Hypnose behalten wir unsere willentliche Kontrolle durchaus. Allerdings wissen wir zuweilen nicht, dass wir sie haben.[64] Zugegeben, das klingt paradox. Klärt sich aber auf, wenn wir uns noch einmal Kap. 5 in Erinnerung rufen. In Hypnose tun wir manchmal Dinge, die wir uns nicht zuschreiben. Weshalb? Weil das, was wir unserem „Ich" zurechnen, eine Folge und nicht die Ursache unserer willentlichen Entscheidungen ist. Die Erfahrung etwas tun zu wollen und dies dann erfolgreich auszuführen, ist absolut zentral *für* die Entwicklung eines „Ich". Hand in Hand mit der Entscheidung erfolgt der Entwurf eines Erwartungsmodells für die sensomotorische Rückmeldung auf das beschlossene Tun. Nach der Tat werden beide miteinander verglichen. Diesen Vorgang überwacht der inferiore Parietallappen – kurz: iPL (s. Abb. 5.1). Zwischen ihm und den frontal im Gehirn liegenden Zentren, die feuern, wenn Entscheidungen getroffen werden, bestehen gewöhnlich enge funktionelle Verbindungen. In Hypnose können sie allerdings gezielt unterbrochen werden. Dann erhält der iPL keinen Zugang zum Erwartungsmodell. Abgeschnitten von dem, was wir tun wollen, ist er vorübergehend nicht in der Lage, uns das Getane zuzuordnen. So gelingt in Hypnose, eigenes Tun als von außen widerfahren zu erleben. Wir können davon überzeugt sein, dass sich unsere Hand hebt, weil sie an einem mit Helium gefüllten Luftballon, hängt, der sie sanft nach oben zieht. Tatsächlich gibt es gar keinen Luftballon. Nur wissen wir es nicht. Denn der iPL vermag bei seinem Vergleich nicht auf das Erwartungsmodell zurückzugreifen. Könnte er es, würde sofort von ihm festgestellt: „Ach, das war ja ich!". Doch auch wenn diese Zuordnung jetzt fehlt, heißt das keineswegs, dass wir in Hypnose nicht kontrollieren, was wir tun. Uns fehlt nur das Wissen darum, dass es so ist. Aber die neuronalen Zentren, die an der Entscheidungsfindung beteiligt sind, funktionieren einwandfrei. Deshalb wäre es falsch anzunehmen, dass Hypnose bedeutet, willenlos zu werden und nur noch fremdgesteuert zu reagieren. Es fehlt lediglich die Erkenntnis der eigenen Urheberschaft. So können wir in Hypnose zwar unser subjektives Kontrollgefühl verlieren,[65] niemals jedoch die willentliche Kontrolle.[66]

Während Achtsamkeit bedeutet, sich nur gleichmütig dessen gewahr zu sein, was gerade passiert, ohne in das Geschehen einzusteigen, verhält es sich in Hypnose genau umgekehrt.[67] Wir sind voll drin, absorbiert, aufgesaugt von inneren Erfahrungen, die uns ganz in Anspruch nehmen, unsere gesamte Vorstellungskraft binden,[68] ohne allerdings darum zu wissen, dass wir selbst deren Initiatoren sind.[69] Das, was dabei

---

[64]Vgl. Mooneyham und Schooler 2016, S. 224.

[65]Vgl. Semmens-Wheeler und Dienes 2012, S. 50 ff.; vgl. Dienes et al. 2016, S. 107, 109 f.; vgl. Lush et al. 2016, S. S. 7.

[66]Vgl. Brass et al. 2013, S. 4 f.; vgl. Haggard et al. 2004, S. 651 f.

[67]Vgl. Dienes et al. 2016, S. 107, S. 109 f.; Dienes und Hutton 2013, S. 5; vgl. Lush et al. 2016, S. 7.

[68]Vgl. Tellegen 1974, S. 268.

[69]Vgl. Dienes und Perner 2007, S. 296–305; vgl. Dienes und Hutton 2013, S. 5; vgl. Terhune et al. 2017, S. 66.

geschieht, unterliegt jedoch weiterhin unserer bewussten, willentlichen Kontrolle.[70] Schade eigentlich. Dann ist Hypnose wohl doch etwas anstrengender als gedacht. Wir können unseren Autopiloten nicht einfach zur Reparatur an einen Hypnotherapeuten abgeben, und der regelt das dann für uns. Nun gut, ganz so viel Kraft werden wir dafür schon nicht aufbringen müssen. Immerhin bedeutet Hypnose ja zu schlafen.

8.4.2 Hypnose bedeutet doch zu schlafen, oder?

Leider nein. Fälschlicherweise nehmen viele Menschen immer noch an, wir würden in Hypnose schlafen. Wer könnte es ihnen verübeln? Leitet sich das Wort „Hypnose" doch von Ὕπνος – *Hypnos* –, dem griechischen Wort für Schlaf, ab. Aber auch wenn das, was wir tun, Hypnose genannt wird, schlafen wir dabei nicht. Es mag Außenstehenden zuweilen so erscheinen. Denn oft sitzen oder liegen Menschen in Hypnose völlig regungslos mit geschlossenen Augen. Was mag ein Betrachter dann denken? Wahrscheinlich, dass diejenigen schlafen. Doch so verhält es sich gerade nicht. Neurophysiologische Untersuchungen belegen das eindeutig. Leiteten wir nämlich bei den Hypnotisierten ein EEG ab, ließen sich keine schlaftypischen Potenziale – weder Delta-Wellen, noch Schlafspindeln oder K-Komplexe – feststellen,[71] es sei denn, jemand wäre während der Hypnose tatsächlich eingeschlafen, was natürlich schon mal vorkommen kann. Regungslos verhalten wir uns in Hypnose übrigens auch nicht immer …

8.4.3 Hypnose in Aktion

Zwar werde Trance in unserer Kultur, wie der Hypnotherapeut Gunther Schmidt erklärt, tatsächlich meist so verstanden, dass sich jemand dabei kataleptisch – körperlich erstarrt – erlebe.[72] Doch weltweite anthropologische und ethnologische Studien zeigten, dass dieses seit ca. 250 Jahren speziell in Europa kultivierte Verständnis von Trance viel zu eng und zu einseitig sei.[73] Hypnose und Aktivität schließen sich keineswegs aus. Dies ist spätestens seit den Forschungsarbeiten der ungarisch-amerikanischen Psychologin und Begründerin der Aktiv-Wach-Hypnose, Éva Bányai, bekannt.[74] Sie ergaben, dass Menschen mit geöffneten Augen, während sie wach und aktiv waren – z. B. kräftig in die Pedale eines Ergometers traten – in Hypnose zu sein vermochten. Wir können wach, aktiv – und zugleich in Hypnose sein. Faszinierend, nicht wahr? Somit lassen sich beide – Achtsamkeit

---

[70] Vgl. Dienes und Perner 2007, S. 296–305; vgl. Terhune et al. 2017, S. 66.

[71] Vgl. Halsband 2015, S. 796.

[72] Vgl. Schmidt 2014, S. 13.

[73] Vgl. ebd., S. 15; Schmidt bezieht sich hier auf Bongartz und Bongartz 2000.

[74] Vgl. Bányai und Hilgard 1976, S. 223; Bányai et al. erwähnen fünf experimentelle Studien ihrer eigenen Arbeitsgruppe und drei andernorts durchgeführte Studien, die ihre Ergebnisse replizieren konnten (1993, S. 285).

und Hypnose – auch im Alltag üben. Prima, dann wissen wir ja jetzt, womit wir uns demnächst die Zeit vertreiben, wenn die Warteschlange vor der Kasse des Supermarktes mal wieder so endlos lang ist. Aber gibt es da nicht noch einen Haken?

8.4.4 Geht Hypnose überhaupt ohne Hypnotiseur?

Durchaus. Wir können uns auch selbst in Hypnose bringen. Es kann sogar von Vorteil sein, auf einen Hypnotiseur zu verzichten. Wie einfühlsam und erfahren er auch sein mag, bleibt dieser doch stets ein Außenstehender. Aus seiner Perspektive lässt sich nur erahnen, was in uns vorgeht. Niemals wird er es so genau wissen wie wir. Selbstverständlich soll hier nicht der Eindruck entstehen, dass Hypnotherapeuten zu einer aussterbenden Zunft gehören. Sie haben durchaus ihre Daseinsberechtigung. Besonders dann, wenn wir allein nicht weiterkommen. Befinden wir uns in einer emotional stark belastenden Krise, stoßen an unsere Grenzen oder auf Widerstände, die uns zwar zu überwinden notwendig erscheinen, was wir aber, allein auf uns gestellt, nicht leisten können, ist zweifellos ihre Hilfe gefragt.

In den meisten Fällen kommen wir jedoch allein mit Selbsthypnose weiter. Ohnehin ist sogar jede Fremdhypnose in Wirklichkeit nur eine geführte Selbsthypnose.[75] Auch wenn beide Formen der Hypnose vieles gemeinsam haben, trennen sie auch einige Unterschiede, wie die deutsch-amerikanische Psychologin und Begründerin der Hypnoanalyse, Erika Fromm, feststellte. Gemeinsam mit ihrem Kollegen, dem Psychologen Stephen Kahn, brachte sie 1990 unter dem Titel *Self-Hypnosis – The Chicago Paradigm* – ein Buch zu diesem Thema heraus. Danach wird sowohl bei der Fremd- als auch bei der Selbsthypnose Absorption erlebt, ein ganz und gar in Anspruch genommen sein von einer inneren Erfahrung.[76] Das Wichtigste teilen die beiden also: Wir steigen währenddessen komplett in einen Film ein, sind „voll drin". Doch es gibt auch Unterschiede: Zum einen schwankte die Tiefe der Selbsthypnose insbesondere während der ersten Wochen des Übens stärker als bei der Fremdhypnose.[77] Zum anderen – und das ist für uns besonders interessant – erlebten sich die Studienteilnehmer bei der Selbsthypnose aber auch aktiver, mit mehr Kontrolle über ihre inneren Erfahrungen,[78] die insgesamt nicht nur lebendiger,[79] sondern auch persönlich bedeutsamer[80] für sie waren und dabei zumeist so realistisch von ihnen wahrgenommen wurden, als würden sie sich tatsächlich in der äußeren Wirklichkeit zutragen.[81] Gerade in Selbsthypnose können wir also die Geschehnisse sehr gut kontrollieren und erleben sie derart realistisch, als fänden sie tatsächlich in der

---

[75] Vgl. Ruch 1975, S. 228.

[76] Vgl. Fromm 1990, S. 75; vgl. ebd. S. 20 f., 59, 95 f.

[77] Vgl. ebd., S. 76, 97.

[78] Vgl ebd., 1990, 5, 29 f.

[79] Vgl. ebd., S. 19, 36, 61.

[80] Vgl. ebd., S. 76, S. 79.

[81] Vgl. ebd., S. 25, 61, 79, 89 f.

äußeren Wirklichkeit statt. Brauchen wir mehr, um „offline" adaptive Muster zu automatisieren? Selbsthypnose bietet uns alles, was dazu nötig ist.

Und sie ist kein Hokuspokus. Vielleicht wird der eine oder andere, nachdem er sich zum ersten Mal in Selbsthypnose geübt hat, erstaunt feststellen, so etwas schon oft erlebt zu haben – freilich ohne zu wissen, dass es so war. Denn wer hätte nicht schon die Erfahrung gemacht, während einer monotonen Fahrt mit dem Auto „ganz in Gedanken versunken" gewesen zu sein, alles um sich herum vergessen und später zuweilen nicht einmal mehr gewusst zu haben, wie er ans Ziel gekommen ist?

8.4.5 Kann denn jeder in Hypnose gehen?

Dem einen fällt es leichter, dem anderen schwerer, sich in Hypnose zu bringen. Grundsätzlich gilt, je besser wir uns in eine Sache vertiefen, je lebhafter wir uns etwas vorstellen und je konzentrierter wir störende, nicht zum unmittelbaren Fokus des Erlebens gehörende Eindrücke ausblenden können, umso größer ist gewöhnlich auch unsere Fähigkeit, hypnotische Wirklichkeiten entstehen zu lassen.[82] Im Gegensatz zur Achtsamkeit, bei der wir, um die photographische Analogie von Bhikkhu Anālayo zu gebrauchen, das Weitwinkelobjektiv benutzen, zoomen wir uns hier vollständig in einen Film hinein[83] sind ganz drin, eingetaucht in ein Geschehen, das uns vollkommen in Anspruch nimmt. Wir könnten auch von einem Zustand der *Versunkenheit* sprechen, den wir dabei erleben. So vertieft, erscheint uns das, was dabei geschieht, besonders real.[84] Nicht alle besitzen jedoch die Fähigkeit, dies in Selbsthypnose zu erleben.[85] Dafür, dass wir unser Ziel erreichen, adaptive Muster zu automatisieren, spielt das aber gar keine Rolle. Denn selbst wenn das Monitoring, das Gewahrsein dessen, was geschieht, aus der Perspektive eines distanzierten Beobachters bis zu einem gewissen Grad erhalten bleibt, wir also nicht vollständig im Film sind, sondern noch wissen, dass wir innerlich nur so tun „als ob", unsere „real-life" Erfahrungen nicht wirklich „echt", sondern nur vorgestellt sind, laufen währenddessen, so der amerikanische Psychologe Stephen M. Kosslyn von der Stanford University nahezu dieselben neuronalen Prozesse ab wie bei tatsächlichen Wahrnehmungen.[86] Das Gleiche gilt für Hypnose: Auch hier ist anhand der neuronalen Aktivität im Gehirn praktisch nicht zu unterscheiden, ob eine Wahrnehmung unter Hypnose oder aufgrund äußerer Gegebenheiten stattgefunden hat. Wenn Probanden beispielsweise in Hypnose gebeten wurden, ein Schwarz-Weiß-Bild farbig zu sehen, wurden ihre „Farbzentren" in beiden Hirnhälften aktiv, ganz so, als hätten sie ein farbiges Bild vor sich. Das konnten Kosslyn und seine Kollegen an der Stanford University ebenfalls zeigen.[87] Hypnose und Imagination verschaffen somit

---

[82] Vgl. Peter 2009, S. 99.

[83] Vgl. Spiegel 2008, S. 181.

[84] Vgl. Ott 2005, S. 55; vgl. Oakley und Halligan 2017, S. 12.

[85] Vgl. Krause und Riegel 2015, S. 120.

[86] Vgl. Ganis et al. 2004, S. 230, 239; vgl. Kosslyn und Moulton 2009, S. 41.

[87] Vgl. Kosslyn et al. 2000, S. 1281 ff.

vergleichbar gute Ausgangsbedingungen, wenn es darum geht, „offline" „real-li-fe"-Erfahrungen zu machen. Insofern steht nicht nur Hypnose-Künstlern, sondern allen offen, das gesteckte Ziel zu erreichen, adaptive Muster zu automatisieren. Denn sich etwas vorstellen, kann im Grunde jeder. Wer jetzt Zweifel haben sollte, der überlege einmal kurz, wie viele Fenster der von ihm genutzte Wohnraum hat. Was geschieht, um es herauszufinden? In der Regel schreite ich in meiner Vorstellungskraft die Zimmer einzeln ab und zähle sie. Voilà. Hiermit dürfte auch mir möglich sein, auf dem eingeschlagenen Weg voranzukommen. Freilich wird der „Zoom" in den gewählten Film während der Hypnose leichter fallen. So jedenfalls ist es der Erklärung des amerikanischen Psychiaters und Begründers der modernen Hypnotherapie, Milton H. Erickson, aus dem über ihn gedrehten Dokumentarfilm „Wizard of the Desert"[88] zu entnehmen. Sinngemäß sagt es darin, dass wir – verglichen mit dem Wachzustand – in Trance besser tun könnten, was wir wollten. Dort wären wir nämlich weniger abgelenkt.[89] Gehören wir also zu jenen, die ein geringeres Talent zur Hypnose besitzen, könnte uns der eine oder andere Störreiz dazwischenfunken. Geübt im Atembeobachten werden wir dann aber immer wieder schnell in den gewählten Film zurückfinden. Gehen wir es jetzt also an. Wir werden eine korrigierende Erfahrung kreieren und diese dann in Selbsthypnose intensiv durchleben. Nur welche soll es sein?

8.4.6 Die Uhr zurückdrehen

Ist uns noch in Erinnerung, wie es war, als wir in der biographischen Kehre aufgedeckt haben, woher unser maladaptives Muster stammt? Nicht selten wird an dieser Stelle Bedauern darüber empfunden, im „Damals und Dort" keine anderen Erfahrungen gemacht zu haben, sonst wären die eigenen Erlebens- und Verhaltensweisen heute bestimmt angemessener. Und was nicht war, kann leider nicht mehr werden. Diese Zeit ist unwiederbringlich vorbei. Wirklich? Was, wenn es doch gelänge, die Uhr zurückzudrehen – zumindest, um Erfahrungen zu machen, die uns das Leben bislang vorenthalten hat? Das klingt keineswegs zu schön, um wahr zu sein. Denn in Hypnose ist durchaus möglich, was der Philosoph Heraklit für ausgeschlossen hielt, nämlich zweimal in denselben Fluss zu steigen.[90] In ihr lassen sich korrigierende Erfahrungen aus der Perspektive vergangener Tage machen.

Doch gaukeln wir uns dabei nicht einfach etwas vor? Ob nun in Selbsthypnose oder „nur" imaginiert, wir erleben zwar eine korrigierende Erfahrung – allerdings nicht wirklich. Das stimmt durchaus. Aber wissen wir es später noch? Denn eines ist klar: Unsere gemachten Erfahrungen werden im Gedächtnis nicht mit Quellenangaben abgespeichert, um zukünftig genau beurteilen zu können, woher sie stammen.[91] Was lässt uns dann so sicher sein, etwas tatsächlich erlebt zu haben? Das

---

[88] Alexander Vesely drehte den Film 2014 für die Noetic Films, Inc.
[89] Milton H. Erickson in dem Dokumentarfilm „Wizard of the Desert" (2014).
[90] Vgl. Plutarch, De E 392 B (DK 22 B 91).
[91] Vgl. Oulton und Takatangi 2017, S. 15.

hängt zum einen von der Leichtigkeit und Schnelligkeit ab, mit der eine Erinnerung abrufbar ist. Geschieht dies flüssig, dann gilt uns dies als Kriterium dafür, die erinnerte Erfahrung in der Tat gemacht zu haben.[92] Zum anderen beruht unser Urteil über die Echtheit einer Erfahrung auch auf der Lebhaftigkeit ihrer Erinnerung, ob diese reich an sensorischen – sinnlich wahrnehmbaren – Eigenschaften ist.[93] Was bedeutet das nun für unser Vorhaben?

Gelingt es uns, immer wieder in Selbsthypnose oder „nur" imaginiert eine möglichst lebhafte, sensorisch reiche, korrigierende emotionale Erfahrung aus der Perspektive des „Damals und Dort" zu machen, dann bestehen gute Chancen, dass wir sie später flüssig abrufen können und damit als „echte" Erfahrung erinnern,[94] die sich auch entsprechend auf unser künftiges Leben auswirkt.[95] Unter Umständen lässt sich mit dieser neuen Erinnerungsspur sogar ein Überschreiben der alten erreichen. Denn unser Gedächtnis ist weit weniger in Stein gemeißelt, als wir vielleicht annehmen. Tatsächlich erscheint es überaus formbar. Rufen wir nämlich aus ihm Erinnerungen ab, werden diese meist für eine gewisse Zeit instabil[96] und dadurch empfänglich für Veränderungen, die sie stärken, schwächen oder überschreiben können.[97] *Rekonsolidierung* wird das in der Psychologie genannt. Für das Überschreiben einer alten Erinnerungspur mit einer neuen ist allerdings zweierlei zu beachten: Erstens sollte die korrigierende Erfahrung im räumlichen Kontext der ursprünglichen Erfahrung stattfinden[98] – sich sozusagen auf der alten „Arbeitsbühne" ereignen, wie es die Psychologin Almut Hupbach ausdrückt.[99] Auf dieser „Arbeitsbühne" gilt es dann zweitens eine emotionale Erfahrung zu machen, die als überraschend neu gewertet wird, und damit eine Diskrepanz zwischen dem vorab Erwarteten und jetzt Erlebten zutage treten lässt.[100] Ein solcher Voraussagefehler bildet den Auslöser dafür, die alte Erinnerungsspur mit der neuen Erfahrung zu überschreiben,[101] sie zu aktualisieren, als erhielte sie ein Update. Beachten wir dies bei unseren korrigierenden Erfahrungen in Selbsthypnose, dann können wir sie später nicht nur als „echt" erinnern, sondern auch erreichen, dass sich die ursprünglichen Erfahrungen nicht mehr wie früher auf unser Erleben und Verhalten auswirken – weil sie nun überschrieben sind. Eine Patientin beschrieb die Veränderung, die sie mit solch einer korrigierenden emotionalen Erfahrung gemacht hatte, so: „Seit letzter Woche ist es ganz anders. Ich habe das Gefühl, dass das Alte in meinem Kopf wie überspielt ist, so wie mein Bruder und ich früher Kassetten besprochen haben."

---

[92] Vgl. Newman 2017, S. 102, 105 f.

[93] Vgl. ebd., S. 106.

[94] Vgl. ebd., S. 108.

[95] Vgl. Laney und Loftus 2017, S. 146.

[96] Vgl. Wichert et al. 2011, S. 699; vgl. Misanin et al. 1968, S. 555.

[97] Vgl. Schwabe et al. 2014, S. 274; vgl. Fox et al. 2016, S. 211.

[98] Vgl. Schwabe und Wolf 2009, S. 3.

[99] Vgl. Hupbach et al. 2008, S. 574, 578; vgl. Hupbach et al. 2013, S. 237.

[100] Vgl. Forcato et al. 2009, S. 50; vgl. Sevenster und Kindt 2012, S. 338; Schwabe et al. 2014, S. 275.

[101] Vgl. Forcato et al. 2009, S. 55.

Und eine andere Patientin stellte nach einiger Zeit erstaunt fest: „Es ist ganz kurios. Es ist weg. Das, was mich vorher so drängte, ist nicht mehr da. Aber das kann doch nicht gelöscht sein, oder?"

Auch wenn uns ein solches Überschreiben nicht gelingen sollte, auf jeden Fall lassen sich durch korrigierende emotionale Erfahrungen aus der Perspektive vergangener Tage neue, „echte" Erinnerungsspuren anlegen, die sich entsprechend auf unser Erleben und Verhalten auswirken werden.[102] Zu Recht stellt deshalb Luise Reddemann, die Begründerin der Psychodynamisch Imaginativen Traumatherapie, fest, dass unsere Vorstellungskraft eben doch ermögliche, vieles wiedergutzumachen.[103]

8.4.7   Vorsicht: Retraumatisierung!

Bei der hypnotischen Arbeit mit Szenen aus der Vergangenheit ist allerdings auch Vorsicht geboten. Denn dabei dürfe es, wovor der Hypnotherapeut Gunther Schmidt warnt, nicht darum gehen, vergangene, leidvolle Erfahrungen noch einmal „durchzuarbeiten", was nicht selten sehr belastende Altersregressionen erzeuge, so dass die Betroffenen sich erneut so stark mit den alten Erfahrungen assoziierten, dass diese wieder wirkten, als ob sie gerade gemacht würden.[104] Nichtsdestotrotz sind wir, um unser Ziel zu erreichen, doch gehalten herauszufinden, was im „Damals und Dort" angemessener für uns gewesen wäre. Zu diesem Zweck ist es durchaus sinnvoll, die jeweiligen Szenen der Vergangenheit vor unserem geistigen Auge nochmals Gestalt annehmen zu lassen. Was also tun? Die Gefahr einer belastenden Altersregression, schlimmstenfalls der Retraumatisierung, ist zu umgehen, sofern wir die einstigen Erfahrungen nicht aus der Ich-Perspektive – d. h. assoziiert – erleben, sondern nur – dissoziiert – wie ein Beobachter von außen. Gerade so, als säßen wir weit hinten in einem Kino und schauten uns aus sicherer Entfernung das damalige Geschehen auf der Leinwand an. Keinesfalls steigen wir in den vor uns ablaufenden Film ein. Wir beobachten ihn nur. Bleiben achtsam.[105] Das haben wir ja inzwischen gelernt.

8.4.8   Drehbuch und Film

Schauen wir uns den Film von damals einmal aus sicherer Distanz an. Welche Erfahrung wäre wichtig gewesen, dort zu machen, um heute in entsprechenden Situationen ein angemesseneres Erleben und Verhalten zu zeigen? Was hätten wir an jener Stelle in unserer Vergangenheit gebraucht? Welche Antwort auf diese Fragen würde wohl der Mann aus unserem Beispiel geben, der im Anschluss an die Trennung seiner

---

[102] Vgl. Howe et al. 2017, S. 132.

[103] Reddemann 2011, S. 39.

[104] Vgl. Schmidt 2014, S. 70.

[105] Vgl. Reddemann 2011, S. 129–132.

Eltern keinen Kontakt mehr zu seinem Vater hatte und dessen Mutter ihn vernachlässigte, wenn sie ziemlich häufig betrunken war? Wäre seine Beziehung zu beiden Elternteilen sicher und verlässlich gewesen, müsste er heute wahrscheinlich nicht ständig befürchten, seine Partnerin zu verlieren. Diese Erfahrung aus seiner Kinderperspektive gemacht zu haben, fehlt ihm. Er kann sie in Selbsthypnose nachholen. Und wir können es ihm gleichtun. Aber wie?

Hier ist sorgfältige Vorbereitung der Schlüssel zum Erfolg. Denn für die korrigierende Erfahrung bestehen noch keine Erinnerungsspuren in unserem Gedächtnis, die wir in Selbsthypnose einfach abrufen könnten. Sie ist neu für uns. So muss es ja auch sein. Genau das empfehlen die Psychoanalytiker Alexander und French. Die korrigierende Erfahrung werde durch Reexposition – das erneute Hineingehen in die alte Situation – gemacht, in der die Geschehnisse nun allerdings einen neuen Verlauf nähmen. Und für diesen neuen Verlauf haben wir noch keinen Plan. Wir wissen zwar, wohin die Reise gehen soll. Der Mann in unserem Beispiel würde dabei die Beziehung zu seinen Eltern als sicher und verlässlich erleben. Aber können wir uns einfach vornehmen, so eine Erfahrung zu machen und dann geschieht es auch, sobald wir in Selbsthypnose sind? In welchen Film wollen wir denn dabei einsteigen? Richtig. Den haben wir noch gar nicht. Er sollte fertig sein, bevor wir in Selbsthypnose gehen, um die korrigierende Erfahrung zu machen. Für seinen Entwurf nehmen wir uns vorab genug Zeit.

Als erstes werden wir ein möglichst detailliertes und lebensechtes Drehbuch zum Film schreiben. Dabei ist wichtig, dass das Geschehen im räumlichen Kontext der damaligen problematischen Erfahrung – also auf der alten „Arbeitsbühne" – stattfindet. Nehmen wir den Mann aus unserem Beispiel, könnte sich die korrigierende Erfahrung im Wohnzimmer seines damaligen Zuhauses ereignen. Wie genau sah es dort aus? Dann stellte sich die Frage, welche Personen an der korrigierenden Erfahrung beteiligt sind. Dieselben wie damals? Auch das wäre günstig. Gelingt aber nicht immer. Denn zuweilen ist für uns einfach unvorstellbar, dass sie sich jetzt anders verhalten. In diesem Fall sollten sie durch andere Personen ersetzt werden, die uns geeignet erscheinen. Egal, woher wir sie kennen. Alternativ können wir mit unserem Erwachsenen-Ich auch selbst eine Rolle übernehmen. Hier ist vieles möglich. Wichtig dabei nur, dass dem „verletzten Kind" mit den jeweils Beteiligten gelingt, eine emotional intensive, korrigierende Erfahrung zu machen. Der Mann in unserem Beispiel könnte sich nun entschieden haben, seine leiblichen Eltern beizubehalten. Doch was genau soll nun weiter geschehen? Wodurch hätten ihm seine Eltern damals im Wohnzimmer zeigen können, dass ihre Beziehung zu ihm sicher und verlässlich ist, auch wenn sie sich scheiden ließen? Beispielsweise hätten sie sich beidseits neben ihn aufs Sofa setzen und ihn umarmen können, während sie ihm erklärten, dass sie sich nun zwar trennten, kein Paar mehr wären, aber weiterhin seine Eltern und gemeinsam für ihn verantwortlich blieben, ihn liebten, egal, was passierte, auch wenn Papa jetzt woanders wohnte, dass er sich darauf verlassen könnte. Wie würde sich dieses Gespräch genau gestalten? Wer sagte dabei was? Wie reagierte der Junge? Was täten die Drei? Welche Mimik und Gestik zeigten sie? Wie klängen ihre Stimmen? Kurzum: Es gilt ein Drehbuch auszuarbeiten, das die Szene so detailgetreu und lebensecht vorgibt, wie nur möglich.

Dann stellen wir uns vor, dass nach diesem Drehbuch ein Film gedreht wurde.[106] Den lassen wir nun vor unserem geistigen Auge ablaufen. Dabei beobachten wir uns selbst, wie wir aus unserer damaligen Perspektive die korrigierende Erfahrung machen. So können wir prüfen, ob es für uns funktionieren wird. Sind wir noch nicht davon überzeugt, dann sollten wir Drehbuch und Film solange abändern, bis es wirklich für uns passt. Den Film schauen wir uns dann immer wieder an, bis wir ihn auswendig leicht abspielen können.

So sorgfältig vorbereitet, lässt sich nun in Selbsthypnose die korrigierende Erfahrung machen. Doch wie bringen wir uns hinein?

8.4.9   Wie bringen wir uns in Hypnose?

Bewährt hat sich dafür die Anleitung von Elizabeth Moore Erickson. Sie war selbst Psychologin und verheiratet mit Milton H. Erickson. Ihre Rolle an seiner Seite ging jedoch weit über die der Ehefrau und Mutter hinaus. Auch beruflich war sie seine Partnerin. Erstaunlich leicht und schnell konnte sie sich selbst in Hypnose bringen. Wäre es nicht großartig, wenn es uns auch so gelänge? Das ist tatsächlich möglich. Denn Elizabeth Moore Erickson hat eine Anleitung dazu gegeben, wie wir es ihr gleichtun können. Sie findet sich in dem Buch *Trance-formations*, das der Sprachwissenschaftler John Grinder und der Psychologe Richard Bandler 1981 gemeinsam veröffentlichten.[107] Um uns in Hypnose zu bringen, werden wir uns an dieser Anleitung von Elizabeth Moore Erickson orientieren:

> *Dazu fixieren wir einen Punkt und sagen uns innerlich **drei** Dinge, die wir im Augenblick noch sehen, hören und körperlich empfinden können, hernach **zwei**, zuletzt nur noch **eins** und schließen die Augen.*

Und wie geht es dann weiter? Damit der Film, in den wir nun einsteigen, von uns als „echt" und nicht nur „vorgestellt" wahrgenommen werden kann, gilt es, ein paar Regeln zu beachten:

- Wirklichkeit wird im „Hier und Jetzt" erfahren. Deshalb sollte das Filmgeschehen von mir weder im „Damals", noch in der „Zukunft", sondern **als aktuelle Gegenwart erlebt** werden. Es geschieht genau in diesem Augenblick.
- Was wirklich ist, beurteilen wir offenbar danach, wie viele Sinne gleichzeitig an einer Wahrnehmung beteiligt sind. Je mehr es sind, umso wirklicher ist die Wahrnehmung.[108] Daher empfiehlt es sich, meine Filmerfahrung **verschiedene Sinneseindrücke einbeziehen** zu lassen, das Geschehen also nicht nur sehen, son-

---

[106] Die Technik „Drehbuch und Film" greift auf Elemente des *New Behavior Generators* zurück, den Grinder und Bandler in ihrem Buch Trance-formations beschreiben (vgl. 1981, S. 180 f.).

[107] Grinder und Bandler 1981, S. 213 f.

[108] Vgl. Peter 2015, S. 40; vgl. Peter 2009, S. 61.

dern zugleich auch hören, körperlich empfinden, vielleicht sogar riechen oder schmecken zu können. Um mir dies zu erleichtern, mag ich mich währenddessen beispielsweise fragen …

> – *Was gibt es hier gerade zu sehen?*
> – *Und während ich dies sehe, ist da auch etwas zu hören?*
> – *Was spüre ich körperlich, wenn ich dies sehe und höre?*
> – *Kann ich dabei auch etwas riechen oder schmecken?*

- Der Affekt macht die Wahrnehmung lebendig.[109] Deswegen ist es wichtig, genau darauf zu achten, **welche Gefühle** in mir **aufsteigen**, während ich das Filmgeschehen mit allen Sinnen erfahre, sich dabei also fragen …

> – *Was fühle ich gerade?*

- Werden im Film **Handlungen oder Interaktionen** vollzogen, erleichtert mir dies, ihn als „echt" wahrzunehmen.[110] Hier stellten sich also die Fragen,

> – *Tue ich darin etwas?*
> – Oder *wird dabei etwas mit mir getan?*

Noch ein Wort zur Perspektive, aus der die hypnotische Wirklichkeit von mir erlebt wird: Sehe ich mich dabei wie auf einem Bild von außen oder so, als ob ich tatsächlich dort wäre? Denn grundsätzlich können Erfahrungen in Hypnose entweder assoziiert – aus der Ich-Perspektive – oder – dissoziiert – als Beobachter eines „Er/Sie/Es" gemacht werden. Welche Perspektive ich wähle, sollte davon abhängen, wie die Erfahrung von mir bewertet wird. Ist sie vorteilhaft bzw. angenehm für mich, bietet sich die intensivere Form des Erlebens aus der Ich-Perspektive an. Zu Unangenehmem, Nachteiligem, vielleicht sogar Traumatischem erlaubt die Perspektive der dritten Person eine größere Distanz. Da ich in Filme einsteigen möchte, die mir eine Erfahrung ermöglichen, die ich zu machen begrüße, sollte meine Wahl auf die Ich-Perspektive fallen. Ich gehe ganz rein, erlebe das, was in Hypnose geschieht, sozusagen aus erster Hand.

Und wie komme ich danach wieder raus? Ganz einfach. Die 4 A's bringen mich zurück:

> *Ich wende mich dem Außen zu – 1. A, strecke die Arme – 2. A, nehme einen tiefen Atemzug – 3. A, und öffne die Augen – 4. A.*

---

[109] Vgl. Peter 2015, S. 41; vgl., Peter 2009, S. 44.
[110] Vgl. Peter 2015, S. 42; vgl. Peter 2009, S. 71.

Da die Selbsthypnose meine Reaktionsfähigkeit herabsetzen kann, sollte ich mir anschließend genug Zeit für die Reorientierung nehmen.

Korrigierende Erfahrungen in Selbsthypnose zu machen, setzt voraus, bereits eine ausgereifte Fertigkeit zu haben, „offline"-Erfahrungen, „echt" zu erleben. Um sich darin zu üben, scheint es günstig, sich zunächst einmal in Erfahrungen „hinein zu zoomen", die wir tatsächlich schon einmal erlebt haben. Sie sind zu Übungszwecken ideal. Denn sie waren ja schon einmal „echt". Welche meiner Erfahrungen war denn so angenehm, dass ich sie gern noch einmal machen würde, um auf diese angenehme Weise meine Fertigkeit, in Hypnose zu gehen, zu trainieren? Die Speicher meines Gedächtnisses sind ein wahrer Fundus an Erfahrungen. Da wird sich doch bestimmt eine finden, die mir, als ich sie machte, so gefallen hat, dass es ein Genuss wäre, sie erneut zu erleben. Vielleicht ein Sonnenuntergang ein Meer? Ein warmes Bad?

Fünfte Übung: Selbsthypnose
Und wenn mir jetzt etwas Geeignetes in den Sinn gekommen ist … dann suche ich vor mir einen Punkt, den ich leicht anschauen kann (das mag die Flamme einer Kerze sein, die vor mir stehen mag oder eine Auffälligkeit im Belag des Fußbodens) … und wenn ich diesen Punkt gefunden habe, dann fixiere ihn mit meinem Blick … und sage mir innerlich … **drei** Dinge, die ich jetzt sehe, während ich meine Augen auf den Punkt gerichtet halte (vielleicht einen Teil vom Tisch, auf dem die Kerze steht, den Kerzenhalter, das Wachs der Kerze) … **drei** Dinge, die ich jetzt höre (vielleicht die Geräusche vorbeifahrender Autos, das Ticken einer Uhr, das leise Summen eines Haushaltsgerätes) … **drei** Dinge, die ich jetzt körperlich spüre (vielleicht ein Wärmegefühl mitten im Bauch, eine angenehme Schwere, die sich in meinem Körper ausbreitet, das Ein- und Aus meines Atems) … Dann sage ich mir innerlich **zwei** Dinge, die ich jetzt sehe, während ich weiterhin den Punkt fixiere … **zwei** Dinge, die ich jetzt höre … **zwei** Dinge, die ich jetzt körperlich spüre … zuletzt **eins**, das ich jetzt noch sehe … **eins**, das ich jetzt noch höre … **eins**, das ich jetzt noch körperlich spüre … und ich schließe die Augen … und erlaube mir … innerlich auf eine Reise zu gehen … zu dem Ort … wo jene angenehme Erfahrung auf mich wartet, die ich jetzt machen werde … und ich lasse mir Zeit, mich an diesem Ort einzufinden … ganz hier zu sein … wo ich jetzt bin … um diese angenehme Erfahrung zu machen (vielleicht an einem Strand) … Und was es da zu sehen gibt? (vielleicht feinen, weißen Sand und ein tiefblaues Meer, das sich ruhig vor mir ausbreitet) … Und während ich dies sehe, gibt es da auch etwas zu hören? (vielleicht das Kreischen einiger Möwen oder Meeresrauschen) … Was spüre ich körperlich, wenn ich dies sehe und höre? (vielleicht eine sanfte Brise, die sanft über meine Haut streicht) … Kann ich dabei auch etwas riechen? (vielleicht den fischig-algigen Geruch des Meeres) … oder schmecken? (vielleicht Salz auf meinen Lippen) … Tue ich etwas? (vielleicht sitze ich im Sand und schaue dem Spiel der Wellen zu … oder hebe eine Muschel auf, die mir besonders gefällt) … Oder wird vielleicht etwas mit mir getan? (vielleicht ölt mir jemand den Rücken ein, während ich im warmen Sand liege) … Welche Gefühle steigen in mir auf, wenn ich dies mit allen Sinnen ganz genau wahrnehme? (vielleicht eine angenehme Leichtigkeit oder Ruhe) … Und ich nehme mir Zeit, diese

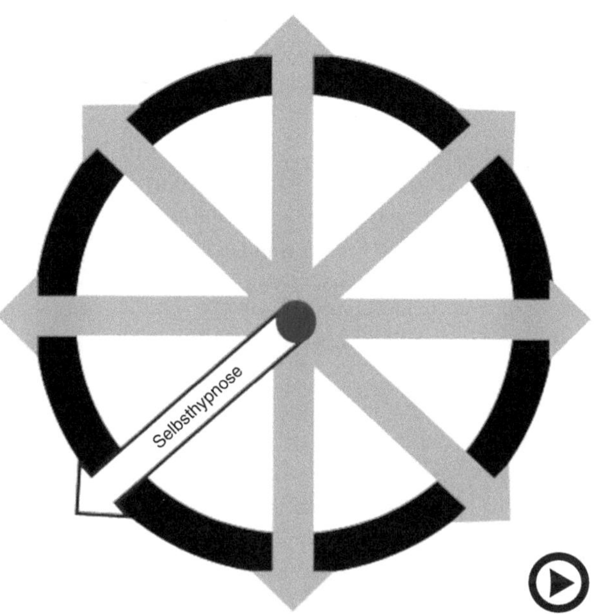

Abb 8.5 Abbildung zur Übung „Selbsthypnose" (https://doi.org/10.1007/000-00h)

angenehme Erfahrung voll und ganz auszukosten … In der Gewissheit, diese angenehme Erfahrung immer und überall in mir wachrufen zu können … wende ich mich jetzt wieder dem **Außen** zu … strecke die **Arme** … nehme einen tiefen **Atemzug** … und öffne die **Augen** … (Abb. 8.5)

Willkommen zurück! Jetzt dürfte es den allermeisten, die diese Übung gemacht haben, gelungen sein, sich in Hypnose zu bringen. Sie saßen dann wie in einem Flugsimulator, ohne zu wissen, dass sie nicht wirklich fliegen. Einige zweifeln möglicherweise daran, ob ihre Hypnose tief genug gewesen ist. Sie sind verunsichert, weil sie dabei gar nicht „ganz weg" waren, sich noch genau erinnern können, was geschehen ist. Doch die Tiefe der Hypnose bemisst sich nicht daran, wie weit wir „weg" waren. Vielmehr hängt sie von der „Echtheit" und „Lebendigkeit" des Erlebens ab, das wir dabei hatten. Denn die Tiefe der Hypnose werde, so Burkhard Peter, umso größer erfahren, je echter und lebendiger das hypnotische Erleben erscheint,[111] ob wir uns nun später daran erinnern können oder nicht.

Auch mag uns anfangs noch schwerfallen, konsequent in der selbsthypnotischen Erfahrung zu bleiben. Andauernd lenkt uns irgendetwas ab und wir „kommen raus". Auch das ist völlig normal. Wie wir beim Atembeobachten immer wieder sanft, aber bestimmt zum Atem zurückkehrten, so gilt es nun auch in Hypnose, sich beständig in Güte erneut hineinzuzoomen, wenn wir gedanklich abgedriftet sind. Dabei können wir sogar eine interessante Feststellung machen: Jedes weitere Mal des

---

[111] Vgl. Peter 2009, S. 101.

„Hineinzoomens" kann meine Hypnose vertiefen. Denn ein sehr effektiver Weg der Trancevertiefung bestehe darin, wie die amerikanischen Psychologen und Hypnotherapeuten Brain A. Alman und Peter T. Lambrou in ihrem gemeinsam publizierten Buch *Selbsthypnose – ein Handbuch zur Selbsttherapie* erklären, aus der Trance willentlich aufzutauchen, um sich dann rasch wieder hineinzuversetzen.[112]

Günstig wäre es, sich jetzt erst einmal täglich darin zu üben, in Selbsthypnose eine Erfahrung aus dem Fundus der eigenen Erinnerungen erneut Wirklichkeit werden zu lassen. Selbstverständlich kann es stets die gleiche Erfahrung sein. Manche Menschen würden ja auch jeden Tag ihr Leibgericht essen. Wer seine Speisen lieber wechseln möchte, nur zu. Auch das dient der Übung. Und wer hätte gedacht, dass Üben auch so angenehm sein kann? Ein Kurzurlaub am Strand oder in den Bergen gefällig? Dann mal los …

Mit der Zeit wird es immer leichter, sich mit der Anleitung von Elizabeth Moore Erickson in Hypnose zu bringen. Wahrscheinlich läuft der Einstieg in die Selbsthypnose schon nach ein bis zwei Wochen automatisch ab. Dann brauchen wir uns nur noch entschließen, jetzt in Hypnose zu gehen und schon werden wir drin sein. Diese Entwicklung stellten auch Fromm und Mitarbeiter bei den Teilnehmern ihrer Studien zur Selbsthypnose fest. Als deren Fertigkeit wuchs, sich in Hypnose zu bringen, erfolgte der Prozess mehr und mehr automatisiert. Die Teilnehmer gaben sich dann offenbar nur noch einen Hinweis und schon gingen sie in Trance.[113]

8.4.10 Ressourcenaktivierung

Übrigens dient diese Übung nicht nur der Vorbereitung, später in Selbsthypnose korrigierende Erfahrungen machen zu können, sondern sie lässt sich jetzt schon gezielt nutzen. Geraten wir im Alltag nicht immer wieder in Situationen, die nur schwer zu ertragen sind? Wer verspürte da nicht den Impuls, sich aus ihnen „wegbeamen" zu lassen, wenn ihm – wie der Besatzung des Raumschiffs Enterprise – die Gelegenheit dazu geboten würde? Platznehmen auf dem Behandlungsstuhl beim Zahnarzt könnte beispielsweise ein solcher Moment sein. Wäre es da nicht prima, dort nur den Mund zur Reparatur abzugeben, während ich einen kurzen Urlaub am Meer verbringe? Das ist durchaus möglich – wir üben es gerade. Der Fundus unserer Erinnerungen hält für jede Gelegenheit eine passende Erfahrung bereit. Wir können sie in Selbsthypnose erneut Wirklichkeit für uns werden lassen – wo auch immer wir gerade sind. Ressourcenaktivierung heißt das in der Hypnotherapie. Sie ermöglicht nicht nur, sich über schwierige Situationen hinwegzuhelfen, sondern sogar den eigenen Körper zu beeinflussen. Denn die selbsthypnotische Erfahrung legt sich wie eine Blaupause auf ihn, die ihm vorgibt, wie er sich zu verändern hat.[114] Der eine oder andere mag solche Veränderungen bereits bei seinen ersten Gehversuchen in Selbsthypnose festgestellt haben. So kann uns währenddessen bei einem angenehmen Saunabesuch tatsächlich derart warm werden, dass wir – mitten

---

[112]Vgl. Alman und Lambrou 2013, S. 136.

[113]Vgl. Fromm 1990, S. 32.

[114]Vgl. Revenstorf 2008, S. 2; vgl. Revenstorf 2015, S. 25 f.

im Winter bei niedriger Raumtemperatur – zu schwitzen beginnen, wie ein Patient erstaunt feststellte, als er sich erstmals in Selbsthypnose übte.

Bin ich jetzt in der Lage, eine Erfahrung aus dem Fundus meiner Erinnerungen stabil in Selbsthypnose wieder zu erleben? Ist der Film, der zu dem von mir entworfenen Drehbuch gedreht wurde, so oft vor meinem geistigen Auge abgelaufen, dass ich ihn auswendig leicht abrufen kann – selbst wenn man mich mitten in der Nacht dafür weckte? Dann ist der Zeitpunkt gekommen, in Selbsthypnose eine erste, korrigierende Erfahrung zu machen. Dazu spule ich den Film zurück auf Anfang und halte das erste Bild der Eingangssequenz als Standbild fest. Denn an dieser Stelle werden ich gleich in den Film einsteigen. Ich werde von innen, sozusagen aus erster Hand erfahren, was ich damals gebraucht hätte, um heute in entsprechenden Situationen ein angemesseneres Erleben und Verhalten zu zeigen …

Sechste Übung: Film ab

Dazu setze ich mich hin … schließe, während ich in Hypnose gehe, die Augen … und steige nun in das Standbild ein, auf das ich den Film zurückgespult habe … stelle meine Füße in meine Filmfüße … fülle mit meinem Körper meinen Filmkörper aus … schlüpfe mit meinen Fingern in meine Filmhände … sehe durch meine Filmaugen … höre mit meinen Filmohren … rieche durch meine Filmnase … schmecke mit meinem Filmmund … spüre tief in mich hinein, wie es sich anfühlt, hier zu sein … zurück auf Anfang … bin ganz drin … Dann lasse ich den Film anlaufen … mache jetzt die korrigierende Erfahrung … erlebe … handle … nehme dabei mit allen Sinnen wahr … spüre, wie es sich anfühlt, das zu erleben, was ich jetzt erlebe … sehe, was zu sehen ist, bei dem, was ich jetzt erfahre … und während ich dies sehe, höre ich auf das, was an mein Ohr dringt … vielleicht kann ich dabei auch etwas riechen oder schmecken … bin ganz drin … in der korrigierenden Erfahrung … jetzt ist anders, als ich es bisher kannte … jetzt ist so, wie es sein soll … und künftig sein wird … und ich nehme mir Zeit, diese korrigierende Erfahrung intensiv zu durchleben … mit allen Gefühlen, die sie in mir auslöst … In der Gewissheit, genau das, was ich brauche, erfahren zu haben … wende ich mich nun wieder dem Außen zu … strecke die Arme … nehme einen tiefen Atemzug … und öffne die Augen (Abb. 8.6).

Gratulation! Eine erste korrigierende Erfahrung ist gemacht. Wir sind mit allen Sinnen in den neuen Film eingestiegen und haben aus der Ich-Perspektive erlebt, was hätte damals und dort geschehen müssen, um unsere heutige Not zu wenden. Doch aufgepasst! Sollte der alte Film wieder anspringen, während wir im neuen sind, was gelegentlich geschehen kann, solange er noch nicht vollständig deautomatisiert ist, gilt es, umgehend wieder aus ihm auszusteigen, indem wir eine achtsame Haltung einnehmen oder damit zu beginnen, unseren Atem zu beobachten. Dann spulen wir den neuen Film zurück, halten das erste Bild seiner Anfangssequenz als Standbild fest, steigen an dieser Stelle hinein und lassen ihn abermals anlaufen, bis es uns schließlich gelungen ist, die korrigierende Erfahrung störungsfrei von A-Z zu durchleben.

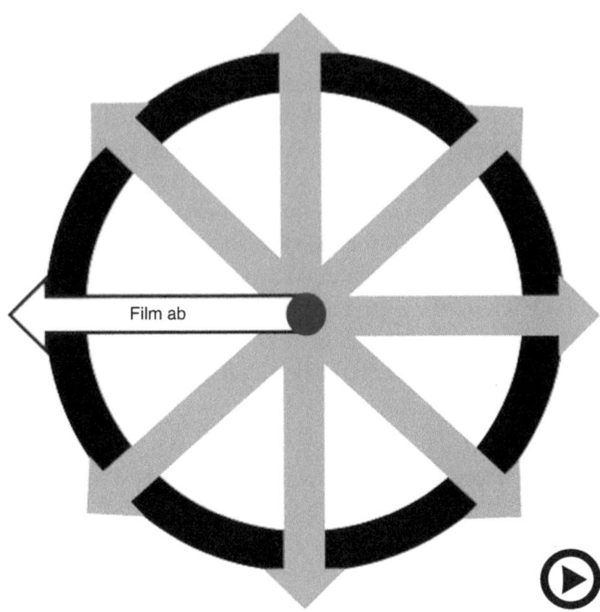

Abb 8.6 Abbildung zur Übung „Film ab" (https://doi.org/10.1007/000-00j)

Leider bedeutet eine Schwalbe zumeist noch nicht, dass der Sommer schon da ist, wie der antike Philosoph Aristoteles bereits in seiner Nikomachischen Ethik feststellte.[115] Eine einmalige korrigierende Erfahrung wird also in der Regel nicht ausreichen, um sie zu automatisieren. Dafür bedarf es ihrer ständigen Wiederholung, wozu die Psychoanalytiker Alexander und French aus demselben Grund rieten.[116] Wollen wir die korrigierende Erfahrung also automatisieren, wird es für uns von nun an darum gehen, sie immer und immer wieder in Selbsthypnose zu durchlaufen.[117] Dann dürfen wir berechtigt neugierig sein, wie anders unser Erleben und Verhalten in entsprechenden Situationen künftig sein wird. Und das sind nicht die einzigen Veränderungen, die wir an uns feststellen können.

8.4.11 Was geschieht durch Hypnose in meinem Gehirn?

Beim Üben in Selbsthypnose tut sich tatsächlich etwas in meinem Gehirn. Dabei mache ich das Gegenteil von dem, wozu mich Achtsamkeit trainiert. Statt aus Filmen auszusteigen, gilt es nun, sich in sie hinein zu zoomen. Bildgebende Studien sprechen – wie wir bereits wissen – dafür, dass der ACC während der Achtsamkeit weitgehend ausgeklammert wird, während der DLPFC dabei verstärkt feuert. Wie

---

[115] NE 1098a19 f.

[116] Vgl. Alexander und French 1946, S. 338.

[117] Vgl. Fox et al. 2016, S. 199.

verhält es sich in Hypnose? Wenn bei ihr das Gegenteil von dem geschieht, was in Achtsamkeit passiert – sie quasi die andere Seite der Medaille ist –, müssten sich jetzt nicht auch gegenläufige Aktivierungen des ACC und des DLPFC erkennen lassen? Das ist tatsächlich der Fall. Denn wie neurobildgebende Studien zeigen, ist bei ihr der ACC besonders aktiv. In diesem Befund stimmten sie am meisten überein, wie der kanadische Psychologe Erik Z. Woody von der University of Waterloo und seine Kollegin Pamela Sadler in ihrem Beitrag zum Oxford Handbook of Hypnosis aus dem Jahr 2008 zusammenfassen.[118] Hingegen nimmt die Aktivität im DLPFC unter Hypnose ab. Das hatte der damals noch am Imperial College of Science, Technology and Medicine in London tätige Psychologe John Gruzelier bereits 1998 vermutet.[119] Seine Annahme ließ sich später bestätigten.[120] Und nicht nur diese. Denn in seinem Arbeitsmodell zur Hypnose hatte Gruzelier auch die Vermutung geäußert, dass die Verbindung zwischen DLPFC und ACC während der Hypnose unterbrochen sein könnte. Auch dafür konnte der Nachweis erbracht werden.[121] Während unter Achtsamkeit der ACC außen vor bleibt, verhält es sich in Hypnose offenbar genau umgekehrt. Hier wird der DLPFC ausgeklammert, der zudem eine – verglichen mit dem ACC – erheblich geringere Aktivität zeigt.

8.4.12 Am Ziel

Mit Achtsamkeit und Hypnose trainieren wir also jeweils einen unserer „Hirnmuskeln", bewusst Entscheidungen zu treffen. Der eine befähigt uns, Wirklichkeiten loszulassen, aus alten Filmen auszusteigen, und mit dem anderen gelingt, sich auf Wirklichkeiten einzulassen, in angemessenere Filme einzusteigen. Sind diese beiden „Hirnmuskeln" gestählt, bleiben wir nicht auf Gedeih und Verderb der Steuerung per Autopilot ausgeliefert. In vielen Fällen ist sie zweifellos hilfreich, dann wäre es unklug, auf die mit ihr verbundenen Vorteile zu verzichten. Doch, wenn sie uns immer wieder verhängnisvollen Klippen entgegenlenkt, dann gilt es, unser faszinierendes Potenzial zu wecken, bewusst Entscheidungen zu treffen. Mit ihm gelingt, maladaptive Muster zu deautomatisieren und adaptive zu automatisieren. So umschiffen wir künftig die verhängnisvollen Klippen und zeigen in entsprechenden Situationen ein angemesseneres Erleben und Verhalten.

Damit ist geschafft, was wir erreichen wollten. Wider besseres Wissen in alte Fallen tappen zu müssen, kann ab jetzt der Vergangenheit angehören.

Und wie ergeht es nun dem Mann aus unserem Beispiel? Durch seine Übungen war es ihm möglich, sich von seiner übermäßig großen Verlustangst zu befreien. Wenn seine Partnerin jetzt etwas ohne ihn unternehmen möchte, kann er das gut aus-

---

[118] Vgl. Woody 2008, S. 104; vgl. Muzur 2006, S. 207 f.; vgl. Naish 2007, S. 283; vgl. Naish 2007, S. 1; vgl. Spiegel 2008, S. 179; vgl. Spiegel 2004, S. 120; vgl. Spiegel 2010, S. 39, 41; vgl. McGeown et al. 2015.

[119] Vgl. Gruzelier 1998, S. 3, 17.

[120] Vgl. Hempel 2009, S. 148; vgl. Dienes und Hutton 2013, 386.

[121] Vgl. Egner 2005, S. 539.

halten und ihr zugestehen. Das hat vieles zwischen ihnen leichter gemacht. Manches wurde vorübergehend allerdings auch etwas schwerer: Während er früher jedem Konflikt mit seiner Partnerin aus dem Weg gegangen war, um ihre Beziehung nicht zu gefährden, sagt er nun, wenn ihn etwas an ihrem Verhalten stört. Das forderte beide anfänglich heraus, verstärkt an ihrer Streitkultur zu arbeiten. Letztlich hat es sie einander nähergebracht. Dem Mann in unserem Beispiel ist es gelungen, das Ruder herumzureißen und sich von den Klippen zu entfernen, denen er bislang per Autopilot immer wieder zielsicher entgegensteuerte. Das können wir auch erreichen. Uns ist ebenso möglich, in entsprechenden Situationen ein anderes Erleben und Verhalten zu zeigen. Denn wir besitzen dieses faszinierende Potenzial, das bis vor kurzem vielleicht noch in einer Art Dornröschenschlaf vor sich hinschlummerte.

Damit lässt sich die Qualität des eigenen Autopiloten verändern. Wir können maladaptive Muster deautomatisieren und adaptive automatisieren. Um adaptive Muster zu automatisieren, müssen wir nicht einmal immer in der Zeit zurückkreisen – eine Altersregression vollziehen, wie dies in der Hypnotherapie genannt wird. Dabei gehen wir sozusagen „zurück auf Anfang", drücken – bildlich gesprochen – die Reset-Taste. Denn auf dem Zeitstrahl nach vorn zu spulen, ist in Selbsthypnose gleichfalls möglich. Zukunftsprogression lautet dafür die Bezeichnung in der Hypnotherapie. So können wir unser Erleben und Verhalten in künftigen Situationen vorwegnehmen – beispielsweise vorab erfahren, wie wir ein klärendes Gespräch mit dem Chef führen, erfolgreich an einem sportlichen Wettkampf teilnehmen oder eine Prüfung bestehen. Das Prinzip ist dasselbe: Wir schreiben ein detailgetreues und lebensechtes Drehbuch – jetzt allerdings für das, was wir zukünftig erfahren wollen. Dann lassen wir den Film dazu vor unserem geistigen Auge ablaufen, wobei wir uns fragen, ob es so funktionieren wird. Sind wir noch nicht davon überzeugt, ändern wir Drehbuch und Film solange ab, bis die Erfahrung wirklich für uns passt. Schließlich spulen wir den Film zurück und halten das erste Bild der Eingangssequenz als Standbild fest. An dieser Stelle steigen wir dann in Selbsthypnose in den Film ein, lassen ihn anlaufen und erfahren „hier und jetzt", aus erster Hand, was wir in Zukunft erreichen werden, und wie wir es anstellen, dorthin zu kommen. In der gefühlten Gewissheit, am gesteckten Ziel angekommen zu sein, wenden wir uns dann wieder dem Außen zu. Und weil – wie wir wissen – eine Schwalbe, zumeist noch nicht bedeutet, dass der Sommer schon da ist, machen wir diese Erfahrung in Selbsthypnose immer wieder. Dadurch stellen wir alle Ampeln auf grün, dass es sich in Zukunft tatsächlich so ereignet.

So erlebte es auch ein junger Mann, der sich in der Abschlussprüfung seines Studiums befand, als er in die Praxis kam. Alle Fächer hatte er bestanden, bis auf eines. Hier war er leider auch durch die mündliche Nachprüfung gefallen und durfte diese nun nur noch einmal wiederholen. Er stand also vor seinem letzten Versuch. Sollte dieser missglücken, wäre seine ganze Mühe umsonst gewesen. Er wollte das Examen unbedingt bestehen, zweifelte aber daran, es zu schaffen. Bei der letzten Prüfung hätte er so viel Angst davor gehabt, durchzufallen, dass er furchtbar aufgeregt und unsicher gewesen wäre, sein „fachliches Selbstbewusstsein" nicht hätte umsetzen können. Während der Prüfung wäre bei ihm sogar das Gefühl entstanden, „sich verabschiedet zu haben", vor dem Prüfungsausschuss „verschwunden" und erst wieder „wach geworden" zu sein, als die Prüfung vorbei gewesen wäre. Die Therapeutin sagte ihm mit einem Augenzwinkern, dass es für ihre gemeinsame Arbeit durchaus vorteilhaft wäre, dass er bereits einmal durch die mündliche Nachprüfung gefallen wäre. Denn so wüsste er, wie das Gebäude und der Raum aussähen, in dem er geprüft würde, wie die Prüfer vor ihm säßen, könnte sich seine künftige Prüfungssituation sehr realistisch vorstellen. Der Patient überlegte, wie er sich fühlen wollte, wenn er das nächste Mal dort stände. Er erklärte, dass es am Wichtigsten für ihn wäre, dann ruhig bleiben zu können. Er entwarf daraufhin ein Drehbuch, in dem er den Prüfungsraum in Ruhe betritt, sich den Prüfern fachlich selbstbewusst präsentieren kann, mit dem Gefühl der Sicherheit, ihnen zeigen zu können, was er weiß. Nach bestandener Prüfung geht er strahlend aus dem Gebäude, lässt es mit einem Gefühl der Erleichterung hinter sich, während ihm die Sonne entgegenscheint. In diesen Film stieg er nachfolgend immer wieder ein. Am Prüfungstag schrieb er der Therapeutin morgens folgende SMS: „Scheiße, es regnet". Die Therapeutin ermutigte ihn, zur Prüfung zu fahren und sie genauso abzulegen, wie er es in Selbsthypnose bereits erlebt hätte. Am Nachmittag meldete sich der Patient erneut: „Ich habe bestanden! Während der Prüfung bin ich tatsächlich ganz ruhig geblieben, konnte die Fragen der Prüfer sicher beantworten. Und Sie werden es nicht glauben: Nach der Prüfung trat ich aus dem Gebäude, kehrte ihm den Rücken mit dem Gefühl der Erleichterung, dieses Kapitel abgeschlossen zu haben, es nun hinter mir lassen zu können – und es schien die Sonne. Alles hat sich tatsächlich genauso ereignet, wie ich es zuvor in meinen Selbsthypnosen erlebt habe."

Selbstverständlich soll hier nicht der Eindruck entstehen, wir könnten in Selbsthypnose – über die Qualität unseres Autopiloten hinaus – das Wetter beeinflussen. Doch es ist schon bemerkenswert, wie effektiv sich das willentliche Einsteigen in passende Filme auf unsere Gegenwart auszuwirken vermag – sei es nun, dass wir dafür auf dem Zeitstrahl zurück- oder vorspulen. Dabei muss es nicht einmal zu einer Automatisierung angemessener Muster kommen …

8.4.13 Hypnose als Blaupause

Unter Hypnose gezielt in Filme einzusteigen, kann auch dazu beitragen, körperliche Beschwerden zu lindern oder Heilungsprozesse zu fördern. Doch Vorsicht! Bevor wir das Drehbuch dazu entwerfen, sollte uns genauestens bekannt sein, welche Veränderungen wirklich hilfreich sind. Sonst mögen unliebsame Überraschungen die Folge sein.

Das widerfuhr einer jungen Frau, der ein Weisheitszahn gezogen werden sollte. Um diesen Prozess zu unterstützen, stellte sie sich in Selbsthypnose vor, wie er entfernt wird: Ihr Zahnarzt versetzt ihm nur einmal einen kurzen Ruck nach vorn und nach hinten – schon ist er draußen. Dabei fließt kein Tropfen Blut. Denn in ihrer Vorstellung dreht sie auch die „Ventile" der zuleitenden Blutgefäße zu. Tatsächlich ließ sich ihr Weisheitszahn genau so leicht ziehen, wie es die Blaupause ihrer Selbsthypnose vorgegeben hatte. Dies schien umso erstaunlicher zu sein, weil er eine gekrümmte Wurzel hatte, die für den Zahnarzt im Röntgenbild vorab nicht sichtbar gewesen war. Ein Teil der Wurzel hätte also leicht abbrechen und im Kiefer stecken bleiben können, so der Zahnarzt. Glücklicherweise wäre dies nicht passiert, wie er verwundert feststellte. Was ihn aber wirklich verblüffte, wäre die Tatsache, dass er noch nie erlebt hätte, dass bei einer Zahnextraktion überhaupt kein Blut geflossen, die Wundhöhle „staubtrocken" geblieben wäre. Die Patientin erklärte ihm stolz, wie sie das gemacht hatte. Das wäre schon bemerkenswert, nur leider gar nicht gut, erwiderte der Zahnarzt. Wenn nämlich bei der Zahnextraktion nicht wenigstens etwas Blut flösse, dann bildete sich kein Blutgerinnsel, das die Wunde verschlösse und den Heilungsprozess förderte.

Also, aufpassen! Es gilt, sich erst einmal genau zu informieren, bevor hypnotische Blaupausen auf den eigenen Körper gelegt werden. Sonst können wir mit ihnen schnell „unser blaues Wunder erleben". Wir sollten stets genau wissen, was wir brauchen, bevor wir Filme entwerfen und gezielt in sie einsteigen. Und noch etwas scheint an dieser Stelle wichtig zu betonen. Im 4. Kapitel dieses Buches kam es bereits zur Sprache. Wir erzeugen die Möglichkeiten nicht, wir wählen nur unter ihnen aus. Das ist ein gravierender Unterschied. Was nicht als Möglichkeit gegeben ist, können wir auch nicht wählen. Es allein zu wollen, wird erfolglos bleiben, sofern entsprechende Möglichkeiten zur Verwirklichung fehlen. Dann kann ich meine Blaupause auf den Köper legen, solange ich will. Sie wird sich nicht durchdrücken. Oder vermag ich etwa durch eine solche Blaupause meine Augenfarbe zu ändern? Allerdings scheint doch mehr möglich, als wir wahrscheinlich bislang angenommen haben. Denn, dass die Durchblutung durch Vorstellungsbilder von sich weitenden Schläuchen zu fördern oder durch Bilder von Ventilen, die zugedreht werden, zu mindern ist, Hautjucken und Magenreizung durch Vorstellungen von Kühle zu lindern, asthmatische Attacken durch die Vorstellung sich weitender Bronchien abzuschwächen und körperliche Leistungen mit einem passenden Bild zu optimieren sind, konnte inzwischen nachgewiesen werden, so der Psychologe und Hypnotherapeut Dirk Revenstorf von der Universität Tübingen, bis 1996 auch Präsident der Milton Erickson Gesellschaft für Klinische Hypnose.[122] Es kommt also auf einen Versuch an. Probieren wir einfach aus, was geht – wahrscheinlich mehr, als wir dachten.

8.4.14 Die gestählten „Hirnmuskeln" immer spielen lassen!?

Mit Achtsamkeit und Hypnose trainieren wir unsere „Hirnmuskeln", bewusst Entscheidungen zu treffen. Der eine befähigt uns, Wirklichkeiten loszulassen, aus unpassenden Filmen auszusteigen, und mit dem anderen gelingt, sich auf Wirklichkeiten einzulassen, in angemessenere Filme einzusteigen. Sind diese beiden „Hirnmuskeln" gestählt, können wir viel an uns verändern. Vor allem bleiben wir der Steuerung des eigenen Autopiloten nicht auf Gedeih und Verderb ausgeliefert. Denn durch sie lässt sich seine Qualität verbessern, indem wir maladaptive Muster deautomatisieren und adaptive automatisieren. So umschiffen wir künftig die ver-

---

[122] Vgl. Revenstorf 2015, S. 25 f.

hängnisvollen Klippen, denen er uns ansonsten immer wieder zielsicher entgegensteuert.

Doch Achtsamkeit und Hypnose trainieren nicht nur die „Hirnmuskeln" unseres faszinierenden Potenzials, bewusst Entscheidungen zu treffen, sondern wecken es auch aus seinem Dornröschenschlaf. Beide zügeln nämlich das Mindwandering. Unter ihnen lässt die Aktivität im Default Mode Network nach, welches ja bekanntlich feuert, wenn wir uns gedanklich treiben lassen. Das zeigen wissenschaftliche Untersuchungen nicht nur für die Achtsamkeit – wovon bereits die Rede war –, sondern auch im Fall der Hypnose.[123] Achtsamkeit und Hypnose mögen zwar gegenläufige Ausrichtungen unserer bewussten Willensentscheidungen zugrunde liegen, trotzdem teilen sie Gemeinsamkeiten, die das Default Mode Network betreffen. Unter beiden lässt dessen Aktivität nach. Aber damit nicht genug. Auch die funktionellen Verbindungen des ACC bzw. DLPFC zu diesem Netzwerk werden durch sie gestärkt. Das ließ sich inzwischen in wissenschaftlichen Studien zeigen.[124] Es scheint tatsächlich so zu sein, als bekämen wir mit Achtsamkeit und Hypnose das Mindwandering in den Griff. Beide trainieren uns, weniger unkontrolliert in den Dornröschenschlaf abzugleiten. Ansonsten verbrächten wir wohl am Tag viel Zeit darin.

Das soll allerdings nicht heißen, es wäre günstig, gar kein Mindwandering mehr zu erleben. Dann würden wir nämlich mit dem Schlechten auch viel Gutes verlieren. Denn das Mindwandering hat durchaus Vorteile. Diese können wir nun dank unserer gestählten „Hirnmuskeln" gezielt nutzen, ohne Gefahr zu laufen, die Nachteile des Mindwanderings mit in Kauf nehmen zu müssen.[125] Lässt sich etwa mit unserem erwachten Potenzial noch mehr erreichen, als maladaptive Muster zu deautomatisieren, adaptive zu automatisieren, Ressourcen zu aktivieren oder Blaupausen auf den eigenen Körper zu legen? In der Tat. Wenn wir wollen, gelingt viel mehr. Denn bislang stiegen wir in Selbsthypnose nur in Filme ein, die die Wirklichkeit imitieren. Das sind aber beileibe nicht die einzigen Welten, die erscheinen können, wenn unser Gehirn „offline" – ohne Input von außen – ist. Legen wir die Definition des Psychologen und Hypnotherapeuten Burkhard Peter zugrunde, dann bedeutet Hypnose, eine alternative Wirklichkeit zu konstruieren. Prinzipiell können dabei sehr verschiedene, alternative Wirklichkeiten entstehen, auch solche, die weit weg sind von der „normalen" Wirklichkeit. Bislang wollten wir in Selbsthypnose korrigierende Erfahrungen machen. Dazu musste die alternative Wirklichkeit aktiv gestaltet werden. Denn von selbst hätte sie der „normalen" Wirklichkeit wohl kaum entsprochen. Das war anstrengend. Einiges an Willenskraft verlangte es uns schon ab, genau in die Wirklichkeit einsteigen zu können, die wir brauchten. Wen wundert es? Obwohl der DLPFC dabei die Zügel gelockert hatte, behielt sie der ACC doch stramm in der Hand. Aber so anstrengend ist das Einsteigen in Welten keineswegs immer. Das haben wir dem Mindwandering zu verdanken. Dafür müsste nun nur noch der ACC die Zügel schleifen lassen. Sofort tauchte es auf. Eins fügte sich zum anderen, ganz leicht und flüssig.

---

[123] Vgl. Deeley et al. 2012, S. 206; vgl. McGeown et al. 2009, S. 848.

[124] Vgl. Brewer et al. 2011, S. 20254; Demertzi et al. 2011, S. 309; vgl. Ott 2016, S. 274; vgl. Creswell et al. 2016, S. 53, S. 59.

[125] Vgl. Smallwood und Schooler 2015, S. 487.

Einfach so. Ohne es bewusst zu wollen. Doch Vorsicht! Gerade das könnte unsere Gefühlslage empfindlich beeinträchtigen. Wir hörten bereits davon.

8.4.15 Dem Mindwandering gezielt freien Lauf geben

Ist unser Autopilot noch mit etlichen maladaptiven Mustern am Werk, dann besteht gerade beim unkontrollierten, zeitlich ausgedehnten Mindwandering die Gefahr, das eigene, zuweilen nur mühselig aufrechterhaltene, seelische Gleichgewicht zu verlieren und in gravierende Stimmungsstörungen, Retraumatisierungen, ja sogar psychotische Zustände zu geraten.[126] Was also tun? Auf das Mindwandering verzichten? Keineswegs. Denn, wie eine Arbeitsgruppe um den Psychologen Johannes Golchert von der Universität Leipzig kürzlich entdeckte, lässt es sich kontrollieren.[127] Nach unseren Übungen in Achtsamkeit und Selbsthypnose dürften wir dazu sogar besonders gut in der Lage sein. Wie das? Dabei sind stärkere funktionelle Verbindungen zwischen dem ACC, dem DLPFC und dem Default Mode Network entstanden. Sie erlauben uns, das Mindwandering besser im Griff zu haben.[128] Es auf diese Weise zu zügeln, bedeutet allerdings nicht, nur seine Aktivität drosseln zu können. Weit gefehlt. Ihm gezielt freien Lauf zu lassen, ist ebenso möglich. Doch wozu sollte das gut sein? Dies zu tun, kann in seiner Bedeutung für uns gar nicht überschätzt werden. Dadurch lassen sich nämlich unsere kreativen Ressourcen anzapfen.[129] Denn an dieser Stelle irrte C. G. Jung. Machte er doch das gerichtete Denken für den Neuerwerb verantwortlich. Dem ist aber nicht so. Wahrhaft Neues entsteht gerade dann, wenn wir uns gedanklich treiben lassen, ins Träumen oder Fantasieren übergehen, wie Jung es nennt.[130] Dass es für die Anpassung unproduktiv sein soll, wovon er ausging, davon kann also keine Rede sein. Mit gezieltem Mindwandering vermag sich im Grunde jeder ein wahres Eldorado der Kreativität zu erschließen. Am besten dürfte uns das wohl in Selbsthypnose gelingen, weil dabei störende Einflüsse weitgehend ausgeblendet sind. Jetzt machten wir es nur anders, als bisher. Die alternative Wirklichkeit würde von uns nicht vorab entworfen und ausgestaltet. Nein, nun gingen wir ganz unvorbereitet hinein – offen für Neues. Wird das allein reichen? Schließlich sollte das Mindwandering doch irgendwie begrenzt werden, um negative Einflüsse des Autopiloten auszuschalten. Richtig, so wird es auch geschehen, weil wir uns zwar für Neues öffnen, jedoch nicht in jeder Beziehung. Wie das? Ganz einfach. Indem wir eine Frage stellen. Mit ihr halten wir das Mindwandering an der langen Leine. Es kann sich frei gestalten, aber nur zu dem, was als Antwort auf unsere Frage taugt. Diese Bedingung muss das Mindwan-

---

[126] Vgl. Stan und Christoff 2018, S. 484, 486 f.

[127] Vgl. Golchert et al. 2017; vgl. Zedelius und Schooler 2018, S. 241; vgl. Beaty und Jung 2018, S. 275, 281.

[128] Vgl. Christoff et al. 2009, S. 8722; vgl. Hasenkamp und Barsalou 2012, S. 1; vgl. Smallwood und Schooler 2015, S. 487; Fox et al. 2015, S. 614, 616 f.; vgl. Golchert et al. 2017, S. 231, 233.

[129] Vgl. Smallwood und Schooler 2015, S. 498, 511.

[130] Vgl. ebd., S. 507.

dering erfüllen. Ansonsten hat es freie Hand. Eins darf sich zum anderen fügen, leicht und flüssig. Nichts wird ausgeschlossen, nur weil Regeln in Raum und Zeit ihm widersprechen. Als Antwort ist prinzipiell alles möglich, wie fremd und eigenartig es auch auf uns wirken mag. Denn in Hypnose entfällt das Monitoring, das Gewahrsein dessen, was geschieht, aus der Perspektive eines distanzierten Beobachters und damit jegliches Hinterfragen auf Plausibilität. Das einzige, was wir noch tun, ist eine Frage zu stellen und zuzulassen, was sich auf sie hin ganz von selbst gestaltet.[131] So empfahl es auch der amerikanische Hypnotherapeut Milton H. Erickson in einem Gespräch mit dem amerikanischen Psychologen Ernest L. Rossi.[132]

Fast könnte man meinen, der deutsche Chemiker Friedrich August Kekulé hätte bei seiner Entdeckung der Ringstruktur des Benzols vom Inhalt dieses Gespräches gewusst. Denn zu dieser Erkenntnis gelangte er geradewegs so, wie Erickson es zu tun empfahl. Schon eine Weile war Kekulé damals mit dem schwierigen Problem schwanger gegangen. Er wusste zwar, dass Benzol aus je sechs Atomen Kohlenstoff und Wasserstoff bestand. Doch wie waren sie angeordnet? Eine kettenförmige Struktur konnte Benzol nicht haben. Das war ausgeschlossen. Aber welche war es? Dann passierte etwas Spannendes, von dem Kekulé später während einer Rede, die er am 11.03.1890 in Berlin hielt, berichtete.[133] Im Halbschlaf vor dem brennenden Kamin – wir könnten auch sagen in Selbsthypnose – offenbarte sich ihm plötzlich die Antwort auf seine Frage. Theoretisch wären über 200 verschiedene Strukturen denkbar gewesen, zu denen sich die jeweils sechs Atome Kohlenstoff und Wasserstoff des Benzols hätten zusammenfügen können. Doch plötzlich erschien Kekulé eine Schlage, die sich in den Schwanz biss und wirbelte wild vor seinen Augen. Da war sie, die Antwort auf seine Frage. Und dies ist nicht die einzige Nuss, die durch gezieltes Mindwandering in Selbsthypnose schon geknackt werden konnte. Neugierig geworden, es auszuprobieren? Nur zu. Es kann richtig Spaß machen, damit herumzuexperimentieren. Doch wie bei der archäologischen Forschung, so gilt auch bei Funden unter Selbsthypnose: Was immer wir entdecken, um seinen Wert zu bewahren, sollten wir unterlassen, es zu verändern. Mögen die Antworten auf unsere Fragen noch so merkwürdig sein, wir sollten vermeiden, sie uns passend zu machen. Davor warnt Erickson ausdrücklich. Wenn wir anfingen, an ihnen zu verbessern, würden wir sie verderben.[134]

Sicher wird bei uns nicht jede Selbsthypnose zu derart spektakulären Antworten führen. Allerdings, eine Antwort bekommen wir immer. Ob sie uns weiterbringt, muss sich freilich erst noch herausstellen. Denn nicht alles, was im Mindwandering möglich ist, lässt sich auch in der „normalen" Wirklichkeit realisieren. Das wird also stets zu prüfen sein. Auch Kekulé behauptete nach seiner Vision der Schlange, die sich in den Schwanz biss, nicht einfach sofort, dass Benzol eine Ringstruktur besäße. Den Rest der Nacht verbrachte er damit, die Konsequenzen seiner Hypo-

---

[131] Vgl. Fromm 1990, S. 18, 22, 32, 123, 134.

[132] Vgl. Erickson 1995, Band I, S. 176 f.

[133] Vgl. Anschütz, Band II, 1929, S. 942.

[134] Vgl. Erickson 1995, Band I, S. 177.

these auszuarbeiten. Erst wurde sie einer sorgfältigen Überprüfung unterzogen, bevor er von ihrer Richtigkeit überzeugt war. Um uns unnötige Fehlschläge zu ersparen, sollten wir es ihm gleichtun.

Kam mir inzwischen eine Idee, welche Frage ich stellen möchte? Ist sie auch einfach und eindeutig formiert?

Siebte Übung: Antworten erfragen
Dann schließe ich, während ich in Hypnose gehe, die Augen … lasse mit jedem Atemzug immer mehr los … werde mit jedem Atemzug empfänglicher … bereit, mich auf alles einzulassen … wie auch das Mädchen im Märchen alles losließ, um ganz leer und empfänglich zu sein … für die blanken Sterntaler … den Schatz, der ihr vom Himmel in den Schoß fiel … alles loslassen … und ganz weit und empfänglich werden … An diese Weite richte ich jetzt meine Frage … fordere eine Antwort heraus … was auch immer sie sei … was auch erscheinen mag … als Antwort … vielleicht kann ich es nur sehen … vielleicht auch nur hören … vielleicht nur körperlich empfinden … vielleicht ist das Gesehene aber auch zu hören und körperlich zu empfinden … als Teil einer Welt … der darin handelt … etwas bewirkt … vielleicht auch an mir … alles ist möglich … auch die Antwort auf meine Frage … der ich erlaube, sich zu gestalten … und mir bewusst verfügbar zu bleiben, sofern es wichtig für mich ist … Habe ich sie erhalten … danke ich für die Antwort … wende mich wieder dem Außen zu … strecke die Arme … nehme einen tiefen Atemzug … und öffne die Augen (Abb. 8.7).

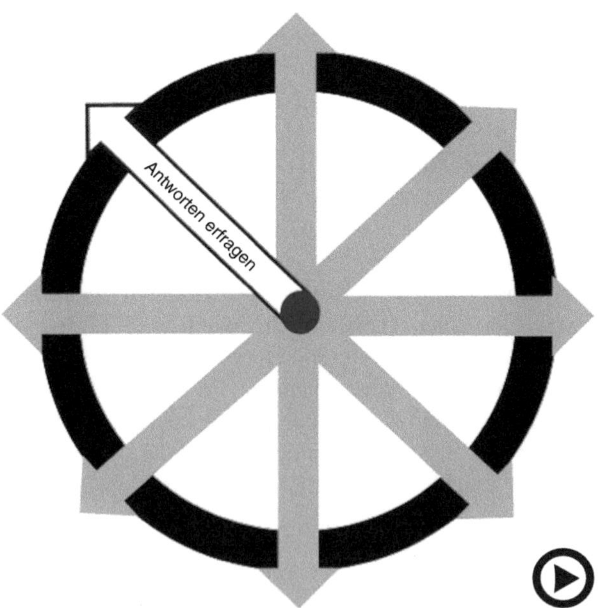

Abb 8.7 Abbildung zur Übung „Antworten erfragen" (https://doi.org/10.1007/000-00k)

Mal ehrlich. Wer hätte gedacht, dass uns solche Kostbarkeiten einfach wie gebratene Tauben in den Mund fliegen? Wir gelangen ganz mühelos an sie. Welche Willenskraft musste hingegen von uns aufgebracht werden, um in angemessene Filme einzusteigen? Nun fällt sie deutlich geringer aus, weil wir einfach nur noch zulassen, was von selbst geschieht. Nichtsdestotrotz wollen wir es. Wir entscheiden uns, eine Frage zu stellen. Ohne unseren Entschluss würde die Antwort nicht zwangsläufig auftreten. Fragten wir etwas anderes, fiele sie wahrscheinlich abweichend aus. Wir haben die Wahl. Sie könnte so oder so ausfallen. Darauf kommt es an, um sagen zu können, dass wir etwas wollen – egal wie viel Willensstärke uns das Treffen der Entscheidung auch abverlangt. Kraftaufwand allein macht noch kein Wollen. Manchmal geht es auch nahezu mühelos. Dann lassen wir einfach zu, was von selbst geschieht. Der ACC und der DLPFC mögen die Zügel dabei zwar lockern, behalten sie aber nach wie vor in der Hand. Dem Mindwandering wird nicht gänzlich freier Lauf gelassen. Von selbst darf nur Gestalt annehmen, was zur Antwort auf unsere Frage taugt. Geht es in eine andere Richtung, werden die Zügel sofort wieder angezogen. Viele unserer spontanen Gedanken entstehen nun einmal per Autopilot. Der kann also leider immer wieder dazwischenfunken.[135] Auch geübt in Achtsamkeit und Hypnose ist diese Gefahr nicht vollständig gebannt.[136] Nun erkennen wir allerdings schneller, wenn es geschieht, können umgehend aussteigen und unsere Anfrage dann erneut stellen.

8.5 Erkundungstouren zur Entscheidungsfindung

Wir sind der Steuerung per Autopilot nicht auf Gedeih und Verderb ausgeliefert. Denn wir haben ihn, unseren bewussten, freien Willen. Gewiss müssen Willensentscheidungen keineswegs bewusst ablaufen, um frei zu sein. Denn frei sind wir immer. Leben gedeiht nur in Freiheit – auf all seinen Ebenen. Schon der Stoffwechsel ist die erste Form der Freiheit, wovon der deutsche Philosoph Hans Jonas bereits vor mehr als 40 Jahren überzeugt war. Kraft seiner *choosing autonomy* stellt der Zug des Lebens – um in unserem Bild zu bleiben – die Weichen zu möglichen Gleisabzweigungen, die ihm sein Zugang zur Quantenwelt eröffnet und nimmt – gemäß der Standardinterpretation der Quantenphysik – Messungen vor. Damit leistet er den entscheidenden Beitrag, dass neue Information entsteht. So konstruieren wir uns letztlich selbst. Dieser Prozess des Sich-selbst-Erzeugens wird von dem chilenischen Biologen und Philosophen Francisco Varela passenderweise sogar „*informing*" genannt. Wir bringen uns selbst in die Form von der niedrigsten Stoffwechselebene bis hin zum menschlichen Bewusstsein. Letzteres entspricht, sofern wir der *Theorie der integrierten Information* des Psychiaters und Neurowissenschaftlers Giulio Tononi folgen, unserer Fähigkeit, Information zu integrieren. Je mehr integrierte Information, umso mehr Bewusstsein. So erscheinen uns Welten, deren Teil wir sind, um die etwas griffigere Definition des deutschen Philosophen

---

[135] Vgl. Fox et al. 2016, S. 192, 196; vgl. Christoff et al. 2016, S. 719.
[136] Vgl. Fox et al. 2016, S. 199, 204.

Thomas Metzinger für Bewusstsein zu verwenden. In diesen inneren Welten lässt sich vorab erkunden, wie wir sein und uns ändern können, ohne dies tatsächlich schon tun zu müssen. Dadurch bleiben uns Fehlschläge erspart, weil sie auf diese Weise schon vorausgesehen werden. Dies geschieht umso effektiver, je präziser der virtuelle Raum des Bewusstseins die tatsächlichen Gegebenheiten wiedergibt. Doch es geht auch anders. Dann sind wir in inneren Welten unterwegs, die der Wirklichkeit gar nicht unbedingt entsprechen müssen, wo ganz egal ist, ob das, was darin geschieht, auch draußen passieren kann. Eins fügt sich hier frei zum anderen. Fantastische Welten treten in Erscheinung, zuweilen weit weg von der Wirklichkeit, ganz weit weg …

In beiden Fällen erforschen wir Welten, ehe schließlich die Entscheidung getroffen wird, eine Möglichkeit, die sich darin für uns bietet, zu ergreifen. Fand zuvor eine solche Erkundungstour durch Welten statt, dann haben wir uns bewusst entschieden. Aber wie genau läuft eine bewusste Entscheidung ab? Gehen wir dabei einfach alle Möglichkeiten hintereinander durch? Erfolgt ihr Ausprobieren der Reihe nach? Quasi im Gänsemarsch? Das war bis vor Kurzem noch die gängige Meinung unter Wissenschaftlern, die sich damit beschäftigen, wie Entscheidungen funktionieren.[137] Sie besagt, dass wir innerlich stets in definitiven – eindeutig festgelegten – Zuständen sind, die nur einer nach dem anderen erlebt werden. So ist es unter klassisch-physikalischen Gesichtspunkten ja auch zu erwarten.[138] Doch dieses Modell hat sich vielfach als unzureichend erwiesen, wenn es darum ging, genau zu erklären, was passiert, wenn wir Entscheidungen treffen.[139] Wissenschaftler suchten deshalb nach präziseren Konzepten, mit deren Hilfe sie in der Lage wären, die tatsächlichen Verhältnisse besser wiederzugeben. Interessanterweise wurden sie in der Quantentheorie fündig.[140] Damit war der Grundstein zu einem ganz neuen Forschungsgebiet gelegt, das sich *Quantum Cognition* nennt.[141] Danach sind wir innerlich keineswegs immer in definitiven Zuständen. Auch werden diese nicht nacheinander durchgespielt, bis eine Entscheidung getroffen ist. Vielmehr befinden wir uns vorab in einem Zustand der Superposition, einer Überlagerung aller Möglichkeiten, in definitive Zustände übergehen zu können.[142] Sie werden zugleich erkundet.[143] Das ist doch faszinierend, oder? Erinnert es nicht ein wenig an das Auffinden der energetisch effizientesten Route bei der Fotosynthese? Sicher, wir sind keine sonnenhungrigen Pflanzen. Aber wenn wir uns bewusst entscheiden, scheint prinzipiell dasselbe abzulaufen. Optionen werden parallel sondiert, bis zu dem Moment, in dem der Würfel gefallen, eine von ihnen ausgewählt ist. Diese geht dann umgehend

---

[137] Vgl. Busemeyer und Bruza 2012, S. 2.

[138] Vgl. ebd., S. 340 f.

[139] Vgl. ebd., S. 6, 340 f.; vgl. Wang et al. 2013, S. 675.

[140] Vgl. Wang et al. 2013, S. 681.

[141] Vgl. Wang et al. 2013, S. 679; Busemeyer und Wang 2015, S. 163; vgl. Bruza et al. 2015, S. 383.

[142] Vgl. Busemeyer und Bruza 2012, S. 2, 341.

[143] Vgl. ebd., S. 341.

in einen definitiven Zustand über.[144] Sich bewusst zu entscheiden, heißt also, einen quantentheoretischen Akt der Messung zu vollziehen, um genauer zu sein, einen Akt des *self-measurement* – der Selbst-Messung –, wie ihn der Biologe András Balázs nennt.[145] In Akten der Messung erzeugen wir uns selbst – hier die definitiven Zustände unseres Bewusstseins. Sie sind das *Ergebnis* unserer bewussten Willensentscheidungen. *Bewusstsein entscheidet nichts.* Denn es ist, wie Oakley und Halligan zu Recht feststellen, ein End-Produkt. *Trotzdem können wir bewusst entscheiden.* Dann finden vorab Erkundungstouren durch Welten statt, bei denen die Möglichkeiten nicht nacheinander, sondern zugleich ausgelotet werden, weil sie dort superpositioniert vorliegen. Das scheinen wir nämlich wirklich zu können, einen Zustand der Superposition „von innen" heraus taxieren, ohne ihn zu zerstören, so der amerikanische Psychologe Jerome R. Busemeyer und der australische Kognitionswissenschaftler Peter D. Bruza in ihrem gemeinsam unter dem Titel *Quantum Models of Cognition and Decision* veröffentlichten Buch.[146] Sie sind nicht die Einzigen, die davon ausgehen, dass uns das möglich ist. Der Physiker Thomas Görnitz teilt ihre Auffassung. Zwar seien Quantenprozesse „von außen" niemals vollkommen zugänglich, da bei jeder Messung der Ursprungszustand zerstört werde. Diese Einschränkung gelte aber nicht für eine Kenntnisnahme „von innen".[147] Wollen wir Quantenzustände erkunden, geht das also nur in Selbsterfahrung. Die Grenze zu ihnen ist für uns durchlässig. Allerdings müssen wir tatsächlich selbst die Reise dorthin antreten. Nur dann ist es machbar. Doch sondieren wir dabei tatsächlich quanten*physikalische* Zustände? Die Vertreter der Quantum Cognition nehmen zu dieser Frage ausdrücklich keine Stellung.[148] Ihnen gehe es lediglich darum, die Prinzipien der Quantenphysik auf unsere Kognition und Entscheidungsfindung anzuwenden, um sie besser erklären zu können. Ob dabei nicht nur prinzipiell, sondern tatsächlich dasselbe stattfinde, dazu ließe sich zum jetzigen Zeitpunkt keine hinreichend sichere Aussage machen. Spekulationen darüber lehnten sie ab. Dieses Feld überließen sie den Vertretern der Quantum Mind-Hypothese.[149] Dabei handelt es sich um Wissenschaftler, die bestrebt sind herauszufinden, ob unser Bewusstsein nicht nur prinzipiell, sondern tatsächlich mit Quantenprozessen zu tun hat. Zu ihnen gehören Physiker wie Sir Roger Penrose, Friedrich Beck, Henry Stapp, Hiroomi Umezawa, Giuseppe Vitiello und die Mediziner Sir John Eccles und Stuart Hameroff – um nur einige zu nennen. Eine differenzierte Darstellung ihrer durchaus unterschiedlichen Erklärungsansätze würde an dieser Stelle wohl zu weit führen. Um sich einen Überblick zu verschaffen, ist der erst 2015 überarbeitete Beitrag des Phy-

---

[144] Vgl. ebd., S. 3, S. 341.

[145] Vgl. ebd., S. 34, S. 356.

[146] Vgl. ebd., 2012, S. 355.

[147] Vgl. Görnitz und Görnitz 2008, S. 290.

[148] Vgl. Busemeyer und Wang 2015, S. 163.

[149] Vgl. Busemeyer und Bruza 2012, S. xii; vgl. Wang et al. 2013, S. 672 f.; vgl. Bruza et al. 2015, S. 383.

sikers Harald Atmanspacher zum Thema *Quantum Approaches to Consciousness* in der Stanford Encyclopedia of Philosophy zu empfehlen.[150]

8.5.1 Beruht unser Bewusstsein auf quantenphysikalischen Prozessen?

Wir wissen es nicht – noch nicht. Denn irgendwie scheinen sie dabei am Werk zu sein. Liefe in unseren Gehirnen nämlich keine quantische, sondern lediglich eine klassische Informationsverarbeitung ab, würden sie, so der Physiker Thomas Görnitz, wahrscheinlich kochen. Er erinnere in diesem Zusammenhang nur daran, dass die großen Rechenzentren Millionen von Euro oder Dollar für ihre Kühlung ausgeben müssten.[151] Das gibt zu denken. Und ein weiteres kommt hinzu. Wenn Lebewesen durch quantenphysikalische Selbst-Messungen zu denen werden, die sie sind, wovon in den Kap. 2, 3, und 4 dieses Buches die Rede war, liegt dann nicht nahe, dass es auch im Fall ihres Bewusstseins geschieht? Warum sollte ausgerechnet hier darauf verzichtet werden? Schon gar, wenn dabei prinzipiell dasselbe geschieht? So vermuten es auch der belgische Physiker Diederik Aerts und der italienische Quantenphysiker Massimiliano Sassoli di Bianchi vom Center Leo Apostel for Interdisciplinary Studies (CLEA) in Brüssel. Denn in ihrem 2018 gemeinsam unter dem Titel *Quantum Perspectives on Evolution* veröffentlichten Buchbeitrag heißt es sinngemäß dazu, dass es uns schon zu dem Schluss zwinge, das Gehirn arbeite wie eine komplexe Quantenmaschine, wenn wir den gesamten Quantenformalismus benötigten, um unsere kognitiven und mentalen Prozesse zu modellieren.[152] Überdies erscheint eine Selbsterfahrung quantenphysikalischer Zustände naturwissenschaftlich durchaus möglich. So entdeckten kürzlich der amerikanische Biologe Stuart Kauffman, der finnische Computerwissenschaftler Samuli Niiranen und der ungarische Quantenphysiker Gabor Vattay, dass ganze Systeme zwischen der quantenphysikalischen und der klassisch-physikalischen Welt hin und her schweben könnten.[153] Zugegeben, wir wären schon ein ziemlich großes System. Doch die Natur hat so viele Tricks entwickelt, die Wissenschaftler für ausgeschlossen hielten, warum nicht auch diesen? Wir erkunden quantenphysikalische Zustände „von innen" und erzeugen in Akten der Messung die definitiven Zustände unseres Bewusstseins.[154] Nebenbei bemerkt hätten Bewusstsein und Materie damit einen gemeinsamen Ursprung. Eine Haltung, die in der Philosophie *neutraler Monismus* genannt wird. Görnitz scheint sie zu teilen. So jedenfalls kann es seinen Ausführungen entnommen werden: „Wenn man von der Quanteninformation als Grundlage des Seienden starte, könne man, von diesem Ausgangspunkt sowohl auf die Materie als

---

[150]Download von der Internetseite der Stanford Encyclopedia of Philosophy unter https://plato.stanford.edu/entries/qt-consciousness/. Zugegriffen am 04.03.2018.

[151]Vgl. Görnitz und Görnitz 2016, S. 101.

[152]Vgl. Aerts und Sassoli de Bianchi 2018, S. 586.

[153]Vgl. Kauffman 2015, S. 875, 878; vgl. Kauffman 2016, S. 143.

[154]Vgl. Aerts und Sassoli de Bianchi 2018, S. 593.

eine abgeleitete Größe als auch auf die mentalen Zustände als eine Form von sich selber erlebender Information schließen."[155] Folgen wir Görnitz entstammt beides – Materie und Bewusstsein – der Quanteninformation.[156] Diese könnten wir in Selbsterfahrung erkunden. Erstaunlich, oder? Doch vielleicht mag sich dem nicht jeder anschließen, sondern, wie die Vertreter der Quantum Cognition, lieber auf der „sicheren Seite" bleiben. Das sei ihnen unbenommen. Denn der Weg, der zu dieser Selbsterfahrung führt – sei der Zustand der Superposition, den wir dabei erkunden nun nur prinzipiell oder tatsächlich ein quantenphysikalischer – ist ohnehin derselbe.

8.6 Selbstvergessene Versunkenheit

Apropos Weg, wie kommen wir denn in den Quantenzustand? Eines ist klar: Der Akt der Messung wird uns nicht hinein, sondern eher herausbringen. Denn dabei erzeugen wir definitive Zustände des Bewusstseins. Die wollen wir nun aber gerade nicht erfahren. Also scheint es besser, diese Akte der Messung erst einmal zu unterlassen. Sie sollten jedoch bewusste Willensentscheidungen sein. Kommen wir jetzt mit unserem faszinierenden Potenzial, dass eben erst so mühselig aus seinem Dornröschenschlaf geweckt wurde, nicht mehr weiter? Keineswegs. Denn nicht jede Willensentscheidung ist ein Messakt. Wir können uns auch dazu entscheiden, gar keine Messung vorzunehmen. Und genau das gilt es nun zu tun, wenn wir einen Quantenzustand von innen erfahren wollen. Die gute Nachricht. Es geht ganz mühelos.[157] Wir müssen nur aufpassen, dass wir uns wirklich keine Mühe geben. *Wir tun nichts mehr, sondern lassen – im wahren Sinne des Wortes – einfach alles sein.* Damit betreten wir den großen Pfad, wie ihn Morihei Ueshiba, der Begründer der modernen japanischen Kampfkunst Aikidō nennt. Doch der sei in Wahrheit gar kein Pfad.[158] Den Pfad gibt es nicht? Das erinnert uns doch an etwas, oder? Richtig. Im Gedicht des spanischen Dichters Antonio Machado, das zu Beginn des 3. Kapitels zitiert wurde, steht in etwa das Gleiche:

„Wanderer, da ist kein Weg"[159]

Seine Verse sind schon beachtlich. Sie bringen nicht nur treffend zum Ausdruck, wie Lebewesen sich selbst konstruieren, sondern zeigen auch auf, wie es ist, wenn sie es unterlassen. Dann gibt es keinen Weg. Genau dort wollen wir jetzt hin. Auf den Pfad, der in Wahrheit gar kein Pfad ist. Dazu dürfen wir nicht gehen – sprich, Messungen vornehmen. Darauf heißt es nun zu verzichten. Stattdessen passen wir auf, dass wir uns wirklich keine Mühe geben. Dann besteht aber doch die Gefahr

---

[155] Vgl. Görnitz und Görnitz 2008, S. 275.

[156] Vgl. ebd., S. 282, 309.

[157] Vgl. Urgyen 2012, S. 48.

[158] Vgl. Ueshiba 2002, S. 89.

[159] Machado 2001, S. 219.

des unkontrollierten Mindwanderings, oder? Das stimmt. Insofern ist nach wie vor unser Wollen gefragt – aber ein ganz besonderes Wollen. Bei ihm komme zweierlei zusammen, wie wir von dem deutschen Psychiater Carl Albrecht erfahren, der das mystische Bewusstsein mit der Methode der psychologischen Phänomenologie intensiv untersucht hat. Der eine Vorgang, der zur Versenkung gehöre, sei den Bewusstseinsraum zu entleeren.[160] Das dürfte uns bekannt vorkommen. Wir haben es in der Achtsamkeit bereits geübt. Sie trainiert uns, loszulassen. Achtsam lernen wir, unsere Gedanken und Gefühle – in letzter Konsequenz sogar alles – ziehen zu lassen, jedwede Anhaftung an was auch immer, selbst an das eigene „Ich“, so Bhikkhu Anālayo.[161] Bis jetzt wird wahrscheinlich nicht jeder so weit gegangen sein. Doch nun ist ein vollständiges Loslassen[162] nötig, wenn wir den großen Pfad betreten wollen. Es dürfe, wie Anālayo erklärt, auch kein subtiles Empfinden eines Irgendwos oder eines Etwas oder eines Jemand (von Subjekt und Objekt) mehr geben.[163] Dieser Prozess des Loslassens fällt durchaus nicht immer leicht.[164] Denn wer lässt schon gern alles – einschließlich seines „Ichs“ – los? Vor allem ohne überhaupt die leiseste Ahnung davon zu haben, was ihn dann erwartet. Was erfahren wir also, wenn wir alles loslassen? Etwa das absolute Nichts?[165] Nein, das ist ganz und gar nicht gemeint, wenn vom Ziel der Achtsamkeit, der Leerheit – Śūnyatā, wie sie im Sanskrit heißt – gesprochen wird.[166] *Das tibetische Buch vom Leben und vom Sterben* des Meditationslehrers Sogyal Rinpoche bringt dies klar zum Ausdruck: Auch wenn die Essenz aller Dinge leer sei, sei ihre Natur doch schwanger mit allen Möglichkeiten.[167] Wenn wir alles loslassen, machen wir somit keineswegs die Erfahrung einer absoluten Leere, sondern es offenbart sich die grenzenlose Fülle aller Möglichkeiten, freilich nur, wenn wir uns darauf einlassen. Das sei nämlich, so Albrecht, der zweite Vorgang, zu dem es neben der Entleerung des Bewusstseinsraumes kommen müsse. Bezeichnenderweise beschreibt er ihn in seinem Buch *Psychologie des mystischen Bewusstseins* unter der Überschrift „Die Hypnose“.[168] Dabei werde eine gänzlich rezeptive Erlebensweise angenommen. Mit ihr gelinge, die einheitliche Fülle zu empfangen.[169] Unschwer ist darin jene Form der Selbsthypnose zu erkennen, die wir bereits praktiziert haben, als wir nur noch eine Frage stellten und zuließen, was sich auf sie hin ganz von selbst gestaltete. Jetzt würden wir allerdings keine einzelne Antwort mehr erhalten wollen, sondern uns auf alles – die Fülle in ihrer Gesamtheit – einlassen. Kommen die beiden Vorgänge, von denen Albrecht

---

[160] Vgl. Albrecht 1976, S. 31, 96.

[161] Vgl. Anālayo 2010, S. 145.

[162] Vgl. ebd., S. 266 f., 292.

[163] Vgl. ebd., S. 291.

[164] Vgl. Sedlmeier 2016, S. 177.

[165] Der mittelalterliche Theologe und Philosoph Johannes Duns Scotus (1266–1308) prägte den Begriff des absoluten Nichts, um das Sein an sich als Wirklichkeit und Möglichkeit zu verneinen.

[166] Vgl. Anālayo 2010, S. 151.

[167] 1999, S. 187.

[168] Vgl. Albrecht 1976, S. 111–113.

[169] Vgl. ebd., S. 113.

spricht, zusammen, verbindet sich extreme Achtsamkeit mit umfassend rezeptiver Hypnose. Der Bewusstseinsraum wird entleert und die sich darin offenbarende Fülle empfangen. Das erfordert eine besondere Art des Wollens. *Wir lassen alles los und uns zugleich auf alles ein.* Der spätmittelalterliche, deutsche Mystiker, Theologe und Philosoph Eckhart von Hochheim, den wir wohl eher als Meister Eckhart kennen, würde von Gelassenheit – *gelâzenheit* – sprechen.[170] Zum ersten Mal taucht dieses Wort in seinen Schriften auf.[171] Interessanterweise könne es, so der Schweizer Literaturwissenschaftler Thomas Strässle, auf zweifache Weise verstanden werden, als „gelassen haben" und als „gelassen sein".[172] Doch nur wer diese Doppeldeutigkeit voll ausschöpfe,[173] sei für Meister Eckhart gelassen. Er müsse sowohl *gelâzen hân*, als auch *gelâzen sîn*.[174] Das Ablassen und das dadurch freiwerdende Sicheinlassen seien, wie der deutsche Philosoph Friedrich Wilhelm von Herrmann erklärt, die beiden Strukturmomente, in denen Meister Eckhart die Gelassenheit denke.[175] Wovon soll der Gelassene aber gelassen haben? Das *gelâzen hân* beziehe sich, so Strässle, letztlich auf alles. Es sei nicht nur ein Loslassen seiner selbst, sondern sämtlicher Dinge.[176] Und worauf lässt sich der Gelassene in seinem *gelâzen sîn* ein? Auf einen Zustand größtmöglicher Seinsfülle, wie Strässle erläutert,[177] oder, um es mit den Worten Meister Eckharts selbst zu sagen, die *vüllede alles wesens.*[178] Gelassenheit umfasst bei ihm ausdrücklich beides. In seinen Predigten bringt er es sinngemäß auf diese Formel: Allein der Mensch sei gelassen, der alles ließe und so alles empfange.[179] Damit beschreibt er genau die zwei Vorgänge, die auch für Albrecht zusammenkommen müssen, wenn wir den Pfad betreten, der in Wahrheit kein Pfad ist.

Gelassenheit ist das besondere Wollen, das wir dazu brauchen. Wir lassen alles los und uns auf alles ein. Mit Gelassenheit betreten wir den großen Pfad. An dieser Stelle beginnt unsere Expedition ins Ungewisse. Denn bislang ist es noch niemandem gelungen, nach seiner Rückkehr auch nur annähernd treffend in Worte zu fassen, was er auf ihr erlebte.[180] Wer anderen zuliebe nicht schweigen will, versucht das Unaussprechliche irgendwie näher zu bringen, indem er sich äußerst abstrakt, verneinend, metaphorisch oder widersinnig ausdrückt. Wohl wissend, dass das von ihm Gesagte nur im „Ungefähren" bleiben, niemals das Erfahrene exakt wiedergeben wird. Vielleicht dürfen wir von *selbstvergessener Versunkenheit* sprechen, um anzudeuten, wohin der große Pfad führt, ohne wirklich ein Pfad zu sein. Wir lassen alles

---

[170] Vgl. von Herrmann 1995, S. 117 f.

[171] Vgl. Strässle 2013, S. 36.

[172] Vgl. ebd., S. 37 f.

[173] Vgl. ebd., 2013, S. 41.

[174] Vgl. ebd., 2013, S. 38.

[175] Von Herrmann 1995, S. 118.

[176] Vgl. Strässle 2013, S. 37 ff.

[177] Vgl. ebd., S. 40.

[178] 2008, I, Pr. 11, S. 138, Zeilen 8–10.

[179] Vgl. von Hochheim 2008, I, Pr. 12, S. 150 f.

[180] Vgl. von Hochheim 2008. I, Pr. 2, S. 28.

los – jedwede Anhaftung an was auch immer, selbst an das eigene „Ich"[181] – und uns auf alles ein, die *vüllede alles wesens*. Das geschieht glücklicherweise ganz mühelos. Tulku Urgyen Rinpoche sagt es ausdrücklich: „Keinerlei Bemühen ist dabei, nicht einmal so gering wie eine Haarspitze."[182] Die einzige Anstrengung besteht noch darin, aufzupassen, dass wir uns wirklich keine Mühe geben. Das klingt machbar, oder? Überdies lohnt es sich enorm. Denn so öffnen wir, wie Tulku Urgyen Rinpoche fortfährt, eine Schatztruhe, mit allem, was möglich ist.[183]

Dann also los, gehen wir es an. Begeben wir uns auf die Expedition ins Ungewisse …

Achte Übung: Selbstvergessene Versunkenheit
Dazu setze ich mich hin … schließe die Augen … und lenke meine Aufmerksamkeit zunächst auf den Atem … beobachte nur … wie er so ganz von selbst … ein- … und wieder ausströmt … so ganz von selbst … jetzt werde ich nicht nur den Atem, sondern alles loslassen … mich zugleich auf alles einlassen … alles … sich darauf einlassend … loslassen … sich … alles loslassend …einlassen … in selbstvergessener Versunkenheit … tiefer und tiefer … weiter und weiter … alles ist möglich … in Einem … all-eins … innen wie außen … auch

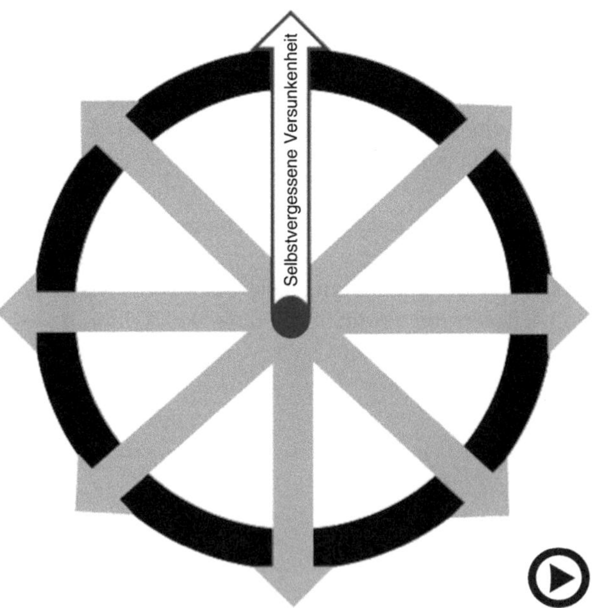

Abb 8.8 Abbildung zur Übung „Selbstvergessene Versunkenheit" (https://doi.org/10.1007/000-00m)

---

[181] Vgl. Anālayo 2010, S. 145.
[182] 2012, S. 48.
[183] Vgl. ebd., S. 88.

> dann … wenn sich die Arme wieder strecken … die Augen öffnen … ein tiefer
> Atemzug genommen wird … (Abb. 8.8)

Was haben wir erfahren? Den ersten Hauch des Schimmers einer Ahnung? Mehr
war es vielleicht nicht. Und doch genug, um von jener Tiefendimension angerührt
zu werden, die sich uns erschließen will, wenn wir es zulassen? Spürten wir nicht,
dass sie uns fehlte, ohne zu wissen, dass es so ist? Die Antwort auf unsere tiefste
Sehnsucht offenbart sich erst, wenn wir alles sein lassen. Kein Wunder, denn dabei
stoßen wir auf einen Schatz, der, so der Religionsphilosoph Martin Buber, nichts
weniger als die Erfüllung des Daseins sei.[184] Und wie das bei Schätzen nun einmal
ist, sie machen Freude. Dieser hier ganz außerordentlich. Er rufe eine unbegreiflich
große Freude[185] hervor, eine unvergleichliche Wonne,[186] um die Worte Meister Eckharts zu gebrauchen. Bhikkhu Anālayo spricht sogar von der höchsten Form des
Glücks.[187] Na, wenn das kein Anreiz ist, sich in selbstvergessene Versunkenheit zu
begeben. Doch Vorsicht. Wir sollten es nicht wegen des dabei zu erfahrenden Glücks
tun. Damit verfehlten wir nämlich, alles loszulassen, sondern wollten nach wie vor
etwas haben. So verbauten wir uns die Chance, den großen Pfad zu betreten, liefen
im wahren Sinne des Wortes an dem ersehnten Glück vorbei. Denn paradoxerweise
wird uns das nur zuteil, wenn wir es gerade nicht haben wollen, sondern alles sein
lassen.[188] Zu Anfang gelingt dies wahrscheinlich bloß für einen kurzen Moment.
Den gelte es, so Tulku Urgyen Rinpoche, von nun an möglichst häufig zu erfahren.[189]
Dann würden diese Momente mit der Zeit auf natürliche Weise immer länger dau-
ern.[190] Allerdings erfordert das ein beständiges Wollen. Wir müssen uns in Acht
nehmen, dass es dabeibleibt, entschieden alles los- und uns auf alles einzulassen. So
zu wollen, sind wir nicht gewohnt. Deshalb, aufpassen. Denn in der sich ausbreiten-
den Fülle, wird uns nur allzu leicht etwas erscheinen, auf das wir – wie üblich – reagieren wollen. Wer kann diesem verführerischen Angebot schon auf Anhieb widerstehen? Auch können Farb- oder Lichtspiele auftreten. Gelegentlich sind Gestalten
zu sehen, die uns bekannt oder „übernatürlich“ vorkommen mögen. Selten werden
einzelne Worte oder kurze Sätze gehört.[191] Solche Phänomene können erschrecken
wie anziehen. Gehen wir ihnen nach, sollte uns klar sein, was wir damit tun. Wir
geben unsere Gelassenheit auf. Nur den Abglanz des Schatzes sehen wir dann noch.
Er selbst bleibt unentdeckt im Verborgenen. Es kommt also darauf an, was wir wollen. Suchen wir den Zugang zur Schatztruhe, sollten wir uns in Gelassenheit üben
und den „Verführungen“ widerstehen. In äußerster Konsequenz bedeutete dies, so

---

[184]Vgl. Buber 1948, S. 38.

[185]Vgl. von Hochheim 2008, I, Pr. 2, S. 28.

[186]Vgl. von Hochheim 2008, II, Tr. 1, S. 262.

[187]Vgl. Anālayo 2010, S. 294.

[188]Vgl. Urgyen 2012, S. 30, 93.

[189]Vgl. ebd., S. 69, 119, 177.

[190]Vgl. ebd., S. 177.

[191]Vgl. Stan und Christoff 2018, S. 487.

Meister Eckhart, selbst Gott zu lassen, wenn er uns erschiene.[192] Der Grad unserer Gelassenheit bestimmt also, in wie weit sich jene Tiefendimension erschließt, von deren Existenz wir jetzt vielleicht nur den Hauch des Schimmers einer Ahnung erfahren haben. Es kommt auf unser Wollen an.

8.6.1 Macht sich selbstvergessene Versunkenheit im Gehirn bemerkbar?

Wenn wir in selbstvergessener Versunkenheit alles los und uns zugleich auf alles einlassen, dabei das „Ich" und die „Außenwelt" verschwinden, zeigt sich das offenbar auch in unseren Gehirnen. Die Aktivität im Default Mode Network und im Dorsal Attention Network scheint nun deutlich weniger antikorreliert. Dafür sprechen die Ergebnisse einer Studie, die der Neurowissenschaftler Zoran Josipovic von der New York University mit seinen Kollegen vor wenigen Jahren durchführte.[193] Sie untersuchten die Auswirkungen des non-dualen Gewahrseins auf unser Gehirn, einer Meditationsform, bei der praktiziert wird, was wir selbstvergessene Versunkenheit genannt haben.[194] Dabei stellten sie fest, dass währenddessen die Antikorrelation zwischen den beiden genannten Netzwerken deutlich geringer ausfiel.[195] Dieser Effekt sei willentlich hervorgerufen worden.[196] Wie wir bereits von Robin Carhart-Harris, dem Leiter der Forschungsgruppe für psychedelische Drogen am Imperial College in London, wissen, lässt sich, wenn das Default Mode Network und das Dorsal Attention Network weniger antikorrelieren, schlechter auseinanderhalten, was zum „Ich" und was zur „Außenwelt" gehört.[197] Damit spiegelt die veränderte Aktivität im Gehirn ziemlich genau wider, wessen wir uns in der selbstvergessenen Versunkenheit vorübergehend entledigen. Wir verlieren die klare Vorstellung vom eigenen Ich und der es umgebenden Welt. Dafür öffnet sich die Schatztruhe mit allem, was möglich ist.[198] Doch nicht nur das. Sie offenbart auch, wie alles innigst miteinander in Verbindung steht. Die Untersuchungsergebnisse von Josipovic und seinen Mitarbeitern an der New York University könnten darauf ebenfalls hinweisen. Denn während des non-dualen Gewahrseins zeigte sich nicht nur eine geringere Antikorrelation zwischen dem Default Mode Network und dem Dorsal Attention Network, sondern beide waren dabei auch stärker funktionell miteinander verbunden.[199] Gewiss lässt sich daraus nicht jene Verschmelzung ableiten, die beim Öffnen der Schatztruhe erfahren wird. Dennoch scheint dieses Untersuchungsergebnis dazu zu passen, dass hier Grenzen verschwimmen.

---

[192]Vgl. von Hochheim 2008, I, Pr. 12, S. 146 f.

[193]Josipovic et al. 2012.

[194]Vgl. ebd., S. 3.

[195]Vgl. ebd., S. 1 f., S. 6, 8; vgl. Josipovic 2014, S. 5; vgl. Josipovic 2016, S. 68.

[196]Vgl. Josipovic et al. 2012, S. 2.

[197]Vgl. Carhart-Harris et al. 2014, S. 36.

[198]Vgl. Urgyen 2012, S. 88.

[199]Vgl. Josipovic 2016, S. 68.

8.6.2   Wo alles eins ist, ist alles möglich

Allerdings geschieht in selbstvergessener Versunkenheit tatsächlich weit mehr. Meister Eckhart spricht davon, dass es gar keine Grenzen mehr gäbe, dass alles eins sei – *dâ alliu dinc al ein sint*.[200] Kommt uns das nicht bekannt vor? Davon war bereits die Rede. Allerdings in einem anderen Zusammenhang. Im Gegensatz zu der auf Vielheit beruhenden klassischen Physik wurde die Quantenphysik nämlich als henadisch, auf Einheit ausgerichtet, beschrieben.[201] Kein Wunder also, dass „alles eins ist", wenn es ein quantenphysikalischer Zustand wäre, den wir selbst erführen. Auf jeden Fall machen wir dabei eine Erfahrung. Das lässt sich nicht oft genug betonen. Wir *erfahren* All-Einheit. Das ist mehr als nur darum zu *wissen*, dass alles eins ist. Wir erleben es unmittelbar. Und dann? Was bedeutete, dass alles eins ist? Beträfe nun nicht letztlich uns selbst, was jedem anderen widerfährt? Da müssten wir aber gewaltig umdenken. Doch so steht es in der Chândogya-Upanishad, von der bereits die Rede war. Mit (wieder einmal) nur drei Worten gelingt ihr zu verdeutlichen, dass genau das gemeint ist. Sie lauten: *Tat tvam asi* – Das bist Du.[202] Das heißt? Wenn wir die Erfahrung der All-Einheit gemacht haben, erkennen wir in allem – was es auch sei – das eine Selbst, das jeder von uns ist. Jeder andere wäre wie das eigene Selbst. Wie verhielten wir uns ihm gegenüber? Wahrscheinlich deutlich liebevoller als bisher. In letzter Konsequenz würden wir ihn lieben, wie uns selbst – und uns selbst, wie ihn. Das Erfahren der All-Einheit motiviert, umfassend zu lieben. Die Expedition ins Ungewisse hat also definitiv eine ethische Dimension. Von ihr zurückkehren und uns weiterhin als gänzlich unabhängige Individuen erleben? Fehlanzeige. Trotzdem gewinnen wir an Möglichkeiten, wenn sich die Schatztruhe öffnet. Dann erschließt sich ein grenzenloses-allumfassendes Potenzial. So erging es auch dem deutschen Philosophen, Theologen und Mystiker Nikolaus von Kues. Viele Jahre hatte er „jenseits der Erkenntniskraft" nach der „Washeit" gesucht.[203] Erst wenige Monate vor seinem Tod offenbarte sie sich ihm als „Können allen Könnens" – „posse omnis posse".[204] Wer sich jetzt auf einen enormen Zuwachs seines persönlichen Potenzials freut, für den hat die Sache allerdings einen Haken. Denn nur „wo" alles eins ist, ist auch alles möglich. Unsere Expedition ins Ungewisse ist kein Ego-Trip, sondern – wie Meister Eckhart sagen würde – ein gerechter Handel. Wer alles können wolle, der müsse auch alles lassen, eingeschlossen seiner selbst.[205] Dann öffnet sich die Schatztruhe mit allem, was möglich ist. Sie sei, wie der Religionsphilosoph Martin Buber erklärt, nur an einem einzigen Ort in der Welt zu finden, und zwar dort, wo man stehe.[206] Das „Können allen Könnens" erschließt sich also nicht im Außen, sondern inwendig. Es begleitet uns, solange wir leben. Mit

---

[200] von Hochheim 2008, I, Pr. 23, S. 268 f.

[201] Vgl. Görnitz und Görnitz 2008, S. 12, 75 f., 87 f.

[202] Chândogya-Upanishad 6,8,7; zitiert nach Michel 2007, S. 28.

[203] Vgl. De apicae theoriae, n. 4, 1–5; Übersetzung nach von Kues 1986, S. 7.

[204] De apicae theoriae, n. 7, 22–8,3; Übersetzung nach von Kues 1986, S. 13.

[205] von Hochheim 2008, II, Traktat 2, S. 360 f.

[206] Vgl. Buber 1948, S. 38.

Recht darf der tibetische Arzt und Lehrer Akong Rinpoche deshalb behaupten, dass wir *in uns* das Potenzial hätten, zu sein, was wir zu sein beschlössen.[207]

8.7   Selbstmessung oder nicht – das ist hier die Frage

Inwendig ist alles möglich. Für die Außenwelt trifft das jedoch nicht zu. Das Potenzial, im Hier und Jetzt tatsächlich zu werden, was wir zu sein beschließen, fällt in der Raumzeitlichkeit deutlich begrenzter aus. Um das bereits bekannte Bild des Quantenphysiker Alastair Rae zu benutzen, werde die Ampel immer auf Rot, Gelb oder Grün stehen. Kein Messapparat der Welt könne sie plötzlich Blau oder Violett anzeigen lassen. Schade eigentlich, oder? Trotzdem tragen wir mit unseren Messungen dazu bei, dass auch im Hier und Jetzt zunehmend mehr möglich ist. Denn mit jeder entsteht Information. Und jeder Zuwachs an Information erweitert wiederum den Spielraum, Mögliches tatsächlich werden zu lassen. *Freedom evolves* darf es durchaus heißen, wenn wir den Weg beschreiben wollten, den das Leben in den letzten Jahrmilliarden genommen hat. Wohin seine Entwicklung wohl noch führen mag? Messungen vorzunehmen, steigert jedoch nicht nur unsere Freiheitsgrade. Vor allem treffen wir mit ihnen, so der Physiker Archibald Wheeler, eine Wahl, durch die Mögliches zu Tatsächlichem gewendet werde. Sie macht uns zu denen, die wir sind. In den Akten der Messung leisten wir den im wahren Sinne des Wortes entscheidenden Beitrag, wir selbst zu sein. Naheliegend, dass sie Selbst-Messungen – *self measurement* – genannt wurden. Es sind Akte unseres freien Willens – allerdings nicht umgekehrt. Denn keineswegs jeder Akt des freien Willens ist auch eine Selbst-Messung. Wir können uns ebenso frei entscheiden, sie zu unterlassen. Dann öffnet sich die Schatztruhe, mit allem, was möglich ist. Jedoch geschieht dies, wie Meister Eckhart erklärt, nur um den Preis, sämtliche Dinge, ja sogar das eigene Selbst, gelassen zu haben. Wir tauchen sozusagen in einen Zustand ein, in dem unser Ich *nicht mehr* oder *noch nicht* ist. Entsprechend beschreibt Dschunaid von Bagdad den islamischen Mystiker als jemanden, der so sei, wie er war, als er noch nicht gewesen wäre.[208] Wird aus diesem Zustand heraus eine Selbst-Messung vorgenommen, erfahren wir unmittelbar ein „Ich". Der indische, spirituelle Meister Nisargadatta Maharaj schildert den Moment, in dem das geschieht, als ein plötzlich erscheinendes Gefühl der „Ichheit" aus einem Zustand heraus, in dem wir nicht wüssten, dass wir seien.[209] Mit der Selbst-Messung gehen wir in den definitiven Zustand einer „Ichheit" über. Vielleicht lässt sich dieser Akt mit einem Prisma vergleichen, durch das weißes Licht fällt. Dahinter sind nun lediglich die einzelnen Farben des Regenbogens zu erkennen. Zugegeben, für sich genommen, ist jede von ihnen wunderschön. Aber es fehlt die Erfahrung des weißen Lichts. Die gelingt erst wieder, wenn das Prisma aus seinem Strahl genommen wird. Dies im übertragenen Sinne zu tun – das Prisma in den Strahl zu halten oder es wieder daraus zu entfernen – ist unsere

---

[207] Zitiert nach Nairn 2004, S. 54.
[208] Vgl. Schimmel 2008, S. 31.
[209] Nisargadatta 2011, S. 54.

freie Entscheidung. Durch sie treten wir einerseits in Erscheinung – der chilenische Biologe und Philosoph Francisco Varela nennt das passenderweise *In-forming*. Andererseits gelingt mit ihr aber auch unser *Ex-forming*. Dann erfahren wir, um in unserem Bild zu bleiben, statt einzelner Regenbogenfarben wieder das weiße Licht. Wir sind, wie wir waren, als wir noch nicht waren. Der freie Wille erlaubt uns, zwischen diesen beiden Zuständen zu oszillieren. Je intensiver wir hin und her schwingen, umso höher die Quantität und Qualität der dabei entstehenden Information. Sie erlaubt, sich nicht nur erfolgreich dem beständig drohenden Verfall zu widersetzen, sondern spiegelt auch zunehmend wider, was als „alles ist möglich" und „alles ist eins" erfahren wird.

Wir besitzen einen freien Willen, und er ist es, der uns zu dem macht, was wir sind – so oder so. „Volo, ergo sum" – „Ich will, also bin ich" – sollte es deshalb im Rückgriff auf den Satz des französischen Philosophen Maine de Biran heißen. Doch besser wäre noch, von „Volens sum" – „Wollend bin ich" – zu sprechen. Hierbei wird nämlich deutlicher, dass das „Ich" gar keine Entscheidungen trifft. Es resultiert aus Willensakten, auch wenn dies dem eigenen Bauchgefühl vollkommen gegen den Strich zu gehen scheint. Nicht der freie Wille ist eine Illusion, sondern, dass unser „Ich" ihn ausübt. Das heißt aber auch, dass es nicht in Stein gemeißelt ist. Das „Ich" lässt sich ändern, und zwar durch unseren freien Willen.

Jeder von uns wählt buchstäblich, welches Universum ihm erscheinen soll, um es zu bewohnen. Zuallermeist wählen wir allerdings unbewusst. Jedoch sind wir unserer Steuerung per Autopilot nicht auf Gedeih und Verderb ausgeliefert, denn wir haben ihn – den bewussten freien Willen. Mit ihm gelingt, was beinahe unmöglich scheint. Wir können in den entsprechenden Situationen künftig ein anderes Erleben und Verhalten an den Tag legen. Und wie machen wir das? Indem wir uns in Achtsamkeit und Selbsthypnose üben. Damit wecken wir das faszinierende Potenzial unseres bewussten, freien Willens aus dem Dornröschenschlaf des Mindwanderings, in dem es gut und gern schon mal den halben Tag verbringt. Mit ihm gelingt, konsequent aus alten Filmen aus und in angemessenere einzusteigen. So lassen sich maladaptive Muster deautomatisieren und adaptive automatisieren. Dann kann künftig der Vergangenheit angehören, per Autopilot immer wieder verhängnisvollen Klippen entgegenzusteuern. Das sind jedoch nicht die einzigen Veränderungen, die wir an unserem „Ich" vornehmen können. Mit dem bewussten, freien Willen lässt sich das Mindwandering auch gezielt nutzen, ohne Gefahr zu laufen, seine Nachteile in Kauf nehmen zu müssen. Dadurch erschließen wir uns ein Eldorado der Kreativität, und es kann wahrhaft Neues entstehen. Zudem kostet, sich hierfür bewusst zu entscheiden, kaum mehr Mühe. Und wenn wir uns noch weniger Mühe geben? Dann lassen wir alles los und uns auf alles ein, bleiben, wie Meister Eckhart sagen würde, gelassen. Auch hier ist unserer Wollen gefragt – aber ein ganz besonderes Wollen, eines, das auf jede Messung verzichtet. Und trotzdem werden wir danach nicht mehr dieselben sein. Haben wir in selbstvergessener Versunkenheit erfahren, dass alles eins und alles möglich ist – auch wenn freilich keine Worte wiedergeben können, was dies zu erleben, tatsächlich bedeutet – dann wird das keineswegs spurlos an künftigen Selbst-Messungen vorübergehen. Wahrscheinlich werden sie nun anders ausfallen. Das wiederum wird mein „Ich" verändern. Ob wir dabei also Selbstmessungen vornehmen oder sie unterlassen, jedes Wollen transformiert letztlich unser „Ich". Was könnte deshalb wichtiger sein, als unseren Willen zu bilden? „Skill your will" sollte deshalb ab jetzt unsere Devise lauten. Werden wir zu Experten im Gebrauch unseres freien Willens. Genug Raum und Zeit zu üben, haben wir ja. Zu Lebzeiten werden wir davon zweifellos profitieren. Doch auch im Sterben kann, gelernt zu haben, alles loszulassen, durchaus hilfreich sein. Das jedenfalls empfiehlt uns Ringu Tulku Rinpoche: Unsere Emotionen, Gedanken und Vorstellungen loszulassen, sei im Leben wie im Tode die wichtigste Übung.[210] Haben wir unseren Willen gebildet, fällt uns wahrscheinlich sogar noch das Sterben leichter. Und dann? Nichts weiter. Mit dem Tod wäre wohl alles für die Katz. Gut, zu Lebzeiten hatten wir etwas davon. Das gilt es unbedingt zu würdigen. Aber dann ist Schluss. Eigentlich schade, gemessen daran, wie lange wir bis dahin vielleicht schon geübt haben. Doch irgendwann ist der letzte Vorhang gefallen. Dann spielt keine Rolle mehr, ob mein Wille gebildet ist oder nicht. Tatsächlich? Denn naturwissenschaftlich scheint durchaus möglich, dass quantenphysikalische Selbstmessungen auch über den Tod hinweg vorgenommen werden können.[211]

Nach dem Tod könnte es also weitergehen. Haben wir unseren Willen gebildet, würde sich das nach wie vor auswirken. Unser Üben zahlte sich auch „im Jenseits" aus. Bemerkenswerterweise erklärt der Eingangsvers der Śâṇḍilya Vidyā im vierzehnten Abschnitt des dritten Kapitels der Chândogya-Upanishad, der bereits im 6. Kapitel dieses Buches angesprochen wurde, genau das. Bislang haben wir von ihm allerdings nur zweimal drei Worte kennengelernt, die es trotzdem in sich hatten.

> कतुमयः पुरुषो (kratu-mayaḥ-puruṣhaḥ) …
>> „Der Mensch besteht aus Wollen …
>> … स कतुं कुवीत (sa kratum kurvīta) ॥ १ ॥ (Chând Up. 3, 14, 1)
>> … er sollte seinen Willen bilden."

Was zwischen ihnen lag, wurde zunächst ausgespart. Jetzt ist der Zeitpunkt genommen, diesen Teil des Eingangsverses vollständig zu zitieren. Er lautet:

> … कतुमयः पुरुषो
>> यथाक्रतुरस्मिँल्लोके पुरुषो भवति तथेतः प्रेत्य भवति
>> स कतुं कुवीत ॥ १ ॥ (Chând Up. 3, 14, 1)

Swami Nikhilananda übersetzt ihn mit diesen Worten ins Englische:

> „Now, verily, a man consists of will.
>> As he wills in this world,
>> so does he become when he has departed hence.
>> Let him form his will."[212] –
>> „Der Mensch besteht aus Wollen.

---

[210] Zitiert nach Nairn 2004, S. 223.
[211] Vgl. Görnitz und Görnitz 2008, S. 332.
[212] Englische Übersetzung der Śâṇḍilya Vidyā von Swami Nikhilananda unter http://www.swamij. com/upanishad-chandogya.htm. Zugegriffen am 03.04.2018; vgl. FN 12 in Kap. 6 dieses Buches.

> Wie das Wollen des Menschen in dieser Welt ist,
> so wird er nach seinem Scheiden aus dieser Welt.
> Er sollte seinen Willen bilden."

Mit den ersten und den letzten drei Worten lag die Śâṇḍilya Vidyā bereits erstaunlich richtig. Warum sollte das nicht auch für diejenigen gelten, die sich zwischen ihnen befinden? Ob es wirklich so kommt? Darüber fehlt uns jegliches Wissen. Doch eines ist sicher. Noch leben wir. Und das ist auch gut so. Fangen wir erst einmal damit an, unseren Willen zu bilden, um glücklichere Leben zu führen. Denn *„Happiness is your choice, not what the circumstances give you"*, so der amerikanische Psychologe Daniel Gilbert.[213] Ginge es nach dem Tod weiter, dann trüge unser gebildeter Wille auch „jenseitig" dazu bei, glücklich zu sein. Ob es so wird? Noch kann das keiner genau sagen. Aber jeder wird es herausfinden. Denn irgendwann brechen wir alle auf zu unserer letzten Reise ins Ungewisse …

Literatur

Aerts, D., & Sassoli de Bianchi, M. (2018). Quantum perspectives on evolution. In S. Wuppuluri & F. A. Doria (Hrsg.), *The map and the territory: Exploring the foundations of science, thought and reality* (S. 571–595). Cham: Springer International Publishing.

Albrecht, C. (1976). *Psychologie des mystischen Bewusstseins*. Mainz: Matthias-Grünewald.

Alexander, F., & French, T. M. (1946). *Psychoanalytic therapy: Principles and application*. New York: Ronald Press Company.

Alman, B. M., & Lambrou, P. T. (2013). *Selbsthypnose – ein Handbuch zur Selbsttherapie*. Heidelberg: Carl-Auer-Systeme.

Analayo, B. (2007). *Sati in den Pali Lehrreden*. München: Buddhistische Gemeinschaft.

Analayo, B. (2010). *Der direkte Weg – Satipatthana*. Stammbach: Beyerlein & Steinschulte.

Anschütz, R. (1929). *Werke von August Kekule in zwei Bänden, Band II*. Berlin: Chemie.

Bærentsen, K. B., Stødkilde-Jørgensen, H., Sommerlund, B., Hartmann, T., Damsgaard-Madsen, J., Fosnæs, M., & Green, A. C. (2009). An investigation of brain processes supporting meditation. *Cognitive Processing*, 1–28. https://doi.org/10.1007/s10339-009-0342-3.

Bányai, É. I., & Hilgard, E. R. (1976). Comparison of active-alert hypnotic induction with traditional relaxation induction. *Journal of Abnormal Psychology, 85*(2), 218–224.

Bányai, É., Zseni, A., & Túry, F. (1993). Active-alert hypnosis in psychotherapy. In J. W. Rhue, S. J. Lynn & I. Kirsch (Hrsg.), *Handbook of clinical hypnosis* (S. 271–290). Washington, DC: American Psychological Association.

Baron Short, E., Kose, S., Mu, Q., Borckardt, J., Newberg, A., George, M. S., & Kozel, F. A. (2010). Regional brain activation during meditation shows time and practice effects: An exploratory FMRI study. *Evidence-based Complementary and Alternative Medicine, 7*(1), 121–127.

Beaty, R. E., & Jung, R. E. (2018). Interacting brain networks underlying creative cognition and artistic performance. In K. C. Fox & K. Christoff (Hrsg.), *The Oxford handbook of spontaneous thought* (S. 275–284). New York: Oxford University Press.

Bongartz, W., & Bongartz, B. (2000). *Hypnosetherapie*. Göttingen: Hogrefe.

Brass, M., Lynn, M. T., Demanet, J., & Rigoni, D. (2013). Imaging volition: What the brain can tell us about the will. *Experimental Brain Research, 229*(3), 301–312.

---

[213] Gibert 2012.

Brewer, J. A., Worhunsky, P. D., Gray, J. R., Tang, Y. Y., Weber, J., & Kober, H. (2011). Meditation experience is associated with differences in default mode network activity and connectivity. *Proceedings of the National Academy of Sciences, 108*(50), 20254–20259.

Bruza, P. D., Wang, Z., & Busemeyer, J. R. (2015). Quantum cognition: A new theoretical approach to psychology. *Trends in Cognitive Sciences, 19*(7), 383–393.

Buber, M. (1948). *Der Weg des Menschen nach der chassidischen Lehre.* Amsterdam: Allert de Lange.

Busemeyer, J. R., & Bruza, P. D. (2012). *Quantum models of cognition and decision.* Cambridge: Cambridge University Press.

Busemeyer, J. R., & Wang, Z. (2015). What is quantum cognition, and how is it applied to psychology? *Current Directions in Psychological Science, 24*(3), 163–169.

Carhart-Harris, R. L., Leech, R., Hellyer, P. J., Shanahan, M., Feilding, A., Tagliazucchi, E., …. Nutt, D. (2014). The entropic brain: A theory of conscious states informed by neuroimaging research with psychedelic drugs. *Frontiers in human neuroscience, 8*, 1–22.

Christoff, K., Gordon, A. M., Smallwood, J., Smith, R., & Schooler, J. W. (2009). Experience sampling during fMRI reveals default network and executive system contributions to mind wandering. *Proceedings of the National Academy of Sciences, 106*(21), 8719–8724.

Christoff, K., Irving, Z. C., K, F., Spreng, R. N., & Andrews-Hanna, J. R. (2016). Mind-wandering as spontaneous thought: A dynamic framework. *Nature Reviews Neuroscience, 17*(11), 718–731.

Creswell, J. D., Taren, A. A., Lindsay, E. K., Greco, C. M., Gianaros, P. J., Fairgrieve, A., … Ferris, J. L. (2016). Alterations in resting-state functional connectivity link mindfulness meditation with reduced interleukin-6: A randomized controlled trial. *Biological Psychiatry, 80*(1), 53–61.

Deeley, Q., Oakley, D., Toone, B., Giampietro, V., Brammer, M., Williams, S., & Halligan, P. (2012). Modulating the default mode network using hypnosis. *International Journal of Clinical and Experimental Hypnosis, 60*(2), 206–228.

Deikman, A. J. (1963). Experimantal meditation. *Journal of Nervous and Mental Disease, 136*, 329–343.

Deikman, A. (1966). Deautomatization and the mystic experience. *Psychiatry: Journal for the Study of Interpersonal Processes, 29*(4), 324–338.

Demertzi, A., Soddu, A., Faymonville, M. E., Bahri, M. A., Gosseries, O., … Laureys, S. (2011). Hypnotic modulation of resting state fMRI default mode and extrinsic network connectivity. In E. J. Someren (Hrsg.), *Progress in brain research* (Bd. 193, S. 309–322). Amsterdam: Elsevier B.V.

Dickenson, J. B. (2012). Neural correlates of focused attention during a brief mindfulness induction. *Social Cognitive and Affective Neuroscience, 8*, 40–47.

Dienes, Z., & Hutton, S. (2013). Understanding hypnosis metacognitively: rTMS applied to left DLPFC increases hypnotic suggestibility. *Cortex, 49*(2), 386–392.

Dienes, Z., & Perner, J. (2007). The cold control theory of hypnosis. In G. Jamieson (Hrsg.), *Hypnosis and conscious states: The cognitive neuroscience perspective* (S. 293–314). Oxford: Oxford University Press.

Dienes, Z., Lush, P., Semmens-Wheeler, R., Parkinson, J., Scott, R., & Naish, P. (2016). Hypnosis as self-deception; meditation as self-insight. In A. Raz & M. Lifshitz (Hrsg.), *Hypnosis and Meditation: Toward an integrative science of conscious planes* (S. 107–128). New York: Oxford University Press.

Eberth, J., & Sedlmeier, P. (2012). Die Wirkung von Meditation: Erkenntnisse durch den Vergleich von Praktizierenden und Nicht-Praktizierenden. In H. Piron & R. van Quekelberghe (Hrsg.), *Meditation und Achtsamkeit – Altes Wissen schafft neue Wissenschaft* (S. 81–94). Eschborn bei Frankfurt a. M./Magdeburg: Klotz.

Egner, T. J. (2005). Hypnosis decouples cognitive control from conflict monitoring processes of the frontal lobe. *NeuroImage, 27*, 539–547.

Erickson, M. (1995). In E. Rossi (Hrsg.), *Gesammelte Schriften von Milton H. Erickson, B and I.* Heidelberg: Carl Auer-Systeme.

Farb, N. A., Segal, Z. V., Mayberg, H., Bean, J., McKeon, D., Fatima, Z., & Anderson, A. K. (2007). Attending to the present: Mindfulness meditation reveals distinct neural modes of self-reference. *Social Cognitive and Affective Neuroscience, 2*(4), 313–332.

Farb, N. A., Segal, Z. V., & Anderson, A. K. (2012). Mindfulness meditation training alters cortical representations of interoceptive attention. *Social Cognitive and Affective Neuroscience, 8*(1), 15–26.

Ferenczi, S., & Rank, O. (1925). *The development of psychoanalysis*. New York: Nervous & Mental Disease Publishing Co.

Forcato, C., Argibay, P. F., Pedreira, M. E., & Maldonado, H. (2009). Human reconsolidation does not always occur when a memory is retrieved: The relevance of the reminder structure. *Neurobiology of Learning and Memory, 91*(1), 50–57.

Fox, K. C., Spreng, R. N., Ellamil, M., Andrews-Hanna, J. R., & Christoff, K. (2015). The wandering brain: Meta-analysis of functional neuroimaging studies of mind-wandering and related spontaneous thought processes. *NeuroImage, 111*, 611–621.

Fox, K. C., Kang, Y., Lifshitz, M., & Christoff, K. (2016). Increasing cognitive-emotional flexibility with meditation and hypnosis. In A. Raz & M. Lifshitz (Hrsg.), *Hypnosis & meditation – Towards an integrative science of conscious plans* (S. 191–219). Oxford: Oxford University Press.

Fromm, E. K. (1990). *Self-hypnosis – The Chicago paradigm*. New York: Guilford Press.

Ganis, G., Thompson, W. L., & Kosslyn, S. M. (2004). Brain areas underlying visual mental imagery and visual perception: An fMRI study. *Cognitive Brain Research, 20*(2), 226–241.

Gilbert, D. T. (26. April 2012). *Dan Gilbert ask: Why are we happy?* http://www.ted.com/dan_gilbert_asks_why_are_we_happy.html. Zugegriffen am 14.04.2013

Gill, M. B. (1959). *Hypnosis and related states: Psychoanalytic studies in regression*. New York: International University Press.

Ginot, E. (2015). *The neuropsychology of the unconsciousness – Integrating bain and mind in psychotherapy*. New York: W. W. Norton & Company.

Golchert, J. S., Jefferies, E., Seli, P., Huntenburg, J. M., & … Margulies, D. S. (2017). Individual variation in intentionality in the mind-wandering state is reflected in the integration of the default-mode … and limbic networks. *Neuroimage, 146*, 226–235.

Görnitz, T., & Görnitz, B. (2008). *Der kreative Kosmos – Geist und Materie aus Quanteninformation*. Heidelberg: Spektrum Akademischer.

Görnitz, T., & Görnitz, B. (2016). *Von der Quantenphysik zum Bewusstsein: Kosmos, Geist und Materie*. Berlin/Heidelberg: Springer.

Grinder, J., & Bandler, R. (1981). *Trance-formations*. Utah: Real People Press.

Grossman, P., Niemann, L., Schmidt, S., & Walach, H. (2004). Mindfulness-based stress reduction and health benefits: A meta-analysis. *Journal of Psychosomatic Research, 57*(1), 35–43.

Gruzelier, J. (1998). A working model of the neurophysiology of hypnosis: A review of the evidence. *Contemporary Hppnosis, 15*(1), 3–21.

Gunaratana, H. (1996). *Die Praxis der Achtsamkeit*. Heidelberg: Werner Kristkeitz.

Haggard, P., Cartledge, P., Dafydd, M., & Oakley, D. A. (2004). Anomalous control: when ‚free-will' is not conscious. *Consciousness and Cognition, 13*(3), 646–654.

Halsband, U. (2015). Neurobiologie der Hypnose. In D. Revenstorf & B. Peter (Hrsg.), *Hypnose in Psychotherapie, Psychosomatik und Medizin* (S. 795–815). Heidelberg: Springer.

Hasenkamp, W., & Barsalou, L. W. (2012). Effects of meditation experience on functional connectivity of distributed brain networks. *Frontiers in Human Neuroscience, 6*(38), 1–14.

Hasenkamp, W., Wilson-Mendenhall, C. D., Duncan, E., & Barsalou, L. W. (2012). Mind wandering and attention during focused meditation: A fine-grained temporal analysis of fluctuating cognitive states. *NeuroImage, 59*(1), 750–760.

Hempel, H. (2009). *Trance-Induktion mit Musik und Visualisierungen im MRT: Einfluss der Absorptionsfähigkeit*. Dissertation an der Justus-Liebig-Universität Gießen.

von Herrmann, F.-W. (1995). „Gelassenheit" bei Heidegger und Meister Eckhart. *Phaenomenologia, 133*, 115–127.

von Hochheim, E. (2008). *Deutsche Werke I und II (inkl. lateinische Werke); Texte und Überset-zungen von Josef Quint* (Bd. 24–25). Frankfurt am Main: Deutscher Klassiker.

Hofmann, S. G., Sawyer, A. T., Witt, A. A., & Oh, D. (2010). The effect of mindfulness-based therapy on anxiety and depression: A meta-analytic review. *Journal of Consulting an Clinical Psychology, 78*(2), 169–183.

Hölzel, B. K., Lazar, S. W., Gard, T., Schuman-Olivier, Z., Vago, D. R., & Ott, U. (2011). How does mindfulness meditation work? Proposing mechanisms of action from a conceptual and neural perspective. *Perspectives on Psychological Science, 6*(6), 537–559.

Howe, M. L., Threadgold, E., Wilkinson, S., Garner, S. R., & Ball, L. J. (2017). The positive side of memory illusions; new findings about how false memories facilitate reasoning and problem solving. In R. A. Nash & J. Ost (Hrsg.), *False and distorted memories* (S. 130–142). New York: Routledge.

Hupbach, A., Hardt, O., Gomez, R., & Nadel, L. (2008). The dynamics of memory: Context-dependent updating. *Learning & Memory, 15*(8), 574–579.

Hupbach, A., Gomez, R., & Nadel, L. (2013). Episodic memory reconsolidation: An update. In C. M. Alberini (Hrsg.), *Memory reconsolidation* (S. 233–247). London/Waltham/San Diego: Academic.

Josipovic, Z. (2014). Neural correlates of nondual awareness in meditation. *Annals of the New York Academy of Sciences, 1307*(1), 9–18.

Josipovic, Z. (2016). Love and compassion meditation: A nondual perspective. *Annals of the New York Academy of Sciences, 1373*(1), 65–71.

Josipovic, Z., Dinstein, I., Weber, J., & Heeger, D. J. (2012). Influence of meditation on anti-correlated networks in the brain. *Frontiers in Human Neuroscience, 5*(183), 1–11.

Kang, Y., Gruber, J., & Gray, J. R. (2013). Mindfulness and De-Automatization. *Emotion Review, 5*(2), 192–201.

Kauffman, S. (2015). What is life? *Israel Journal of Chemistry, 55*(8), 875–879.

Kauffman, S. (2016). *Humanity in a creative universe*. New York: Oxford University Press.

Khoury, B., Sharma, M., Rush, S. E., & Fournier, C. (2015). Mindfulness-based stress reduction for healthy individuals: A meta-analysis. *Journal of Psychosomatic Research, 78*(6), 519–528.

Kosslyn, S. M., & Moulton, S. (2009). Mental imagery and implicit memory. In K. D. Markman, W. M. Klein & J. A. Suhr (Hrsg.), *Handbook of imagination and mental simulation* (S. 35–51). New York: Psychology Press.

Kosslyn, S. M., Thompson, W. L., Costantini-Ferrando, M. F., Alpert, N. M., & Spiegel, D. (2000). Hypnotic visual illusion alters color processing in the brain. *American Journal of Psychiatry, 157*(8), 1279–1284.

Krause, C., & Riegel, B. (2015). Hypnotisierbarkeit, Suggestibilität und Trancetiefe. In D. Revenstorf & B. Peter (Hrsg.), *Hypnose und Psychotherapie, Psychosomatik und Medizin* (S. 113–123). Heidelberg: Springer.

von Kues, N. (1986). *De apice theoriae: Lateinisch-deutsch* In R. Steiger (Hrsg.). Hamburg: Meiner.

Laney, C., & Loftus, E. F. (2017). False memories matter: The repercussions that follow the development of false memories. In R. A. Nash & J. Ost (Hrsg.), *False and distorted memories* (S. 143–155). New York: Routledge.

Lazar, S. B. (2000). Functional brain mapping of the relaxation response and meditation. *Neuroreport, 11*(7), 1581–1585.

Lazar, S. K. (2005). Meditation experience is associated with increased cortical thickness. *Neuroreport, 16*(17), 1893–1897.

Lush, P., Naish, P., & Dienes, Z. (2016). Metacognition of intentions in mindfulness and hypnosis. *Neuroscience of Consciousness, 1*, 1–10.

Lutz, A., Slagter, H., Dunne, J. D., & Davidson, R. J. (2008). Attention regulation and monitoring in meditation. *Trends in Cognitive Science, 12*(4), 163–169.

Machado, A. (2001). *Campos de Castilla – Kastilische Landschaften*. Zürich: Ammann.

Manna, A., Raffone, A., Perrucci, M. G., Nardo, D., Ferretti, A., Tartaro, A., … Romani, G. L. (2010). Neural correlates of focused attention and cognitive monitoring in meditation. *Brain Research Bulletin, 82*(1–2), 46–56.

Marx, E., Stephan, T., Nolte, A., Deutschländer, A., Seelos, K. C., Dieterich, M., & Brandt, T. (2003). Eye closure in darkness animates sensory systems. *NeuroImage, 19*(3), 924–934.

McClintock, A. S., Rodriguez, M. A., & Zerubavel, N. (2019). The effects of mindfulness retreats on the psychological health of non-clinical adults: A meta-analysis. *Mindfulness, 10*(8), 1–12.

McGeown, W. J., Mazzoni, G., Venneri, A., & Kirsch, I. (2009). Hypnotic induction decreases anterior default mode activity. *Consciousness and Cognition, 18*(4), 848–855.

McGeown, W. J., Mazzoni, G., Vannucci, M., & Venneri, A. (2015). Structural and functional correlates of hypnotic depth and suggestibility. *Psychiatry Research: Neuroimaging, 231*(2), 151–159.

Metten, R. (2012). *Bewusst Sein gestalten durch Achtsamkeitstraining und Selbsthypnose*. Eschborn bei Frankfurt a. M./Magdeburg: Klotz.

Metten, R. (2014). Achtsamkeit und Depression als Mediatoren von Hilflosigkeit auf die Lebensqualität bei Krebspatienten. *Deutsche Zeitschrift für Onkologie, 46*(03), 112–120.

Metten, R. (2016). *Bühne des Lebens – Das Hypnodrama und seine antiken Wurzeln*. Kempen: Sospital.

Michel, P. (2007). *Upanishaden – Die Geheimlehre des Veda*. Wiesbaden: Matrix.

Misanin, J. R., Miller, R. R., & Lewis, D. J. (1968). Retrograde amnesia produced by electroconvulsive shock after reactivation of a consolidated memory trace. *Science, 160*, 554–555.

Mooneyham, B. W., & Schooler, J. W. (2016). Mind wandering and meta-awareness in hypnosis and meditation: Relating executive function across states of consciousness. In A. Raz & M. Lifshitz (Hrsg.), *Hypnosis and meditation* (S. 221–240). Oxford: Oxford University Press.

Moore, A., & Malinowski, P. (2009). Meditation, mindfulness and cognitive flexibility. *Consciousness and Cognition, 18*(1), 176–186.

Morgenstern, C. (1914). *Wir fanden einen Pfad*. München: Piper.

Müller, I. K., & Ziehen, J. (2012). Die Wirksamkeit achtsamkeitsbasierter Interventionen. In H. Piron & R. van Quekelberghe (Hrsg.), *Meditation und Achtsamkeit: Altes Wissen schafft neue Wissenschaft* (S. 145–154). Eschborn bei Frankfurt a. M./Magdeburg: Klotz.

Muzur, A. (2006). Hypnosis and modern frontal-lobe concepts – A sketch for a review and an invitation to one particularly promising field. *Collegium Antropologicum, 30*(1), 205–211.

Nairn, R. (2004). *Leben, Träumen, Sterben – Das tibetische Totenbuch und die westliche Psychologie*. Berlin: Theseus.

Naish, P. (2007). Time distorsion, and the nature of hypnosis and consciousness. In G. Jamieson (Hrsg.), *Hypnosis and conscious states* (S. 271–292). New York: Oxford University Press.

Newman, E. J. (2017). Cognitive fluency and false memories. In R. A. Nash & J. Ost (Hrsg.), *False and distorted memories* (S. 102–114). New York: Routledge.

Nisargadatta. (2011). *Bevor ich war, bin ich*. Hamburg: Noumenon.

Oakley, D. A., & Halligan, P. W. (2017). Chasing the rainbow: The non-conscious nature of being. *Frontiers in Psychology, 8*(1924), 1–16.

Ott, U. (2005). Meditative Versenkung: Veranlagung, Training, physiologische Mechanismen. In H. Walach & W. Belschner (Hrsg.), *Bewusstseinstransformation als individuelles und gesellschaftliches Ziel. Ansätze in Meditation, Psychotherapie und empirischer Forschung*. Münster: LIT.

Ott, U. (2016). Absorption in hypnotic trace an d meditation. In A. Raz & M. Lifshitz (Hrsg.), *Hypnosis & meditation* (S. 269–278). Oxford: Oxford University Press.

Ott, U., Walter, B., Gebhardt, H., Stark, R., & Vaitl, D. (2010). Inhibition of default mode network activity during mindfulness meditation. In *16th annual meeting of the organization for human brain mapping*, Barcelona.

Oulton, J. M., & Takarangi, M. K. (2017). (Mis)Remembering negative emotional experiences. In R. A. Nash & J. Ost (Hrsg.), *False and distorted memories* (S. 9–22). New York: Routledge.

Pagnoni, G., Cekic, M., & Guo, Y. (2008). „Thinking about not-thinking“: Neural correlates of conceptual processing during Zen meditation. *PLoS One, 3*(9), e3083, 1–10.

Peichl, J. (2015). *Jedes Ich ist viele Teile – Die inneren Selbst-Anteile als Ressource nutzen*. München: Kösel.

Peter, B. (2009). *Einführung in die Hypnotherapie*. Heidelberg: Carl-Auer.

Peter, B. (2015). Hypnose und die Konstruktion von Wirklichkeit. In D. Revenstorf & B. Peter (Hrsg.), *Hypnose in Psychotherapie, Psychosomatik und Medizin* (S. 37–45). Heidelberg: Springer.

Piet, J., & Hougaard, E. (2011). The effect of mindfulness-based cognitive therapy for prevention of relapse in recurrent major depressive disorder: A systematic review and meta-analysis. *Clinical Psychology Review, 31*, 1032–1040.

Ploeger, A. (1983). *Tiefenpsychologisch fundierte Psychodramatherapie*. Stuttgart: Kohlhammer.

Raz, A. B. (2006). Typologies of attentional networks. *Nature Reviews Neuroscience, 7*, 367–379.

Reddemann, L. (2011). *Psychodynamisch Imaginative Traumatherapie: PITT – Das Manual*. Stuttgart: Klett-Cotta.

Revenstorf, D. (2008). Hypnotherapie bei körperlichen Symptomen. *PiD-Psychotherapie im Dialog, 9*(3), 1–8.

Revenstorf, D. (2015). Trance und die Ziele und Wirkungen der Hypnotherapie. In D. Revenstorf & B. Peter (Hrsg.), *Hypnose in Psychotherapie, Psychosomatik und Medizin* (S. 13–35). Berlin/Heidelberg: Springer.

Rinpoche, S. (1999). *Das tibetische Buch vom Leben und vom Sterben*. Bern/München/Wien: Scherz für O. W. Barth.

Ritskes, R., Ritskes-Hoitinga, M., Stodkilde-Jorgensen, H., Baerentsen, K., & Hartmann, T. (2003). MRI Scanning during Zen Meditation: The Picture of Enlightenmenth. *Constructivism in the Human Science, 8*(1), 85–89.

Ruch, J. C. (1975). Self-hypnosis: The result of heterohypnosis or vice versa? *International Journal of Clinical and Experimental Hypnosis, 23*(4), 228–304.

Sauer, S. (2009). *Wirkfaktoren von Achtsamkeit: Wirkt Achtsamkeit durch Verringerung der affektiven Reaktivität?* Dissertation an der Universität Koblenz-Landau.

Schimmel, A. (2008). *Sufismus – Eine Einführung in die islamische Mystik*. München: Beck.

Schmidt, G. (2014). *Einführung in die hypnosystemische Therapie und Beratung*. Heidelberg: Carl-Auer-Systeme.

Schumer, M. C., Lindsay, E. K., & Creswell, J. D. (2018). Brief mindfulness training for negative affectivity: A systematic review and meta-analysis. *Journal of Consulting and Clinical Psychology, 86*(7), 569–583.

Schwabe, L., & Wolf, O. T. (2009). New episodic learning interferes with the reconsolidation of autobiographical memories. *PLoS One, 4*(10), e7519, 1–4.

Schwabe, L., Nader, K., & Pruessner, J. C. (2014). Reconsolidation of human memory: Brain mechanisms and clinical relevance. *Biological Psychiatry, 76*(4), 274–280.

Sedlmeier, P. (2016). *Die Kraft der Meditation: Was die Wissenschaft darüber weiß*. Reinbek: Rowohlt Taschenbuch.

Sedlmeier, P., Losse, C., & Quasten, L. C. (2018). Psychological effects of meditation for healthy practitioners: An update. *Mindfulness, 9*(2), 371–387.

Semmens-Wheeler, R., & Dienes, Z. (2012). The contrasting role of higher order awareness in hypnosis and meditation. *The Journal of Mind-Body Regulation, 2*(1), 43–57.

Sevenster, D. B., & Kindt, M. (2012). Retrieval per se is not sufficient to trigger reconsolidation of human fear memory. *Neurobiology of Learning and Memory, 97*(3), 338–345.

Smallwood, J., & Schooler, J. W. (2015). The science of mind wandering: Empirically navigating the stream of consciousness. *Annual Review of Psychology, 66*, 487–518.

Spiegel, D. K. (2004). Glauben ist Sehen: Die Neurophysiologie der Hypnose. *HyKog, 21*(1+2), 119–136.

Spiegel, D. (2008). Intelligent design or designed intelligence? Hypnotizability as neurobiological adaption. In M. R. Nash & A. J. Barnier (Hrsg.), *The Oxford handbook of hypnosis* (S. 179–199). New York: Oxford University Press.

Spiegel, D. W. (2010). Hypnosis, mindfulness meditation and brain imaging. In D. Barrett (Hrsg.), *Hypnosis and hypnotherapy* (S. 37–52). Westport: Greenwood Publishing Group.

Stan, D., & Christoff, K. (2018). Potential clinical benefits and risks of spontaneous thought. In K. C. Fox & K. Christoff (Hrsg.), *The Oxford handbook of spontaneous thought* (S. 479–491). New York: Oxford University Press.

Strässle, T. (2013). *Gelassenheit – Über eine andere Haltung zur Welt*. München: Carl Hanser.

Suzuki, S. (2000). *Zen Geist – Anfängergeist*. Berlin: Theseus.

Tellegen, A. A. (1974). Openess to absorbing and self-altering experiences („Absorption"), a trait related to hypnotic suggestion. *Journal of Abnormal Psychology, 83*(3), 268–277.

Terhune, D. B., Cleeremans, A., Raz, A., & Lynn, S. J. (2017). Hypnosis and top-down regulation of consciousness. *Neuroscience & Biobehavioral Reviews, 81*, 59–74.

Tremmel, M., & Ott, U. (2017). Negative Wirkungen von Meditation. In L. Hofmann & P. Heise (Hrsg.), *Spiritualität und spirituelle Krisen: Handbuch zu Theorie, Forschung und Praxis* (S. 233–243). Stuttgart: Schattauer.

Trungpa, C. (1972). *Aktive Meditation. Tibetische Weisheit*. Olten: Walter.

Ueshiba, M. (2002). The art of peace. In J. Stevens (Hrsg.). Boston: Shambhala.

Urgyen, T. (2011). *Wie es ist – Essenz von Dzogchen und Mahamudra* (Bd. 1). Oy-Mittelberg: Joy.

Urgyen, T. (2012). *Wie es ist – Essenz von Dzogchen und Mahamudra* (Bd. 2). Oy-Mittelbrg: Joy.

Wang, Z., Busemeyer, J. R., Atmanspacher, H., & Pothos, E. M. (2013). The potential of using quantum theory to build models of cognition. *Topics in Cognitive Science, 5*(4), 672–688.

Watzlawick, P. (2007). *Anleitung zum Unglücklichsein*. München: Piper.

Wichert, S., Wolf, O. T., & Schwabe, L. (2011). Reactivation, interference, and reconsolidation: Are recent and remote memories likewise susceptible? *Behavioral Neuroscience, 125*(5), 699–704.

Woody, E. S. (2008). Dissociation theories of hypnosis. In A. B. Nash (Hrsg.), *The Oxford handbook of hypnosis* (S. 81–110). New York: Oxford University Press.

Zedelius, C. M., & Schooler, J. W. (2018). Unraveling what's on our minds. In K. C. Fox & K. Christoff (Hrsg.), *The Oxford handbook of spontaneous thought* (S. 233–247). New York: Oxford University Press.

Zeidan, F., Johnson, S. K., Diamond, B. J., David, Z. L., & Goolkasian, P. (2010). Mindfulness meditation improves cognition: Evidence of brief mental training. *Consciousness and Cognition*, 1–9. https://doi.org/10.1016/j.concog.2010.03014.

Zeig, J. K. (2015). *Hypnotische Induktionen – Das Hervorrufen von Ressourcen und Potenzialen in Trance*. Heidelberg: Carl-Auer-Systeme.

Nachwort

▶ Das Nachwort richtet einige Fragen an den Leser, die ihn dazu anregen sollen, darüber nachzudenken, ob und wie sich der Inhalt dieses Buches weiter für ihn auswirken wird.

Die freie Wahl seiner selbst, die der Mensch trifft, ist absolut identisch mit dem, was an sein Schicksal nennt.
(Jean-Paul Sartre)[1]

Es ist an der Zeit kurz zurückzuschauen.

Was brachte mir, dieses Buch zu lesen?

Konnte es mich überzeugen, dass der freie Wille keine Illusion ist?

Gewann ich die Einsicht, dass Leben nur in Freiheit gedeiht – auf all seinen Ebenen? Dass der Stoffwechsel die erste Form der Freiheit ist? Erschloss sich mir allmählich, welche Kostbarkeit wir mit dem freien Willen besitzen, weil er uns zu dem macht, was wir sind?

Wurde mir deshalb wichtig, ihn zu bilden, wie es bereits seit Jahrtausenden empfohlen wird? Begann ich damit, mich in Achtsamkeit und Selbsthypnose zu üben, um Experte im Gebrauch meines freien Willens zu werden? Ließ sich dadurch bereits erfahren, dass ich es durch ihn in der Hand habe, glücklich zu sein?

Wie fällt meine Bilanz nun aus? Lege ich das Buch zur Seite und lasse alles beim Alten? Oder lautet meine Devise weiterhin „Skill your will"? Dann ginge mein Übungsweg hier nicht zu Ende, sondern hätte gerade erst begonnen …

Wozu entscheide ich mich?

---

[1] Sartre, J.-P. (2007). *Baudelaire: Ein Essay* (S. 118). Reinbek: Rowohlt Taschenbuch Verlag.

© Springer-Verlag GmbH Deutschland, ein Teil von Springer Nature 2020
R. Metten, *Ich will, also bin ich*, https://doi.org/10.1007/978-3-662-59827-6_9

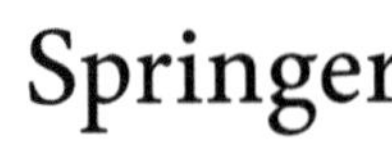

springer.c

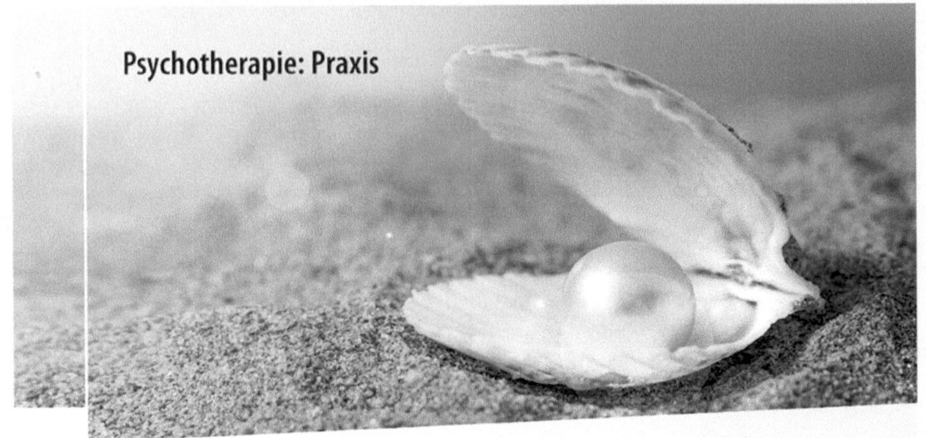

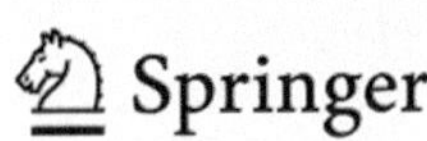

Jetzt im Springer-Shop bestellen:
springer.com/978-3-662-56543-8